AF346813

LA

PHRÉNOLOGIE

SON HISTOIRE, SES SYSTÉMES

ET

SA CONDAMNATION.

PRINCIPAUX OUVRAGES DE M. LÉLUT.

Qu'est-ce que la Phrénologie ? ou Essai sur la signification et la valeur des systèmes de Psychologie en général et de celui de Gall en particulier. Paris, 1836, 1 vol in-8°.

Du Démon de Socrate, spécimen d'une application de la science psychologique à celle de l'histoire ; deuxième édition. Paris, 1856, in-12.

Inductions sur la valeur des altérations de l'encéphale, dans le délire aigu et dans la folie. Paris, 1836, in-8 de 111 pages.

De l'organe phrénologique de la Destruction chez les animaux. Paris, 1838, in 8° de 90 pages, avec une planche.

L'amulette de Pascal, pour servir à l'histoire des hallucinations. Paris, 1846, 1 vol. in-8°.

Mémoire sur le Sommeil, les Songes et le Somnambulisme, Paris, 1852, in-8°.

Mémoire sur la déportation, suivi de CONSIDÉRATIONS SUR L'EMPRISONNEMENT CELLULAIRE. Paris, 1853, in-8o.

Lettre sur l'emprisonnement cellulaire ou individuel. Paris, 1855, in 8°.

Recherches sur la Physiologie de la pensée. Paris, 1855.

Deuxième mémoire sur la Physiologie de la Pensée. Paris, 1857.

Petit Traité de l'Égalité, deuxième édition. Paris, 1858, in-12.

CORBEIL, typ. et stér. de CRÉTÉ.

LA
PHRÉNOLOGIE

SON HISTOIRE, SES SYSTÈMES

ET

SA CONDAMNATION

PAR M. LÉLUT

MEMBRE DE L'INSTITUT

> On se demande si c'est bien de la science
> que Gall a voulu faire.
>
> PRÉFACE, p. XXI.

DEUXIÈME ÉDITION

AVEC PLANCHES.

PARIS,

DELAHAYS, LIBRAIRE-ÉDITEUR,

RUE VOLTAIRE, 4.

1858

AVERTISSEMENT

DE LA DEUXIÈME ÉDITION.

« Ici se termine tout ce que j'avais à·dire sur Gall et sur la Phrénologie et tout ce que j'en dirai jamais. » Ainsi finissait et finit encore le livre dont je donne cette seconde édition. C'était un véritable engagement que je prenais vis-à-vis de moi-même, honteux d'en avoir autant dit sur un pareil sujet. Aussi me serais-je bien gardé de manquer à une telle promesse, même par le plus court avis au lecteur, s'il ne m'eût fallu expliquer pourquoi j'ai modifié le titre de cet ouvrage. Au mot d'*organologie phréno-logique* (1), j'ai substitué celui de phrénologie. C'est qu'en effet, et de plus en plus, pour le monde

(1) Le titre primitif était : *Rejet de l'organologie phrénolo-gique de Gall et de ses successeurs ;* et c'était un titre fort exact. Je crois pourtant que celui de cette seconde édition vaut mieux, et que le public sera, à cet égard, de l'avis de l'éditeur.

et pour les vrais phrénologues, l'organologie phrénologique, c'est-à-dire le système de Gall sur les
organes cérébraux et les bosses, c'est toute la phrénologie. Sans doute, dans les travaux de Gall et indépendamment de ses recherches anatomiques, on
peut, on doit distinguer de ses assertions craniolo-
giques, son système de psychologie, sa doctrine
philosophique et les applications qu'il en a faites.
Pour mon compte, et comme on le verra dans ce
livre même, j'ai commencé par cette distinction, au
grand ébahissement des adeptes de la doctrine, qui
ne se doutaient pas qu'il y eût tant de choses... dans
une doctrine, et que leur maître en craniologie fût
aussi un grand psychologue. Aujourd'hui même ils
ne s'en doutent guère davantage, et le monde s'en
doute et s'en soucie encore moins. Ce n'est ni
de la philosophie, ni de la psychologie, que le
monde va chercher dans Gall, et qu'il demande à
ses successeurs. La science des organes cérébraux,
la géographie des protubérances crâniennes, la divination cranioscopique, c'est là, je le répète, pour le
monde, tout Gall et toute la phrénologie, et c'est
sous ce nom seul désormais qu'il veut qu'on lui parle
de ces merveilles. Prononçons-en donc le *rejet* sous
ce nom, tout en sachant bien, du reste, mieux sur-

tout que nous ne le savions il y a vingt ans, que la phrénologie est immortelle, comme toutes les pauvretés de même sorte, qui ne meurent que pour renaître, parce qu'elles ont leur raison d'être dans l'impérissable niveau d'une trop nombreuse classe d'esprits.

Dans les lettres et les arts, et dans les esprits qui les cultivent ou ont l'air de les cultiver, il y a des espèces, des degrés. Au bas, tout au bas de l'échelle, il y a le boulevard du Temple et le Cirque, avec leurs auteurs, leurs ouvrages, leur public. Sur ces tréteaux du boulevard, dans cette poudre de l'hippodrome, il faut à la foule qui bruit, des acteurs aux massives allures, des écuyères au port vigoureux, des héros qui parlent comme on crie, des bêtes qui en remontreraient aux héros ; et du clinquant et de la fanfare, et tout ce qui peut frapper les sens et la chair.

De même il y a dans les sciences un public qui est une foule, qui a ses savants, foule aussi, et qui, en fait de science et de livres, ne comprend et ne goûte que ce qui tombe, et le plus grossièrement, sous les sens : des idées qui ne sont que des sensations, des théories qui sont des enluminures ; à la place de l'observation réfléchie le plus misérable empirisme ; des contes à dormir debout substitués aux faits. Comme ces insensés prisonniers de la caverne de Platon, les hommes de ces contes et de ces théories tournent le dos à la lumière, contemplant, sur le fond de l'antre, les ombres du réel et du vrai, et s'y attachant d'autant plus qu'elles sont plus vulgaires et plus fantasques.

C'est pour cette sorte de public qu'ont été imaginées, presque dès le commencement du monde, et se renouvelant de siècle en siècle, tantôt sous un nom, tantôt sous un autre, toutes ces fausses et folles sciences, dont la physiognomonie ouvrait, il y a deux mille ans, la liste, que ferme aujourd'hui la phrénologie.

Pour ce qui est de cette dernière, une circonstance a pu aider aux égarements de la foule, soit celle qui est menée, soit celle qui mène. C'est la complicité malheureuse de certains physiologistes, qu'on eût pu croire au-dessus d'elle. Livrés à l'étude de la science de l'homme, dans ses parties, il est vrai, les plus accessibles, il semble qu'ils eussent dû un peu mieux en connaître et la nature et l'histoire. Aussi n'est-ce pas sans un triste étonnement qu'on les voit, maintenant encore, placer sous le nom et le couvert de la phrénologie tout ce qui se rattache aux rapports de nos deux natures, et plus particulièrement aux relations du cerveau à la pensée ; poussant à ce point l'ignorance du passé en ces matières, d'attribuer à Gall, en toute et primitive propriété, cette idée que le cerveau est l'organe de l'intelligence, et ne se doutant pas qu'il y a vingt siècles, Hippocrate et Platon, le prince des médecins, le prince des philosophes, ont dit sur cette affectation des choses qu'il ne s'agit plus guère que d'affermir et de détailler (1).

Je ne veux pas violer mon serment et encore moins répéter dans une préface ce que j'ai démontré dans deux ou trois volumes, et particulièrement dans celui qu'on va lire. Je dirai pourtant ici, en une phrase, et pour rompre tout de suite en visière à d'aussi étranges erreurs, que la phrénologie, invention toute moderne, au moins dans ses développements, n'est, en aucune façon, la science générale des rapports du cerveau à l'exercice de l'intelligence. La phrénologie n'est pas autre chose que l'attribution cranioscopique de vingt-huit, trente-cinq, quarante-deux organes cérébraux, par-

(1) Voir, sur ce sujet, mon Mémoire *Du siége de l'âme suivant les anciens,* lu à l'Académie des sciences morales et politiques, dans ses séances du 27 août et du 3 septembre 1842, et inséré dans le compte rendu de ses travaux.

1.

faitement déterminés, à autant de facultés intellectuelles et morales. Si elle n'était pas cela, elle ne
serait rien ; et c'est parce qu'en effet elle n'est que
cela que, comme le disait la Bruyère d'un mauvais
recueil de son temps, *elle est immédiatement au-
dessous du rien.* C'est pour cela aussi que je l'ai crue
morte, au moins pour de longues années, et ce livre
mort avec elle. Leur résurrection d'un instant (1)
m'a, je puis le dire, humilié. L'amour-propre de
l'auteur s'effaçait devant celui de l'homme.

Paris, 15 août 1857.

(1) Il y eut, en effet, lorsque je préparais cette seconde édition,
une sorte de réapparition de la phrénologie ; mais on ne s'en
souvient déjà plus.

PRÉFACE

DE LA PREMIÈRE ÉDITION.

J'ai publié, il y a quelques années, sous le titre de *Qu'est-ce que la Phrénologie?* une appréciation de cette doctrine, envisagée dans ce qu'elle a de psychologique, c'est-à-dire dans ses déterminations et sa nomenclature des facultés de l'intelligence. Comme j'avais exprimé dans ce travail l'intention d'examiner consécutivement le système de localisation cérébrale que la phrénologie applique à ces déterminations, peut-être verra-t-on, dans le livre que je publie aujourd'hui, l'accomplissement de cette sorte de promesse, et la seconde partie de celui où je la faisais. Je n'ai pas assurément l'intention de lui ôter ces deux caractères, qu'il se trouve, en effet, réunir. Mais, je dois l'avouer néanmoins, ce qui m'a porté à l'écrire, ce n'est ni le souvenir d'un engagement qui peut-être ne m'eût été rappelé par personne, ni le désir de donner à un précédent ouvrage un complément qui ne lui sera pourtant pas inutile. J'ai été conduit à cette tâche, que je me fusse volontiers épargnée, par les nécessités d'un autre travail et les accidents de sa composition.

Dans ce qui est à mes yeux la base et le point de départ de toute philosophie, dans la philosophie de l'homme, toutes les questions se tiennent, se supposent, se nécessitent l'une l'autre. Science de la pensée, science de ses organes, histoire de cette même pensée dans la série ascendante des âges de l'homme, dans celle des âges de l'humanité, dans l'échelle enfin des races humaines, il n'y a pas une seule de ces questions, ou de leurs principales questions subsidiaires, dans laquelle on ne pût faire rentrer toutes celles qui marchent ainsi de front avec elle, ou qui pût être traitée d'une manière complète et vraie en dehors de leur intervention. Mais il est surtout une de ces questions qui doit à sa nature de pouvoir mieux résumer toutes les autres, et plus encore de constituer une base nécessaire à la solution de chacune d'elles. Cette question, c'est celle de la pensée, envisagée dans l'intimité de ses connexions avec les diverses parties de l'organisme, ou, plus brièvement, dans sa physiologie.

Quelles sont en elles-mêmes, et dans leurs rapports réciproques, dans leur valeur propre et dans leur valeur relative, les conditions organiques, de plus en plus détaillées, de plus en plus spéciales, des manifestations sensitives et intellectuelles? Quelle part réclament dans ces conditions tous les organes du corps humain? Le système nerveux, et particulièrement le système nerveux cérébral, qui lie entre eux ces divers organes, les anime et les maîtrise, mais ne les absorbe pas, quel rôle plus important, plus exclusif, joue-t-il dans cette physiologie de l'intelligence? Quelles sont dans ce système les conditions diverses, les plus grossières comme les plus intimes, des actes de cette physiologie? L'appréciation de ces conditions serait-elle complète et même possible, en dehors de toute considération du principe qui les domine, principe qui se lie dans son essence à ce désir d'une vie à venir, base commune des affirmations de la religion et des démonstrations de la philosophie?... Telles sont, au moins, les questions principales d'une science, peut-être la plus difficile de toutes, mais dans laquelle aucun progrès ne me semble possible, s'il n'est tenté des deux points de vue de notre nature, celui du corps et de ses organes, celui de l'esprit et de ses facultés.

C'est dans cette persuasion intime et de ce double point de vue, que, dans un ouvrage plus d'une fois repris, j'essaie de contribuer, pour ma part, et suivant la mesure de mes forces, à donner à la philosophie de l'homme des bases qu'elle demanderait en vain, suivant moi, à un autre ordre de recherches. Or, ce qui manque pour un tel établissement, ce ne sont ni les aperçus généraux, ni les conjectures hasardées, ni les assertions les plus tranchantes. Ce sont des déterminations détaillées, précises, fondées

sur une étude spéciale et intelligente des rapports
de toutes les pièces de notre organisme, et en particulier de ses pièces nerveuses, aux plus humbles
comme aux plus élevés, aux plus obscurs comme
aux plus saisissables, des actes de notre pensée. Je
n'hésite pas à le déclarer, parce que c'est en moi
une conviction profonde, fondée sur de laborieuses
études et sur de longues réflexions, tout ce qui a
été accompli dans ce but de scientifique et de va-
lable est à reprendre en sous-œuvre, à contrôler
par de nouvelles observations, à mettre en rapport
avec ce qui reste à faire ; et ce qui reste à faire est
presque tout.

Il y a pourtant un homme dont le nom est considérable, qui, sur le sujet dont je parle, a paru croire
qu'après lui il n'y avait plus à s'occuper de chercher
des bases à la science, et qu'il ne serait au pouvoir
de personne d'ébranler celles qu'il lui a données.
Cet homme, après avoir placé, pour ainsi dire, toute
l'intelligence humaine dans son côté moral et im-
pulsif, et avoir rallié tous les faits de ce dernier
côté à un certain nombre de facultés d'une détermination absolue, a également ramené à un seul
organe, le cerveau, toutes les conditions matérielles
de ces facultés, et a ainsi fait de ce viscère le siége
exclusif et simultané de l'instinct, des sentiments,
des sensations et de la raison. Ce que cette physiologie de l'entendement a eu de retentissement et de
sectateurs, ce qu'elle en conserve encore mainte-

nant, il n'est personne qui ne le sache ; et bien que l'ouvrage dont je m'occupe sur cette même physiologie ne dût pas être un livre de critique, je ne pouvais pas ne pas y parler, et même ne pas y parler longuement, de l'organologie de Gall.

Les travaux purement anatomiques de Gall sur le cerveau sont sérieux et d'une importance qui n'a été niée par personne. Mais, suivant la remarque de Cuvier, ils n'ont absolument aucun rapport à ses idées organologiques, et il faut en dire tout autant de son système de psychologie et de ses doctrines philosophiques. Gall pourtant s'est constamment appliqué à rapporter et son anatomie, et sa psychologie, et sa philosophie à son système organologique. C'est ainsi qu'en faisant converger tous ses efforts vers une seule question, celle de la physiologie du cerveau, il a appelé sur cette question en général, et sur sa manière de la résoudre en particulier, l'attention universelle, provoqué sur l'une et sur l'autre des études de plus en plus sérieuses, et a fait que ses adversaires les plus déclarés et les plus heureux lui doivent au moins de la reconnaissance pour les travaux auxquels il les a conduits. Dans un tel état de choses, ne pas accorder une certaine place à l'examen de l'organologie de Gall eût été, de ma part, une omission malséante, et presque un acte d'ingratitude, que je ne devais pas commettre. Mais examiner l'organologie, c'était, je le dis à l'avance, la combattre et la rejeter, et c'est surtout du point de vue de l'ouvrage où j'allais en faire la critique que le rejet de cette doctrine pouvait le mieux être prononcé.

Le système organologique et cranioscopique de Gall a eu, dès son apparition même, de nombreux et puissants contradicteurs. Sa réfutation ne date pas d'hier, elle s'est continuée sans relâche, et pourtant il est encore debout. Que dans les hautes régions de la science physiologique ce système n'ait jamais compté un bien grand nombre de partisans, et qu'il y en compte maintenant moins que jamais, c'est là ce qui est incontestable. Mais dans ses régions moyennes ou inférieures il en a de fort nombreux encore, et l'on sait que dans le nord de l'Allemagne, en Amérique, et surtout dans la Grande-Bretagne, il a presque trouvé moyen d'avoir une position officielle, et qu'on appellerait chez nous universitaire. Indépendamment de cette clientèle plus ou moins savante, et jusqu'à un certain point compétente, le système en rallie à lui une autre beaucoup plus nombreuse, moins engagée, mais plus croyante, clientèle de toute position, de toute profession, de toute lumière, gens de science, et de toute sorte de science, gens de robe, de plume, de pinceau, qui tous lui tiennent compte de ses promesses, et ne reculent pas devant une philosophie qui peut s'écrire sur le crâne, et dont les applications morales sont une affaire de compas.

Or, qu'a-t-on fait pour montrer à tous ces néophytes la fausseté de l'organologie, l'inanité de ses preuves et le mensonge de ses promesses? On leur a dit que cette psychologie cérébrale de Gall, avec ses facultés à la fois toutes distinctes et toutes nerveuses, était essentiellement matérialiste et fataliste; que non-seulement elle niait la vie à venir, mais qu'elle tuait la vie présente, en enchaînant le libre arbitre et en détruisant toute moralité, et qu'une doctrine qui a de telles conséquences devait avoir un faux principe. Le raisonnement n'était pas sans force. Mais les conclusions du système, que Gall, du reste, a repoussées, n'étaient pas pour beaucoup d'esprits clairement contenues dans ses prémisses, et quelques-uns, il faut le dire, étaient loin de s'en effrayer.

Après avoir combattu l'organologie au point de vue philosophique, on l'a attaquée par son côté psychologique, et c'est par là que je l'ai moi-même abordée. Dans l'ouvrage dont j'ai parlé en commençant, j'ai démontré, entre autres choses, que dans tout système de psychologie les facultés ne sont et ne sauraient être qu'indéterminées, comme les faits qu'elles représentent, et qu'il en est à cet égard du système de Gall et de Spurzheim comme de celui de l'École écossaise, dont il n'est guère que la copie. J'ai conclu de là, par une anticipation irréfragable, que l'organologie phrénologique, avec ses organes déterminés pour des facultés qui ne peuvent l'être, ne saurait avoir aucune vérité. L'argument était plus prochain, tellement prochain qu'il eût pu dispenser de tout autre. Mais pour lui accorder une telle valeur, il eût fallu une habitude des matières psychologiques, qui n'est pas celle du plus grand nombre. Par cela même il ne dispensait pas de raisons directes et palpables, de faits, en un mot, de même nature que ceux qui servent de base à l'organologie, mais contraires à ses assertions.

Il s'agissait donc de prouver, en dernier ressort, que le système de Gall, soit vrai, soit faux sous le rapport philosophique et sous le rapport psychologique, est faux de toute fausseté sous le rapport purement organologique. Il s'agissait, en d'autres termes, de faire voir que les faits de proéminences du cerveau et du crâne, sur lesquels se trouvait fondée, dans ce système, l'existence de chacun des organes, sont tout au moins des erreurs, et qu'ainsi le seul mode d'observation sur lequel Gall, Spurzheim et leurs successeurs ont établi leur physiologie de l'intelligence, se retourne victorieux contre elle. C'était là un genre d'annihilation qui devait frapper et satisfaire tous les esprits, et particulièrement ceux qui, en fait de logique, sont disposés à reculer devant tout ce qui va plus loin que les sens.

Plus d'une démonstration a été tentée de ce point de vue. Des faits nombreux et irrécusables, de même nature que les siens, ont été opposés à l'organologie, et j'ai, moi-même, à diverses reprises, signalé un grand nombre de faits de ce genre. Mais cette sorte

de réfutation n'a jamais été exécutée d'une manière
complète, générale, et l'événement a prouvé que
la leçon n'était pas suffisante. L'organologie, battue
d'un côté, s'est retournée de l'autre. Quand le volume des organes lui a manqué, elle s'est rejetée
sur leur activité. Dans des mécomptes analogues,
des organes isolés elle a passé aux groupes d'organes, ou de ceux-ci elle est revenue aux organes
isolés. Lorsque les déterminations cranioscopiques
des maîtres devenaient trop embarrassantes à défendre, les disciples les abandonnaient et les rem-
plaçaient par des déterminations nouvelles, sauf à
différer sur ce point les uns des autres, et quelquefois, à un court intervalle, d'eux-mêmes. Cela s'appelait faire faire des progrès à la phrénologie. Mais
c'était surtout insulter au bon sens, et se moquer
du public, qui ne savait trop que penser de cela.

Arrivé donc à la partie de mon ouvrage où j'avais
à traiter du rapport des formes du cerveau aux actes
de l'intelligence, il me parut nécessaire d'édifier sur
tout cela et le bon sens et le public. Dans cet endroit
de mes recherches se plaçait tout naturellement
l'examen d'un système de physiologie de la pensée
fondé tout entier sur la considération de ces rapports
mêmes. Ce système contenait en outre un point de
détermination, celui de l'affectation du cervelet à la
fonction reproductrice qu'admettent peut-être encore plusieurs même de ses adversaires, et qui ne
semble pas, au premier abord, répugner aux don-

nées ordinaires de la physiologie. Par toutes ces raisons, et appuyé sur toutes mes études antérieures, je me mis à l'œuvre et je le fis avec courage, dans l'intention de montrer, une fois pour toutes et à tout le monde, le néant de l'organologie phrénologique. J'établis qu'au seul point de vue organologique, la physiologie du cerveau suivant Gall n'est ni possible, ni fondée. Du maître je passai aux disciples ; j'opposai les disciples au maître ; je les opposai les uns aux autres, et les suivis, à cet égard, dans toutes leurs contradictions. A leurs faits j'en opposai d'autres, pris en bien plus grand nombre, soit dans ma propre observation, soit dans la leur même ; et je voulus qu'on vît, avec moi, que leur pseudo-science n'a pas eu en définitive de plus grands ennemis que ceux qui se sont donné la mission de la démontrer ou de la défendre. La matière s'étendit ainsi sous ma plume ; et quand je fus au bout de ma tâche, lorsque j'en vins à formuler un dernier jugement, non-seulement sur l'organologie, mais sur son fondateur et sur le caractère de sa philosophie, je m'aperçus que la réfutation que je venais d'achever dépassait toutes limites, et que la laisser à l'endroit où je l'avais écrite, c'eût été rompre toute l'harmonie du travail qui l'avait amenée. Je ne pouvais encadrer ainsi un livre dans un autre livre ; mais j'avais encore un motif d'effectuer cette séparation.

Lorsqu'on discute les travaux de Gall en anatomie, en psychologie et en philosophie de l'homme, on

peut, à tort ou à raison, les trouver faux, faibles ou
funestes ; mais en les attaquant on restera sérieux.
Qu'on en vienne, au contraire, à ce qu'il a appelé
sa physiologie du cerveau, et sur-le-champ, pour en
parler, on emploiera un autre langage. Il est presque
impossible, en effet, de se livrer à un examen un
peu attentif de l'organologie et de la cranioscopie,
de la nature de leurs preuves et de celle de leurs
applications, sans se demander bientôt si c'est de la
science que Gall a voulu faire et si c'est de la science
qu'on lit. Mais lorsqu'on vient à réfléchir que cette
science, ou quelque nom qu'on veuille lui donner,
a pourtant, durant près d'un demi-siècle, été regardée comme réelle, non-seulement par de nombreux disciples, mais par une foule d'hommes graves
de toutes les positions et de tous les pays, et que,
sous l'empire de cette réflexion, on se trouve dans
la nécessité de la combattre, on ne sait trop comment s'y prendre, ou, pour mieux dire, on le sait
bientôt. Tout en opposant aux faits ou à ce qui en a
l'apparence, des faits qui les annihilent, et c'est
toujours la première chose à faire, tout en répondant à de mauvais raisonnements par une meilleure
argumentation, et c'est encore là ce à quoi il ne faut
jamais manquer, de guerre lasse, en face des pauvretés toujours croissantes, au lieu de se garder du
rire, on prend le parti de s'y abandonner, et l'on
se trouve presque, sans l'avoir voulu, avoir, dans une
réfutation scientifique, usé de formes qui ne de-

vraient pas s'y rencontrer. Voilà ce qui est arrivé, sans exception, à tous les adversaires de la cranioscopie, depuis Hoffmann jusqu'à nos jours, et ce qui n'a jamais manqué de m'arriver à moi-même, toutes les fois que je l'ai combattue. Ici, j'ai peut-être atteint la mesure, et, il faut que je l'avoue, je n'ai pas trop cherché à me retenir. Je me dédommageais ainsi d'une tâche qui, sans cela, eût été bien fastidieuse à remplir, et je me disais que le lecteur ne me saurait pas trop mauvais gré de joindre aux raisons fournies par la science quelques raisons plus en harmonie avec la nature, souvent si étrange, des allégations qu'il s'agissait de renverser. Mais ce mélange même d'arguments d'un aspect quelquefois peu grave dans un travail dont le fond est d'un sérieux incontestable, m'eût seul, et indépendamment de l'étendue de ma critique, engagé à faire de celle-ci un ouvrage à part. Tel est donc le parti que j'ai cru devoir prendre, en détachant cette réfutation de l'organologie des recherches qui en ont été l'occasion. Le livre qu'elle constitue sera, après tout, un livre utile. Il achèvera de débarrasser la science d'une mauvaise physiologie de la pensée, pour lui permettre d'en édifier une bonne, et accomplira ainsi de ma part une ancienne promesse, celle d'examiner et de rejeter la phrénologie au point de vue des organes, après l'avoir examinée et réduite à sa juste valeur au point de vue des facultés.

Paris, 1er septembre 1843.

LA

PHRÉNOLOGIE

SON HISTOIRE, SES SYSTÈMES

ET

SA CONDAMNATION.

CHAPITRE PREMIER.

Idée, origine, développement et établissement de la phrénologie, ou organologie phrénologique.

« A chaque découverte, dit Gall au commencement
« de son ouvrage, et surtout à l'apparition de toute
« nouvelle doctrine, on a coutume de se demander :
« Comment l'auteur en a-t-il eu l'idée (1)? » Gall en-

(1) *Sur les fonctions du cerveau et sur celles de chacune de ses parties,* 6 vol. in-8, Paris, 1825, t. I, Introduction, p. 1.

Cette édition du livre de Gall est la reproduction du même ouvrage, publié, de 1810 à 1819, dans les formats in-folio et in-4, en 4 vol., avec un atlas in-folio, sous le titre de : *Anatomie et physiologie du système nerveux en général, et du cerveau en particulier, avec des observations sur la possibilité de reconnaître plusieurs dispositions intellectuelles et morales de l'homme et des animaux, par la configuration de leurs têtes.*

Toutefois, dans l'édition in-8, la partie anatomique de l'édition in-folio et in-4 est supprimée tout entière. On y remarque quelques autres suppressions de moindre importance, et des additions,

tend ici par idée l'occasion de son système, et je la rappellerai tout à l'heure. Quant à l'idée même qui le constitue, l'idée de regarder les facultés de l'esprit comme aussi déterminées que les fonctions du corps, et d'attribuer en conséquence à chacune d'elles un organe nerveux aussi distinct que le sont les uns des autres les différents organes de l'économie, et en particulier les organes des sens, cette idée, malgré sa fausseté, est, à proprement parler, aussi vieille que la physiologie et même que la philosophie. N'en rencontre-t-on pas, en effet, quelque chose dans les relations établies par Platon, d'après des vues pythagoriciennes, entre les âmes concupiscible, irascible et raisonnable qu'il admet, et les deux parties principales du système nerveux central, ses parties inférieure et supérieure, rachidienne et céphalique (1)? Mais je m'empresse de le dire, cette assignation, qui contenait en germe et l'organologie nervoso-viscérale de Cabanis, et l'organologie exclusivement cérébrale de Gall, ne pouvait s'étendre plus loin ; et ce n'est assurément pas au grand poëte des idées divines qu'il faudrait demander une théorie qui enfer-

dont quelques-unes sont relatives aux dissidences de Gall avec son collaborateur Spurzheim. Enfin, un volume entièrement nouveau y est consacré à combattre plusieurs travaux anatomico-physiologiques dont les idées sont en opposition avec celles du fondateur de la science des organes.

J'ai occasion, dans le cours de ce livre, de citer ces deux éditions.

(1) *Timée*, Bip. ix, p. 385, 386, 393, 394, 395.

mât fatalement ces idées dans quelques comparti-
ments du cerveau. Ce serait tout aussi vainement
qu'on irait chercher une manière de voir analogue
dans les écrits de son illustre antagoniste, Aristote.
Le père du sensualisme antique, le philosophe qui,
plaçant le *sensorium commune* dans le cœur, faisait à
peine à l'encéphale une part toute physique, j'allais
dire tout hydraulique, dans les actes les plus grossiers de la sensation, ne pouvait songer assurément
à le subdiviser en organes d'une pensée dont il ne le
croyait pas le siége. Cela n'a pourtant pas empêché
que, sur la foi des Arabes, et sans qu'aucun texte
s'y prêtât, on n'ait fait remonter jusqu'au chef du
Lycée l'idée de cette subdivision. Une autre grande
autorité, celle de Galien, a été aussi invoquée à l'appui de cette opinion ; et c'était, il faut le dire, sinon
avec plus de vérité, au moins avec quelque fonde-
ment. Suivant le médecin de Pergame, en effet,
l'âme raisonnable réside dans le cerveau, ou plutôt
n'est que le cerveau lui-même, et c'est au voisinage
des cavités de cet organe qu'a lieu, par l'intermédiaire de l'esprit animal, la mécanique de ses facultés. Or, comme parmi ces dernières la perception se
confond avec les sensations particulières, dire, avec
Galien, qu'un des sens, celui de l'olfaction, a son
siége à la corne antérieure des ventricules latéraux,
c'est presque placer en cet endroit celui de cette
première puissance de l'âme et donner un point de
départ à la localisation de toutes les autres. Il ne

faut donc pas s'étonner si l'on trouve l'idée de cette localisation énoncée dans un passage d'un des écrits de Galien reconnus maintenant pour apocryphes (1); passage qui porte en substance qu'il y a dans le cerveau trois ou quatre parties intérieures affectées, par le moyen des esprits animaux, la partie antérieure ou frontale à la perception et à l'imagination, la partie moyenne à l'intellect et à la raison, la partie postérieure à la mémoire.

Quel est le physiologiste ou le philosophe à qui revient la priorité de la doctrine anatomico-psychologique résumée dans ce passage ? C'est ce qu'il me semble difficile de décider. Peut-être en est-il de cette opinion comme de beaucoup d'autres, qui apparaissent à une certaine époque dans la science, en dehors de tout patronage exclusif, et comme une conséquence spontanée des erreurs ou des vérités du moment. Peut-être aussi pourrait-on remonter plus haut que je n'ai cherché à le faire. Mais le premier auteur dans lequel je trouve exprimée d'une manière incontestable, bien qu'elle ne semble pas lui être personnelle, l'affectation de certaines parties du cerveau aux principales facultés intellectuelles, c'est Némésius, cet évêque d'Émèse, qui vivait au quatrième siècle, et dans l'ouvrage duquel on croit reconnaître quelque prévision de la découverte de Harwey. Némésius admet en somme, comme l'au-

____

(1) *De Oculis,* part. II, cap. II.

teur, quel qu'il soit, du passage que je viens de citer,
que les cavités antérieures du cerveau sont le siége
du *sensorium commune* et de l'imagination, que sa
cavité moyenne est celui de la raison ou de la pensée,
enfin que sa cavité postérieure, située dans le cervelet, est le siége de la mémoire ; et il donne en
preuve de ces déterminations des raisons tirées de
ce que nous appellerions maintenant l'anatomie
pathologique, mais qui malheureusement ne sont
pas fondées (1).

Depuis Némésius, ou, si l'on veut, depuis le temps
où il vivait, ce devint une doctrine vulgaire, dans la
philosophie et dans la physiologie, que cette affectation des trois ou quatre cavités ou parties principales
du cerveau aux trois ou quatre facultés principales
de l'intelligence. Elle put varier un peu dans ses détails et dans son expression, mais elle se retrouve en
définitive, et de la manière la plus explicite, dans
presque tous les philosophes et les physiologistes
qui ont eu à se prononcer sur ces matières : dans les
Arabes, Avicenne (2) et Averrhoës (3) ; dans les phy-
losophes scholastiques, Hugues de Saint-Victor (4).

---

(1) *De Naturâ hominis*, Antverpiæ, 1565, cap. XIII.

(2) Fenic. 1; doctr. 6, cap. v. — *Opera*, in-folio, Venise, 1608,
p. 75.

(3) *Epist. de collat. intellect. abstracti cum homine*, cap. v.
— *Opera*, in-folio, Venise, 1650, t. IX.

(4) *De Spiritu et Animâ*, dans *Augustini opera*, Lugd., 1562,
t. III.

Albert le Grand (1), saint Thomas (2), Duns-Scott (3); dans les physiologistes, Mundini (4), Bérenger de Carpi (5), Dryander (6), Bernard Gordon (7), Vieussens (8), Colombo (9), Willis (10), et cent autres, de plus en plus modernes.

Que cette affectation psychologique des parties principales du cerveau se liât, dès les temps les plus anciens, à la théorie des esprits animaux, c'est ce que nous avons vu dans le passage apocryphe de Galien, dans celui de Némésius, et ce sur quoi je n'ai pas à insister ici. Mais ce que je veux faire remarquer, c'est qu'il n'y était question que de rattacher au cerveau, dans des parties plus ou moins séparées les unes des autres, les facultés de l'entendement proprement dit, depuis la perception jusqu'à la raison. C'est dans Willis que je rencontre pour la première fois une vue nouvelle sur le principe même de cette affectation. Cet anatomiste, qui ad-

(1) *De Homine,* tract. i, dans *Opera omnia,* 20 vol. in-folio, Lugd., 1551, t. XXIX, p. 171 à 190.

(2) *Summa Theologica,* part. I, quæst. LXXVIII, art. 4.

(3) *Quæst. X super libros Aristotelis de Animá,* dans *Opera omnia,* 12 vol. in-folio, Lugd., 1639, t. II, p. 514.

(4) *Anatomia,* 1 vol. in-4, Marpurgi, 1540, p. 52 et seqq.

(5) *Isagogæ breves et exactissimæ in anatomiam humani corporis. De medullá cerebri.*

(6) Note sur le passage ci-dessus indiqué de l'anatomie de Mundini.

(7) *Lilium medicinæ,* in-12, Lugduni, 1559.

(8) *Nevrographia universalis,* lib. I, cap. XXII, XXIII.

(9) *De re anatomicá,* lib. VIII.

(10) *Cerebri anatome,* cap. X.

mettait dans le cerveau, à peu près comme tout le monde le faisait alors, des parties ou des cavités distinctes pour les facultés du sens commun, de la raison et de la mémoire, établit en outre que ce viscère est, en même temps et presque au même lieu, l'organe de l'*appétit*, faculté qu'il appelle active et motrice (1). Puis, lorsqu'il traite du cervelet et de ses usages, il place dans ce dernier organe le siége de divers instincts secondaires, dont cet appétit serait ainsi, dans le cerveau, le représentant et le régulateur, les instincts de la respiration, de l'alimentation, de la succion du mamelon, de la construction des nids, celui enfin de la musique (2). Ces idées de Willis, dont je n'ai point à discuter ici la valeur, n'en constituent pas moins un point de vue nouveau dans l'affectation de l'encéphale aux facultés de notre intelligence, un point de vue qui tend, sinon à substituer, du moins à réunir dans cette affectation ses facultés affectives et morales à ses facultés purement intellectuelles. Or, c'est précisément à ce point de vue que s'est placé Gall ; et ce physiologiste, il faut le dire, n'eût pas été fâché d'en retrouver l'indication dans l'ouvrage de Willis, ou dans tout autre

(1) Inter *functiones* quæ præcipuè ac *immediatiùs* cerebri compagi debentur, *imaginatio, memoria* et *appetitus* potissimum habentur. — Animæ sensitivæ *potentiæ activæ*, sc. *locomotivæ, memoria, phantasia* et *appetitus,* modo *passionibus,* è vestigio succedunt, modo *seorsim* ab illis propter alias occasiones inducuntur. (*Cerebri anatome,* cap. x.)

(2) *Loc. cit.,* cap. xv, xvi, xvii.

2.

ouvrage antérieur à celui de l'anatomiste anglais.

Gall, en effet, une fois son système établi, a pris soin lui-même de montrer que la philosophie, comme la physiologie ancienne, en avait à l'avance admis le principe, en assignant aux facultés intellectuelles propres des siéges à peu près séparés dans le cerveau, et il a cité en preuve de cette assertion une partie des opinions que je viens moi-même de rappeler (1). Mais, j'ai hâte de le dire, parce que je crois la chose de toute vérité, ce ne sont pas ces anciennes opinions qui mirent Gall sur la voie de sa prétendue découverte, et il ne les a connues qu'après coup. Il n'y arriva pas davantage, soit par la voie psychologique, soit par la voie anatomique. Il ne le dirait pas, qu'on s'en apercevrait bien à la lecture de son ouvrage. L'idée, comme l'occasion de son système, fut pour lui le résultat de l'impirisme le plus vulgaire; et lorsqu'elle se présenta à son esprit, il était trop jeune pour avoir pu s'occuper beaucoup d'anatomie et surtout de philosophie. La circonstance qui, d'après Gall, appella son attention sur la possibilité de rattacher au cerveau les facultés de notre nature morale est si connue, que j'ai à peine besoin de la rappeler. Dans ses études, et dans des études encore peu avancées, il se vit souvent surpasser par des condisciples qui, sous le rapport de la portée de leur esprit, lui étaient de beaucoup inférieurs, mais chez lesquels une heureuse mémoire

(1) *Sur les fonctions du cerveau*, t. II, p. 350 et suiv.

verbale se liait à une forte saillie des globes oculaires (1). Plus tard, dit-il, et après bien des hésitations (2), il conclut de cette saillie à une saillie du cerveau qui la déterminât ; et de là à rattacher à d'autres saillies cérébrales analogues les autres facultés de l'intelligence, la route était toute tracée. Mais on voit que dans l'établissement de ce rapport, Gall ne demanda rien à la philosophie alors régnante, quelle qu'elle fût. Les facultés qu'il cherchait à rallier successivement à des organes de l'extérieur du cerveau n'étaient pas autre chose que des penchants, des aptitudes, des sentiments, conclus de l'observation la plus commune, et n'ayant dans leur dénomination à peu près aucun caractère scientifique. Ce que Gall voulait faire d'abord, c'était de la physiologie du cerveau ou de l'organologie, et en aucune façon un système de psychologie. Plus tard il fallut bien penser au système, ou plutôt le sytsème se fit de lui-même, au fur et à mesure de la découverte de nouveaux organes, sans que, durant plusieurs années, Gall parût trop s'inquiéter de l'espèce de désordre où il le laissait. Ce ne fut qu'un an environ avant l'arrivée du docteur allemand en France qu'un de ses sectateurs, le professeur Bischoff, de Berlin (3), mit quelque harmonie dans cette liste, la commença par les fa-

(1) *Sur les fonctions du cerveau*, t. I, p. 3.
(2) *Ibid.*, t. I, p. 10, 11 et suiv.
(3) C.-H.-E. Bischoff, *Exposition de la doctrine de Gall*, Berlin, 1805; trad. en français par Barbeguière, Paris, 1806.

cultés les plus animales, la continua par celles qui
présentent de moins en moins ce caractère, enfin la
termina par celles qui sont, jusqu'à un certain point,
à raison de leur intellectualité, l'apanage exclusif de
notre espèce. Il faut le reconnaître pourtant, Bischoff
fut aidé dans cette tâche par le soin qu'avait eu Gall
ou, ce qui est infiniment plus douteux, la nature, de
rapprocher les uns des autres des organes d'un caractère analogue, et de placer dans les parties de plus
en plus antérieures ou de plus en plus supérieures du
cerveau les organes des facultés aussi de plus en plus
intellectuelles. Les choses en restèrent là pendant
longtemps, et ce fut Spurzheim qui, soit par le fait
d'une nature d'esprit plus systématique, soit par celui
de son séjour en Angleterre, par sa connaissance des
travaux des Écossais, et ses discussions mêmes avec
quelques-uns des derniers philosophes de cette
école, donna à la psychologie phrénologique la forme
scientifique que nous lui voyons. Mais revenons à
Gall et à l'organologie.

Cette dernière, dans son ensemble et ses détails,
était ou à peu de chose près complète. Il avait bien
fallu de temps en temps y faire des changements
assez notables, soit dans le siége des organes, soit
dans la dénomination et les attributions des facultés.
Quelquefois on avait dû revenir sur des déterminations qu'on avait d'abord crues fondées, plus souvent on en avait établi de nouvelles (1) ; mais en

____

(1) Charles Villers, *Lettre à Georges Cuvier sur une nouvelle*

somme l'œuvre touchait à sa fin. On s'était occupé
de lui donner quelque couleur anatomique. Pour
cela Gall s'était adjoint un jeune anatomiste, nommé
Niklas (1), fort habile et fort ardent à ce qu'il paraît,

théorie du cerveau, par le docteur Gall, in-8 de 82 pages, avec
2 planches, Metz, 1802.

Dans cette lettre, écrite au commencement du siècle, Ch. Villers fait connaître à Cuvier l'état de la doctrine de Gall à cette époque. Il dit avoir eu à sa disposition, entre autres documents, un *très-beau crâne préparé et numéroté sous la direction de Gall* lui-même, et ce sont les dessins de ce crâne que reproduisent les planches jointes à son exposition. Ch. Villers, dans sa lettre, ne parle que de vingt-quatre organes, et dans ce nombre il y en a quatre, celui de la *force vitale,* celui de la *susceptibilité,* celui de la *pénétration* (indépendant de celui de l'esprit métaphysique), celui de la *générosité* (indépendant de celui de la bonté), qu'on ne retrouve plus dans la liste plus tard définitivement arrêtée par Gall. Restent donc vingt organes représentant, d'une manière plus ou moins exacte, les plus anciens de cette liste. Une chose à remarquer encore, c'est que, de ces vingt organes, il n'en est presque pas un qui, à l'époque où écrivait Ch. Villers, eût sur le crâne la place que Gall a fini par lui assigner. Il y en a même quelques-uns qui, pour venir la prendre, ont eu à faire un assez long voyage. Ainsi, d'après les planches jointes à la lettre du correspondant de Cuvier, l'organe de l'esprit métaphysique est placé sur la ligne médiane du crâne, dans l'entre-deux des sourcils ; celui de l'imagination ou de la poésie est situé aussi sur cette ligne, à peu près à l'endroit où, de nos jours, se trouve celui de la bonté ; l'organe de l'orgueil occupe la place actuelle de celui de la fermeté, et réciproquement. Si Charles Villers a fidèlement représenté le crâne *qu'il avait sous les yeux,* il y a longtemps, comme on le voit, que les organes se promènent à la surface du cerveau, et ces promenades, qui ne sont pas encore terminées, constituent, comme je le montrerai plus loin, un des plus notables perfectionnements de la phrénologie.

(1) Il résulterait du témoignage même de Gall, qu'entraîné par

mais qui mourut avant d'avoir pu attacher son nom
à la gloire de la doctrine. Pendant que Niklas tra-
vaillait au système des fibres divergentes et conver-
gentes et à celui des commissures, Gall vulgarisait
'organologie dans ses conversations et dans ses cours.
Il songea à publier un prodrome de ses idées *Sur les
fonctions du cerveau chez l'homme et chez les animaux.*
Ce prodrome, qui ne vit jamais le jour, donna lieu,
en 1798, à une lettre de Gall (1) adressée à son ami,
J.-F. de Retzer, homme de lettres de Vienne et chef
de la censure impériale. Dans cette lettre, insérée au
Nouveau Mercure allemand de Wieland, Gall fait connaître son but, qui est, dit-il, *de déterminer les fonctions du cerveau en général, et celles de ses parties diverses en particulier ; de prouver que l'on peut reconnaître différentes dispositions et inclinations par les
protubérances ou les dépressions qui se trouvent sur la
tête ou sur le crâne, et de présenter d'une manière plus*

ses *occupations médicales,* il laissait Niklas se livrer presque seul
aux recherches anatomiques qui plus tard devaient constituer la
partie réellement scientifique de ses travaux (t. I, p. 15 de la
préface de l'édition in-4. — Dans l'édition in-8 il n'est plus question de Niklas).

(1) Lettre du docteur J.-F. Gall, en 1798, à M. Joseph-Fr. de
Retzer, relativement à son prodrome (déjà terminé) sur les fonc-
tions du cerveau chez l'homme et chez les animaux, traduite et
extraite du *Nouveau Mercure allemand*, rédigé par C.-M. Wieland,
IIIe vol., 12e livr., décembre 1798, et publiée dans le *Journal de la
Société phrénologique de Paris*, tome III, 1835, p. 116 et suiv.
Gall parle de cette lettre page 314 du tome I de l'édition in-8 de
son ouvrage.

claire les plus importantes vérités et conséquences qui en découlent pour l'art médical, pour la morale, pour l'éducation, pour la législation, etc., et généralement pour la connaissance plus approfondie de l'homme (1). Il s'attache ensuite à démontrer que les penchants, comme les facultés, sont innés dans l'homme et dans les animaux, qu'ainsi qu'elles ils ont dans le cerveau des organes distincts et déterminés ; et il prend, dit-il, occasion de prouver qu'un organe est d'autant plus actif qu'il est plus développé (2), ce qui est en effet la condition *sine quâ non* de la possibilité des observations sur lesquelles il a fondé son système.

Il y avait dans cette espèce de manifeste organologique de Gall, des traits assez plaisants, bien que d'un goût un peu équivoque, où il menaçait de sa convoitise les crânes les plus célèbres ou les plus aristocratiques de la monarchie autrichienne (3). On prétend que cela occasionna dans Vienne une sorte

(1) *Journal de la Société phrénologique de Paris,* t. III, p. 118.
(2) *Loc. cit.,* p. 127.
(3) « Puissiez-vous mettre enfin à la mode que chaque espèce de génie m'institue l'héritier de sa tête! Oh! alors je vous répondrais sur la mienne que dans dix ans nous verrions un superbe édifice, pour lequel maintenant je ne fais que fournir des matériaux.
« Il serait assurément fort dangereux pour un Kæstner, un Kant, un Wieland, et semblables personnages célèbres, que l'ange exterminateur de David fût à mes ordres. Mais, en bon chrétien, je veux patiemment attendre la lente miséricorde divine. Toutefois, mon cher Retzer, portez un peu vos regards dans l'avenir avec moi, et voyez réunis les élus de l'humanité après des siècles : comme ils se félicitent mutuellement pour chaque petit grain d'utilité et de plaisir que chacun d'eux a semé pour le bonheur

de panique, et que le vieux M. Denys, bibliothé-
caire de l'empereur, ajouta à son testament un codicille, où il recommandait que sa tête ne fût pas
abandonnée, après sa mort, aux profanations du moderne Démocrite (1).

La renommée de Gall ainsi établie, et établie par
la crânioscopie, dont le nom fut désormais, et un
peu malgré lui (2), imposé à sa doctrine, ne tarda
pas, en grandissant, à se répandre à l'étranger.
En 1802, un écrivain qui un an auparavant avait, par
son exposition de la philosophie de Kant, fait connaître à la France un fruit bien différent du sol ger-
manique, se chargea dans une lettre à Cuvier (3)
d'annoncer encore à notre pays cette cranioscopie,

des hommes ! Pourquoi personne ne nous a-t-il conservé le crâne
d'Homère, d'Ovide, de Virgile, de Cicéron, d'Hippocrate, de
Boërhaave, d'Alexandre, de Frédéric, de Joseph II, de Catherine,
de Voltaire, de Rousseau, de Locke, de Bacon, et de tant d'autres ? Quel ornement pour les plus beaux temples des muses !
(*Loc. cit.,* p. 130). »

(1) Charles Villers, *lettre citée*, p. 35.

(2) *Lettre à Retzer,* 2e partie.

(3) Charles Villers, *lettre citée.* « Vous êtes, mon cher Cuvier,
du très-petit nombre de ceux qui, sur la rive gauche du Rhin,
rendent au moins une demi-justice aux gens de la rive droite.
Vous avez lu et saisi sans effort ma *Philosophie de Kant,* laquelle
m'a attiré tant d'injures et de pitoyables réfutations de la tourbe
des critiques parisiens.

« Aujourd'hui, je n'ai à vous entretenir d'aucun sujet aussi
grave. Je n'exciterai la bile de personne, car je ne serai que simple historien, et donnerai tout simplement pour une ingénieuse
conjecture ce qui me semble tel en effet. Je veux dire la nouvelle
théorie du cerveau que le docteur Gall professe à Vienne, et

qui devait, quelques années plus tard, venir en personne y faire tant de bruit. En 1805, Gall, qui avait
tout récemment donné à Spurzheim, pour la partie
anatomique de ses travaux, la survivance de Niklas,
commença, de concert avec lui, ces voyages dans
toute l'Allemagne, dont les feuilles du temps racontèrent les glorieuses phases et enregistrèrent les
merveilles. Après avoir ainsi couru le monde en
compagnie de ses deux fondateurs, après avoir eu,
comme la nouvelle philosophie de Socrate, l'honneur d'être traduite sur la scène (1), après s'être
victorieusement signalée, par ses divinations et ses
horoscopes, dans les salons, les prisons, les hospices,
et avoir occupé d'elle, on peut le dire, toutes les
bouches de la renommée, l'organologie ou la cranioscopie, qui n'était pas encore la phrénologie, vint

qui a fait quelque bruit dans notre Allemagne (p. 3 et 4). »

Cette *ingénieuse conjecture,* Ch. Villers la traite pourtant d'une
façon presque constamment ironique dans tout le cours de sa
lettre. Seulement, vers la fin, il la défend très-sérieusement du
reproche de matérialisme, et c'est alors des matérialistes qu'il se
moque. On se rappellera, à propos de cette défense, que Ch. Villers
était un Kantiste grave et éclairé.

(1) «Gall avait vécu pendant quelque temps à Berlin, avec le
célèbre Kotzebue. Le poëte profita de l'occasion pour apprendre
de Gall les mots techniques de la doctrine, et pour connaître les
idées et les principes qui prêtaient le plus au ridicule. Il composa la pièce *la Cranomanie,* qui fut immédiatement jouée sur le
théâtre de Berlin. Gall assista à la première représentation, et se
mit à rire comme les autres. » (*Notice historique sur le docteur
Gall,* par M. Fossati; *Journal de la Société phrénologique de
Paris,* t. I, 1832, p. 100).

faire élection de domicile en France, dans ce Paris (1) qui ne refuse pas plus ses trompettes aux charlatans qu'aux grands hommes. Après un premier enfantement (2), elle ne tarda pas à y donner le jour aux in-folio de Gall, aux in-octavo de Spurzheim, à se populariser par leurs leçons, par leurs séances à domicile. Après les maîtres vinrent les disciples, après la gravure la lithographie. Les organes furent étudiés, commentés, représentés dans les cinq parties du globe, depuis les hôtels de Londres et de Paris, jusqu'aux tentes des convicts de la Nouvelle-Galles du Sud. Des musées phrénologiques, des journaux, des instituts, des écoles, des consultations phrénologiques, témoignèrent de la vérité, de la moralité et de l'utilité de la nouvelle doctrine. Elle compta dans la science, dans l'administration, dans toutes les carrières, d'ardents et de puissants protecteurs. A l'heure qu'il est, elle vient de faire le tour du monde, et sans une catastrophe récente (3) peut-être n'eût-

(1) Gall, dit le plus ancien de ses disciples, entra dans Paris le 30 octobre 1806, *à midi précis*, pour donner un démenti plus éclatant aux méchants prophètes qui, ce jour-là même, avaient annoncé dans leurs feuilles qu'il n'oserait jamais s'y présenter. (Demangeon, *Physiologie intellectuelle de l'esprit de l'homme*, 3ᵉ édition, Paris, 1843, p. 4.)

(2) Le *Mémoire sur le système nerveux en général et sur le cerveau en particulier*, présenté en commun à l'Institut par Gall et Spurzheim, le 14 mars 1808. Ce fut M. Demangeon qui le rédigea en français sur le manuscrit allemand des deux auteurs. (Demangeon, *ouvrage cité*, préface, p. 9.)

(3) La catastrophe arrivée le 8 mai 1842 sur le chemin de

elle pas tardé à recouvrer, dans quelqu'une des académies de l'Institut de France, le fauteuil que la mort lui a naguère enlevé (1).

Ces voyages, cette propagation, cet enseignement, ont dû, comme on l'imagine bien, faire faire de grands progrès à la science cranioscopique, et la porter à un haut degré de perfection. Je parlerai beaucoup de cette perfection et de ces progrès ; mais avant d'en arriver là, il me faut faire connaître l'organologie telle qu'elle était au temps et par le fait de Gall, à l'époque de sa grande renommée, et telle qu'il la maintint jusqu'à sa mort contre la *réforme* de Spurzheim.

Je rappelle, une dernière fois, que l'organologie, c'est la science des organes cérébraux du sentiment et de la pensée, organes tout à fait déterminés dans leur nombre et leur circonscription, et affectés à des facultés primordiales, prises essentiellement dans le côté moral et agissant de notre intelligence. Je renvoie pour les détails de cette classification psychologique aux ouvrages de Gall et de Spurzheim, ou à celui que j'ai publié moi-même sur ces matières. C'est du reste à peine si cela est nécessaire, l'exposition des facultés devant suivre de celle des organes, avec lesquels elles ne font qu'un.

fer de Paris à Versailles. C'est là que périt l'amiral Dumont d'Urville, qui était, comme on sait, grand partisan de la phrénologie.
(1) Celui de Broussais.

L'extérieur du cerveau de l'homme et de celui
de la plupart des grands animaux, offre, comme
personne à peu près ne l'ignore, des replis plus ou
moins saillants que les Grecs nommaient ἕλικες, leurs
traducteurs latins *gyri, convolutiones*, et que nous ap-
pelons des circonvolutions. C'est dans ces circonvolutions, qui sont partout continues les unes aux autres, et sur lesquelles je ne tarderai pas à revenir,
que Gall a placé, par excellence, les organes des facultés de son système ; ou, si l'on veut et suivant lui,
c'est parce que ces organes se trouvaient ainsi exclusivement constitués par les circonvolutions, qu'il lui
fut possible de les découvrir à travers les parois du
crâne et par l'effet des saillies qu'à son dire elles y
déterminent. D'où il résulte que, de prime abord, la
cranioscopie et l'organologie durent se confondre
aux yeux du monde, ou être prises l'une pour l'autre :
et c'est en effet ce qui arriva.

J'ai déjà eu occasion de le dire, ce n'est pas indifféremment et dans une sorte de pêle-mêle que
suivant Gall les organes des facultés morales et intellectuelles ont été répartis par la nature à la surface du cerveau. Ils y sont, au contraire, rapprochés par groupes, affectés à des facultés d'un même
genre ou offrant les unes avec les autres des analo-
gies incontestables. Ces groupes sont en outre placés
d'autant plus près de la partie inférieure ou de la partie postérieure de l'encéphale, d'autant plus rapprochés du tronc ou de la partie du système nerveux cen-

tral qui lui est spécialement départie, la moelle épinière, que les facultés dont ils sont les instruments
sont plus inférieures, plus brutales, en un mot, moins
intellectuelles. Des numéros d'ordre, se succédant de
la base du cerveau à son sommet, témoignent de la vérité de ces rapports et de la réalité de cette ascen-
sion, et c'est la première fois assurément que l'arithmétique s'était ainsi vue appliquée aux déterminations de la psychologie (1).

C'est ainsi que, plus voisin du tronc, des viscères,
de la moelle épinière, le cervelet, sous le numéro 1,
. se présente comme constituant dans sa totalité, et
sous un volume digne de son importante destination,
l'organe indispensable à la vie de l'humanité, celui
de l'instinct de propagation. Non loin de lui, et placés d'abord dans les circonvolutions postérieures du
cerveau, ensuite dans ses circonvolutions latérales-
inférieures, et bornés par conséquent aux deux lobes
postérieurs de ce viscère, se trouvent les organes
des autres instincts, ceux de l'amour des enfants, de
l'attachement, de la défense de soi-même, de l'instinct carnassier, de la ruse, du sentiment de la propriété, de la prudence; en tout dix instincts, tous
communs, ainsi que le dit Gall, à l'homme et aux
autres animaux, et constituant les facultés appétitives
ou la partie en quelque sorte inférieure de la pensée.

Dans un second groupe, sont compris, au nombre

(1) Voir, à la fin du livre, les planches et leur explication.

de neuf, les organes de facultés qu'on peut déjà appeler intellectuelles, bien qu'elles soient presque toutes communes à l'espèce humaine et aux autres espèces animales. Ces organes sont ceux de la mémoire des choses, de la mémoire des lieux, de la mémoire des personnes, de la mémoire des mots, du sens du langage et de la parole, du sens des couleurs, du sens de la musique, du sens des nombres, du sens des mécaniques, enfin, ou sens des arts. Les organes de ces sens ou de ces mémoires, ce sont les circonvolutions qui forment toute la partie antérieure-inférieure et latérale des lobes antérieurs, ou leur extrémité sus-orbitaire. Ainsi les organes de la mémoire des mots, de la mémoire des personnes, du sens du langage et de la parole, sont constitués par les circonvolutions qui s'appuient sur le plancher même de l'orbite, forment la face inférieure de tout le lobe antérieur, et vont de la scissure de Sylvius à la pointe de ce lobe. Le sens de la musique, celui des nombres, celui enfin des mécaniques, occupent les circonvolutions de sa partie latérale inférieure ou de la partie antérieure de la tempe. Les organes de la mémoire des faits, de celle des lieux, du sens des couleurs, siégent dans les circonvolutions de l'extrémité antérieure ou frontale du cerveau, et ils sont placés directement derrière l'arcade surcilière.

Les facultés qui composent la troisième série, plus intellectuelles encore que les précédentes, sont au nombre de huit. Ce sont la sagacité comparative, l'esprit métaphysique, l'esprit caustique, le talent poétique, la bienveillance, la mimique ou l'instinct d'imitation, la théosophie, la fermeté ou opiniâtreté. Elles constituent, à ce que prétend Gall, le caractère essentiel et distinctif de l'humanité, quoique, de son aveu, la bienveillance se rencontre chez les animaux, et qu'on puisse assurément en dire autant de l'opiniâtreté, et surtout de l'instinct d'imitation.

Les organes de ces hautes facultés, placés dans les circonvolutions de toute la portion supérieure du cerveau, depuis la partie moyenne du front jusqu'à la partie supérieure de l'occiput, composent un vaste groupe, de forme ovalaire, environné de toutes parts par les organes des groupes précédents. Dans ce groupe, en avant et immédiatement au-dessus et en arrière des organes de la mémoire des faits, de celle des lieux, du sens des couleurs, et de celui des tons, sont les organes de la sagacité comparative, de l'esprit métaphysique, de l'esprit caustique. En arrière de ceux-ci viennent, sur une ligne à peu près aussi transversale, ceux de la bonté, de l'esprit d'imitation et de l'esprit poétique. Enfin, postérieurement à l'organe de la bonté, et près de la ligne médiane du cerveau, se présentent, d'avant en arrière et tout à fait au sommet de la tête, l'organe de la théosophie ou de la croyance en Dieu, et celui de la fermeté ou de l'opiniâtreté.

Ainsi donc, vingt-sept organes pour autant de facultés primordiales, organes divisés d'abord en deux ordres : ceux des qualités appétitives ou des instincts, placés sur les parties postérieures-inférieures et latérales-inférieures de l'encéphale ; ceux des facultés de plus en plus intellectuelles, répartis eux-mêmes en deux séries, les uns propres aux facultés intellectuelles inférieures, et constitués par les circonvolutions de la partie antérieure et inférieure du cerveau, les autres affectés aux facultés intellectuelles supérieures, et constitués par les circonvolutions de la partie supérieure et moyenne de ce centre nerveux : voilà l'organologie cranioscopique telle que Gall l'avait primitivement établie, telle qu'il ne cessa de l'entendre, telle par conséquent qu'il me faut la discuter, avant de m'occuper des perfectionnements que lui ont fait subir ses plus illustres professeurs.

Or, ce serait non-seulement discuter, mais abattre ce système, que de démontrer deux choses : la première, c'est qu'à l'envisager du point de vue purement organologique, il n'est pas possible ; la seconde, qu'en lui accordant, par hypothèse, cette sorte de possibilité, il ne repose sur aucune des espèces de preuves dont Gall prétendait l'appuyer. C'est là une double démonstration à laquelle je vais procéder.

CHAPITRE DEUXIÈME.

En elle-même, ou du seul point de vue de la division de la surface du cerveau en organes distincts et démontrables, l'organologie phrénologique n'est pas possible.

La partie de l'encéphale que Gall a affectée aux organes des facultés primordiales de son système, ce sont, comme je l'ai dit, les circonvolutions, ou, pour parler d'une manière ici plus exacte, la surface de ce centre nerveux. En effet, ces circonvolutions cérébrales, qu'on est habitué à regarder plus particulièrement comme le siége des organes phrénologiques, ne se rencontrent pas, à beaucoup près, dans tous les animaux. Elles manquent d'abord dans un grand nombre d'espèces mammifères ; elles manquent chez presque tous les oiseaux, animaux qui cependant ont, presque autant que les mammifères, servi à Gall, à Spurzheim et à quelques-uns de leurs successeurs, pour leurs déterminations organologiques. Elles manquent enfin, et bien davantage, dans le cerveau souvent douteux des reptiles et des poissons, dans celui des serpents, par exemple, cerveau que Gall a pourtant rapproché, pour

son développement à l'endroit de l'organe de la prudence, du cerveau des bons médecins et de celui des
grands généraux (1). Leuret (2) a déjà fait remarquer
tout ce qu'a d'original et d'inattendu ce parallèle de
la tête et des facultés des serpents et de celles des
chefs d'armée (3). Je crois, en effet, que Gall aurait
dû borner son rapprochement aux médecins. Escu-
lape et le serpent d'Épidaure, l'assimilation était de
plein droit.

Mais, à parler sérieusement, il eût été plus prudent encore, pour la détermination des organes, de
laisser là les serpents, les oiseaux et tous les compa-
gnons de Noé dans l'arche, y compris même le tro-
glodyte et le pygmée, et de s'en tenir, à cet égard,
au cerveau et au crâne de l'homme. « Sans doute,
aurait-on pu dire pour motiver une pareille exclusion,
sans doute il doit y avoir, dans le cerveau des animaux comme dans celui de leur maître à tous, des
organes affectés à des facultés instinctives, plus
tranchées chez eux que ne le sont ces mêmes facultés dans l'homme. Mais la différence de forme
du cerveau des animaux et de celui de notre espèce ;

(1) *Sur les fonctions du cerveau*, t. IV, p. 329.

(2) J'ôte le M. à Leuret, qui vivait lors de la première édition de ce livre, mais qui depuis a été enlevé à la science, soit
dit sans banalité. Leuret était, en effet, et pour tout de bon, un
homme de la science, caractère difficile, mais esprit élevé et
ferme, et qui savait penser tout haut. (*Note de la* 2e *édition.*)

(3) *Anatomie comparée du système nerveux considéré dans ses
rapports avec l'intelligence*, Paris, 1839, t. I, p. 551.

l'ignorance où l'on est jusqu'à présent de l'identité absolue, dans la série animale, des parties même extérieures de ce viscère ; les différences de conformation qui existent également entre le crâne des brutes et celui de l'homme, considérés en eux-mêmes et dans leurs rapports avec la face ; les crêtes qui, dans les animaux, changent ou dissimulent la forme du crâne, la masse énorme des parties molles qui, chez eux, ensevelissent cette boîte osseuse : toutes ces circonstances ne permettent pas, pour le moment au moins, de chercher, dans l'étude phrénologique du cerveau et du crâne des animaux, des preuves confirmatives de la vérité de l'organologie chez l'homme. » Voilà, à peu près, ce qu'on eût pu alléguer pour motiver la restriction de la cranioscopie à l'espèce humaine. Mais une telle retenue n'est guère dans les habitudes des novateurs. La fortune ne sourit qu'à l'audace, Gall se rappela cet adage. Il sentit tout ce que donnerait de force au système son extension instantanée à toute la création animale. Loin donc de s'en tenir à l'homme et à son cerveau, il ne craignit pas de s'adresser à tout ce qui a vie et sentiment, *depuis la musaraigne jusqu'à l'éléphant* (1), depuis le serpent jusqu'au docteur en médecine ; et il se mit à interroger des crânes, toujours des crânes, le plus souvent même seulement des têtes (2), sans

(1) *Sur les fonctions du cerveau*, t. III, p. 274, 454 ; t. IV, p. 72.

(2) L'atlas de l'ouvrage de Gall se compose de 100 planches

se douter ou sans s'inquiéter des réponses que devait lui faire plus tard la masse nerveuse qu'ils contiennent.

Pour peu qu'on jette, pendant quelques instants, les yeux sur ces cerveaux triangulaires d'oiseaux, de rongeurs, de chauves-souris et de quelques autres petits mammifères, cerveaux petits, unis, sans saillie aucune, et dont quelques-uns, dans leur plus grand diamètre, n'ont pas plus de quelques lignes d'étendue, on ne sait ce qu'on doit admirer le plus, de l'assurance avec laquelle Gall retrouve à leur surface tous les organes qu'offre, suivant lui, le cerveau de l'homme, j'entends tous ceux qui se lient aux facultés de ces diverses espèces d'animaux, ou de la crédulité inqualifiable qui, admettant de pareilles déterminations, s'est imposé la double tâche de leur donner plus de certitude et de les multiplier.

Prenez le cerveau d'une corneille ou d'une oie, cerveau long et large de deux à trois centimètres. Voulez-vous savoir combien d'organes M. Vimont, par exemple, a trouvé moyen de placer sur la moitié

comprenant environ 600 figures. De ces 600 figures, 12 sont consacrées au cerveau de l'homme ; il y en a à peu près autant qui sont relatives à celui de cinq ou six espèces animales, y compris une poule. Le reste de l'atlas, c'est-à-dire, à proprement parler, sa totalité, représente exclusivement des *crânes* ou des têtes, et souvent même de petites figures en pied. Gall a bonne grâce, après cela, de se plaindre qu'on ait donné à sa doctrine le nom de *cranioscopie !*

de cette surface? Vingt neuf (1) ! cinquante-huit, par
conséquent, pour la surface entière ; et de ces cinquante-huit organes, il y en a trente réunis sur deux
lignes parallèles, formant, à la pointe même du cerveau, une sorte de ruban transversal, qui n'a pas plus de
trois millimètres de largeur (2). Pour expliquer cette
prodigalité, M. Vimont prétend qu'on a calomnié la
corneille et l'oie, que ces animaux ont plus d'esprit
qu'on ne leur en accorde, que *l'oie* enfin *a sauvé le Ca-
pitole* (3) ! Je concevrais qu'un Romain eût fait valoir
cette raison ; mais un Français, un Gaulois, eût dû
certainement s'en abstenir, et laisser à tout événement à l'oie la mauvaise réputation qu'on lui a faite. Au
reste, on pourrait se demander pourquoi M. Vimont,
dans sa foi à la vertu de la phrénologie comparée,
s'est arrêté à mi-chemin ; pourquoi, par exemple, il
n'a pas tracé ses vingt-neuf ou trente organes du cerveau des volatiles sur celui de l'oiseau-mouche, qui a
à peu près une ligne de long? L'oiseau-mouche a

(1) « Tout cela sur le crâne d'une oie ! aussi n'y a-t-il pas si
petite place qui n'y soit occupée. En avant, à l'endroit où le
cerveau se termine en pointe, M. Vimont a placé dix facultés, et
ce sont les plus belles, qui se trouvent tellement pressées les
unes contre les autres, que ce serait merveille d'inscrire leur
nom sur le cerveau, à l'endroit où M. Vimont prétend qu'elles
siégent, se servît-on de caractères microscopiques. » (Leuret,
*Anatomie comparée du système nerveux considéré dans ses rap-
ports avec l'intelligence,* t. 1, p. 355.)

(2) *Traité de phrénologie humaine et comparée,* 2 vol. in-4,
Paris, 1835, pl. 93, fig. 3, 4, 5.

(3) *Loc. cit.,* t. 1, p. 72.

bien autant d'esprit que l'oie, et le gracieux petit nid de coton qu'il dispose pour sa jeune couvée prouve qu'il n'est pas moins bon géomètre que la corneille (1).

Si Gall s'était mis en tête d'effectuer cette détermination, elle ne l'eût pas embarrassé. La manière dont il s'y est pris pour montrer, sur le cerveau ou sur le crâne des oiseaux et des petits mammifères, les organes dont l'existence chez ces animaux lui était nécessaire pour la confirmation de sa doctrine cranioscopique chez l'homme, est véritablement ingénieuse; et M. Vimont a rencontré juste quand il a dit que, dans l'interprétation qu'il a donnée des formes du crâne chez les animaux, son maître *a mis beaucoup d'adresse* (2). Un cerveau, un cerveau d'animal, quels qu'en soient la forme et le peu de volume, est plus ou moins développé en longueur ou en largeur, dans sa moitié antérieure ou dans sa moitié postérieure (qu'on me passe ces trivialités), plus ou moins proéminent à son extrémité frontale ou à son extrémité occipitale, ou enfin sur ses côtés ; et c'est

(1) Nous verrons plus tard que la corneille est un des oiseaux chez lesquels M. Vimont a trouvé l'organe du sens géométrique.

(2) « Je crois que Gall a mis beaucoup d'adresse dans sa manière de présenter les faits, *surtout* en phrénologie comparée. » (*Traité de phrénologie humaine et comparée*, t. I, Introd., p. 14.)

On voit que, d'après M. Vimont, Gall a mis de l'adresse à présenter les faits, non-seulement en phrénologie comparée, mais encore en phrénologie humaine. J'explique ci-dessus comment l'adresse était plus nécessaire dans la première de ces deux espèces de phrénologie.

aussi dans ces mêmes parties, la partie antérieure, la partie postérieure, la partie latérale, qu'on peut répartir en trois groupes tous ses prétendus organes. Or, d'après ce que je viens de dire de l'oie de M. Vimont, on pense bien que sur des cerveaux aussi petits que ceux des oiseaux et des rongeurs, il n'est pas possible d'assigner, dans chacune de ces parties ou de ces divisions, une place particulière à chacun des organes qui doivent pourtant s'y rencontrer. Dans cette impossibilité qu'a donc fait Gall? Chacune des deux ou des trois parties principales du cerveau, le devant, le derrière, les côtés, lui a servi successivement pour chacun des organes qu'il avait résolu d'y trouver. Si cette partie n'est pas développée, il la suppose telle, et renvoie à la nature, qui lui donnerait un démenti ; mais il sait bien que la plupart des lecteurs n'iront pas la comparer à ses assertions. Cette partie, au contraire, est-elle large ou proéminente, son embarras diminue d'autant, et il en fait alternativement l'organe de chacune des facultés qui, d'après lui, y ont leur siége. C'est ainsi, pour procéder de l'avant à l'arrière, que toute l'extrémité antérieure du cerveau devient successivement, suivant que cela est nécessaire, l'organe de la mémoire des lieux, celui de la mémoire des choses, celui de la musique, celui du talent de construction. C'est ainsi que la partie latérale est indistinctement, suivant l'espèce animale à laquelle on a affaire et la faculté qu'il s'agit de pourvoir, l'organe de l'instinct

carnassier, celui de la ruse, celui de la propriété,
celui de la circonspection. C'est en vertu du même
procédé que la partie postérieure du cerveau est attribuée tour à tour aux organes de l'amour des enfants,
de l'attachement, de la rixe et de l'instinct des hauteurs. Dans une de ces trois parties du viscère, partie
antérieure, partie moyenne ou latérale, partie postérieure, y a-t-il un point qui soit plus particulièrement
développé, c'est ce point qui reçoit l'organe dont il
s'agit pour le moment de démontrer l'existence. Ainsi
dans la bécasse et dans quelque faucons voyageurs,
l'organe des localités, au lieu de se trouver, comme
chez l'homme et chez les autres animaux, près de la
ligne médiane du crâne, avoisine, au contraire, la
partie postérieure de l'orbite (1). Ainsi chez la cigogne, le cormoran. le héron, la mouette, l'hirondelle
de mer, le martin-pêcheur, l'organe de l'instinct carnassier, au lieu d'être situé immédiatement au-
dessus du méat auditif, lui est, au contraire, très-
antérieur , et est placé immédiatement derrière
l'orbite (2). Il est vrai qu'une pareille manière d'agir

(1) *Sur les fonctions du cerveau*, t. IV, p. 450.
(2) « Je fais observer ici qu'il n'est nullement de rigueur (l'expression est originale) que l'organe carnassier soit situé immédiatement au-dessus du conduit auditif externe. Chez certains animaux, surtout chez certaines espèces d'oiseaux, par exemple chez
la cigogne, le cormoran, le héron, la mouette, l'hirondelle de
mer, le martin-pêcheur, le méat auditif est reculé en arrière, et
l'organe de l'instinct carnassier, placé immédiatement derrière
les orbites, forme une proéminence très-bombée sur les côtés. »
(*Ibid.*, t. IV, p. 76.)

a attiré à Gall les réprimandes les plus vives de la
part d'un de ses principaux disciples. M. Vimont, je
suis forcé d'anticiper encore, reproche, à cette occasion, à son maître, d'avoir mis dans ses déterminations en organologie comparée un tel vague (1), qu'il
n'y a pas le moindre fond à faire sur ses travaux à
cet égard (2). Il regarde même comme une pure invention de Gall la différence qu'il lui a plu d'établir
entre le coq ordinaire et le coq de combat, relativement au développement plus considérable, chez ce
dernier animal, de l'organe de la rixe ou du courage (3). Il le traite à peu près de la même manière,
à propos de cette autre assertion, que les chevaux
qui, à raison de l'étroitesse de leur crâne, ont les
oreilles rapprochées, sont toujours ombrageux et
craintifs (4). Il prétend que, pour ce qui est de l'organe de l'instinct carnassier, Gall a eu tort d'avancer
que le cerveau des animaux carnivores dépasse beaucoup plus, en arrière, le niveau du conduit auditif
externe que ne l'y dépasse celui des animaux frugivores (5). Enfin, dans une suite de reproches de plus

(1) « Dans l'ouvrage de Gall on retrouve partout le même
vague, quand il s'agit de préciser le siége des organes chez les
vertébrés.» (*Traité de phrénologie humaine et comparée,* t. II,
p. 229.)

(2) « Je ferai connaître combien est grande l'imperfection des
travaux de Gall sur plusieurs points essentiels de la physiologie
du cerveau. » (*Ibid.,* t. II, p. 281.)

(3) *Ibid.,* t. II, p. 203.

(4) *Ibid.,* t. II, p. 201.

(5) *Ibid.,* t. II, p. 185.

en plus graves, que j'aurai soin de citer textuellement plus tard, il l'accuse des plus grossières erreurs, et peut-être des tours d'adresse les plus comdamnables, relativement à un grand nombre d'autres déterminations en phrénologie comparée, déterminations relatives, par exemple, à l'organe de l'alimentation chez le cormoran (1) ; à ceux de la ruse (2), du talent musical (3), des localités (4), de l'amour des petits (5), chez les oiseaux ; à celui du courage chez le cheval (6) ; à ceux enfin de la construction chez les rongeurs (7), et de la circonspection chez les mammifères en général (8).

Je n'en avais pas encore autant dit sur Gall et sur l'inanité, l'impossibilité, l'*habileté* de ses déterminations en organologie comparée, mais je pourrais en dire beaucoup plus. J'ai là, sur la table où j'écris, les planches de son grand ouvrage ; j'y ai une très-grande partie des crânes et des cerveaux d'animaux dont il est question dans son texte, et d'après lesquels il prétend avoir établi ses déterminations. Eh bien ! je puis en donner l'assurance, et je prie les lecteurs, qui en auraient le temps et la patience, de

(1) *Traité de phrénologie humaine et comparée*, t. II, p. 191.
(2) *Ibid.*, t. II, p. 198.
(3) *Ibid.*, t. II, p. 371.
(4) *Ibid.*, t. II, p. 307.
(5) *Ibid.*, t. II, p. 253.
(6) *Ibid.*, t. II, p. 201.
(7) *Ibid.*, t. II, p. 361.
(8) *Ibid.*, t. II, p. 275.

faire la même vérification que moi, la moitié, au moins, des allégations que Gall articule, et en ceci je suis d'accord avec M. Vimont, est le contraire de la vérité. Dit-il que l'organe de la musique donne à l'arcade orbitaire du crâne du rossignol une rondeur que n'a point celle des crânes du pinson et du chardonneret (1)? Je fais à l'instant cette comparaison, et je trouve que le chardonneret surtout devrait être meilleur chanteur que Philomèle. Assure-t-il que chez l'oie, qui ne vit que de végétaux, l'organe de l'instinct carnassier est moins développé, et par conséquent le crâne moins large, que chez le canard, qui mange à la fois des légumes et des grenouilles (2)? Je rapproche les têtes de ces deux volatiles, et je trouve que c'est précisément le contraire qui a lieu. Avance-t-il enfin que chez le lapin sauvage, qui poursuit le lièvre et le vainc, l'organe de la rixe ou du courage est plus proéminent que chez ce dernier (3)? Je compare et je vois encore que les rôles auraient dû être intervertis.

Mais ce n'est pas tout. Les dessins de Gall euxmêmes, ces dessins auxquels il renvoie avec tant de complaisance et avec un air si sûr d'eux et de lui, ces dessins représentent quelquefois tout le contraire, je ne dirai pas de ce qui est dans la nature, cela n'aurait plus rien d'extraordinaire, mais de ce

(1) *Sur les fonctions du cerveau*, t. V, p. 126.
(2) *Ibid.*, t. IV, p. 75.
(3) *Ibid.*, t. IV, p. 27.

qu'il leur demande pour sa preuve, et c'est peut-
être pour cela que M. Vimont les regarde comme
aussi défectueux qu'il trouve ceux des planches de
Spurzheim imaginaires (1). Mais malgré ce précieux
témoignage, peut-être encore aurait-on peine à me
croire, si je ne donnais quelques exemples de ce
mépris de toute vérité. Prenez les planches LXX et
LXXI de l'atlas de Gall, relatives à l'organe de l'instinct carnassier chez les oiseaux. Mesurez comparativement, suivant son diamètre transversal, et vis-à-
vis le siége de cet organe, le cerveau des oiseaux
frugivores et celui des oiseaux mangeurs de chair,
et vous trouverez que presque toujours, contrairement aux assertions du texte, c'est le premier qui a
le plus de largeur. Prenez encore, relativement au
même instinct, la planche XXXIII, qui représente,
figure 3, le cerveau du kanguroo, figure 4, celui du
lion, figure 5, celui du tigre. Les circonvolutions de
l'instinct carnassier, marquées 6 dans le cerveau du
tigre et dans celui du lion, manquent, dit Gall, dans
celui du kanguroo (2). Or, sur le cerveau des deux
premiers de ces animaux, il n'y a pas plus de circonvolutions marquées 6 que sur celui du kanguroo, lequel, du reste, est dans la nature tout aussi
développé en cet endroit que le cerveau du tigre
ou du lion. Voici un dernier échantillon de l'accord

(1) *Traité de phrénologie humaine et comparée*, t. II, p. 117,
191, 201.

(2) *Sur les fonctions du cerveau*, t. IV, p. 74.

des dessins de Gall avec ses affirmations. L'organe
de l'amour des petits, plus développé chez les animaux femelles, allonge, dit-il, et fait saillir à l'occiput l'extrémité postérieure des lobes cérébraux.
C'est ce qui a lieu, par exemple, chez les femelles
d'oiseaux, et cela surtout dans les espèces où le
mâle s'occupe peu des petits. Gall, dont ce sont là
les idées, engage à comparer à cet égard, d'après
les dessins de la planche LVII de son atlas, le crâne
de la poule, figure 2, avec celui du coq, figure 1, et
celui de la dinde, figure 4, avec celui du coq d'Inde,
figure 5. Or, je fais cette comparaison, et je trouve
qu'à l'opposé de ce qu'il avance, ce sont les crânes
du coq et du coq d'Inde qui sont le plus allongés en
arrière, et le plus saillants à l'endroit de l'organe
de l'amour de la progéniture. Le fait est de toute
évidence, et il semble que les dessins aient été exécutés de profil, pour donner un démenti plus formel
au texte.

Tout en me proposant de ne parler d'abord que
de l'organologie des petites espèces animales, dont
le cerveau manque de circonvolutions, j'ai été conduit à dire quelque chose de la phrénologie comparée considérée en général, et de la valeur des allégations de Gall dans cette partie de ses *découvertes*.
Mais il ne résulte pas moins de tout ce que je viens
d'avancer, ou plutôt il en résulte bien davantage,
que sa tentative de détermination d'organes distincts
sur le cerveau tout à fait lisse des oiseaux et des

petits mammifères est, pour ne rien dire de plus,
chose absolument illusoire, et que, de l'aveu même
d'un de ses plus illustres disciples, tous ses travaux
à cet égard doivent être regardés comme non ave-
nus. Il me reste à montrer maintenant, et ici M. Vimont ne sera peut-être pas tout à fait de mon avis,
qu'on doit porter le même jugement des travaux et
des déterminations de son maître, relativement aux
grandes espèces animales, jusques et y compris
l'homme lui-même, espèces animales chez lesquelles
le cerveau, de plus en plus volumineux, offre aussi
de plus en plus à sa surface ces replis désignés sous
le nom de circonvolutions, qui, malgré leur séparation incomplète, eussent semblé devoir se prêter
à des localisations moins douteuses.

On a cherché, de tout temps, à établir une certaine corrélation entre les circonvolutions cérébrales et les actes de l'intelligence. Cela remonte au
moins à Érasistrate, et la remarque ironique de
Galien (1), l'attaque plus sérieuse de Vésale (2),

(1) Porrò Erasistratus quod ipsa quidem epencranis (cerebel-
lum) cerebro magis variam habet compositionem rectè pronun-
ciat; quùm autem implexam (πολύπλοκόν) esse hanc in homi
nibus dicat quàm in aliis animalibus, et cum eà etiam cerebrum
proptereà quod homines mente ac ratiocinatione cætera animan-
tia superant, non ampliùs mihi videtur æquè rectè sentire, quùm
ipse certè etiam asini cerebrum habeant admodùm multis nexi-
bus implicatum ; quos oportebat, si morum spectes ruditatem ac
stuporem, cerebrum habere simplex omninò et sine ullo plexu ac
varietate. (*De usu part.*, VIII, 13.)

(2) Vésale blâme Galien de ne pas s'être prononcé plus nette-

n'ont pas empêché cette opinion de venir, après vingt siècles, servir de base à la phrénologie. Qu'est-ce qu'il y a donc d'intellectuel dans ce plissement d'une masse nerveuse ? Rien de plus, on doit bien le penser, que ce rapport tout empirique d'un plus grand développement de ses anfractuosités, ou, si l'on veut, de sa surface, à une plus grande somme d'intelligence. Si l'âne, comme le remarque Galien, a de belles circonvolutions cérébrales, l'homme en a de bien plus belles encore ; voilà, sans pénétrer plus avant, ce que plus tard répondait la science à Galien et à Vésale, et les recherches des modernes sur la structure et la forme de ces replis n'en ont pas appris davantage. Que les circonvolutions cérébrales soient constituées par des lamelles irrégulièrement assemblées, comme le prétendait Gennari (1) ; qu'elles résultent de l'accolement de deux plans fibreux se confondant à leur sommet, comme le voulaient Gall et Spurzheim (2) ; qu'elles soient

ment et plus sérieusement contre toute affectation psychologique des circonvolutions. Il pense que ces replis sont d'autant plus nombreux et les anfractuosités qui en résultent d'autant plus profondes, que la masse cérébrale est, absolument parlant, plus considérable, et que ces dernières n'ont d'autre usage que de rendre la nutrition du cerveau plus facile et plus active, en multipliant les rapports de la surface de cet organe avec les replis vasculaires de la pie-mère. (*De corporis humani fabricâ*, lib. VII, cap. IV.)

(1) *De peculiari structurâ cerebri*, Parmæ, 1782, p. 2, 4, 39, 40.

(2) *Anatomie et physiologie du système nerveux*, etc., édit. in-folio, t. 1, p. 209 et suiv.

composées, au dire de M. Serres, de deux nappes nerveuses, dont l'une, la plus extérieure, recouvre de ses flexuosités les plans transversaux de la plus profonde (1) ; que les lames qui forment ces replis soient au contraire parallèles au grand axe du cerveau, et se rendent, sans aucun intermédiaire, jusqu'à la couche corticale, comme l'établit Leuret (2), ou bien enfin qu'elles soient tout autre chose que cela, comme ne tarderont sûrement pas à le montrer des travaux de plus en plus modernes (3) et préten-

(1) *Anatomie comparée du cerveau*, t. II, p. 259 et suiv. — *Observations sur la structure lamellée du cerveau*, dans la *Gazette médicale de Paris*, 5 janvier 1835.

(2) *Lettre au président de l'Académie des sciences sur la structure du cerveau*, dans la *Gazette médicale de Paris*, 3 janv. 1835.

(3) M. Baillarger regarde comme la partie essentielle des circonvolutions leur partie corticale, et il distingue dans cette écorce six couches, alternativement grises et blanches. Cette disposition lui rappelle la pile galvanique et les idées de Rolando sur le cervelet, qui serait une pile. (*Recherches sur la structure de la couche corticale des circonvolutions du cerveau ; 1840-1845.*)

Suivant M. Gratiolet, les hémisphères cérébraux sont essentiellement composés de lames nerveuses superposées, formant deux grandes poches ou bourses, qui enveloppent chacune des moitiés du noyau de l'encéphale. Les circonvolutions ou plis cérébraux résultent des soulèvements partiels que font subir à ces bourses les expansions rayonnantes de l'axe cérébral. (*Mémoires sur les plis cérébraux de l'homme et des primates*, in-4, 1854.)

Je répéterai dans cette note ce que je dis ci-dessus dans le texte. Quels rapports ces nouveaux faits, quelque bien observés et bien rendus qu'ils puissent être, ont-ils et peuvent-ils avoir avec les facultés intellectuelles ou instinctives et leur exercice? Aucun rapport évidemment. Les anatomistes du cerveau ressemblent et

dant à une plus grande exactitude, on ne voit pas assurément ce que pourrait gagner à la vérité d'aucune de ces opinions la physiologie cérébrale considérée dans ses rapports avec la psychologie.

L'anatomie moderne, en même temps qu'elle interrogeait la structure des ciconvolutions, en suivait, avec non moins de soin, le développement dans la succession des espèces animales. Elle constatait, d'une manière générale, le rapport de ce développement au volume du cerveau et à la grandeur de l'animal chez lequel on l'examine, en même temps qu'au degré de son instinct ou de son intelligence. Elle reconnaissait, en d'autres termes, que les circonvolutions manquent ou sont peu développées chez les petits animaux et dans les petits cerveaux, et qu'elles acquièrent une proportion d'autant plus grande, se présentent en nombre d'autant plus considérable, que l'animal offre une plus grande masse, son cerveau un plus grand volume, enfin qu'il est plus intelligent. Mais elle reconnaissait bien davantage encore toutes les infractions qu'offre la série animale à cette triple loi d'un grand développement des circonvolutions pour un grand corps, un vaste cerveau et de plus riches facultés. Les faits particuliers qui constituent ces infractions sont devenus tel-

probablement ressembleront toujours, pour ce qui est des phénomènes de la pensée, aux cochers de fiacre de l'anatomiste Méry, qui promènent leurs haridelles dans les rues, sans savoir ce qui se passe dans les maisons. *(Note de la 2ᵉ édition.)*

lement vulgaires que les citer tous serait peine per-
due. C'est, par exemple, le chat, le furet, la roussette,
qui ont des circonvolutions cérébrales, et l'écureuil,
le lièvre et le castor qui n'en ont pas. C'est le
cochon, le mouton, l'âne, qui en ont de bien plus
belles et de bien plus nombreuses que celles du
chien, du loup, du lion. C'est enfin l'éléphant, dont
le cerveau est sillonné par des anfractuosités bien
plus multipliées et bien plus profondes que celles
du cerveau même de notre espèce. On voit que, grâce
aux travaux des modernes, la réplique de Galien à
Érasistrate peut s'appuyer de nouveaux faits. (1).

(1) Si la chose en valait désormais la peine, je dirais que depuis que ceci est écrit, des faits ou des observateurs nouveaux ont
continué de donner raison à Galien contre Erasistrate. C'est, par
exemple, M. Baillarger qui montre que le développement de l'intelligence, loin d'être en raison directe de l'étendue des surfaces
cérébrales, serait plutôt en raison inverse (a). C'est M. Camille
Dareste, qui croit avoir démontré que le développement des circonvolutions n'est point en rapport avec celui des facultés intellectuelles, mais qu'il suit uniquement le développement de la
taille (b). C'est M. Gratiolet, qui, dans ses observations sur le
Mémoire de M. Dareste, fait voir qu'il y a de graves et nombreuses
exceptions à la loi énoncée dans ce travail, mais qui reconnaît
en définitive que ce n'est que sous toutes réserves qu'il est possible d'établir quelque relation entre le développement des circonvolutions et celui de l'instinct ou de l'intelligence (c).

(a) *De l'étendue de la surface du cerveau et de ses rapports avec le dé-*
veloppement de l'intelligence, 1847.
(b) *Mémoire sur les circonvolutions du cerveau.* — Comptes rendus des
séances de l'Académie des sciences; 26 janvier 1852, t. XXXIV, p. 129.
(c) *Observations* sur le précédent travail de M. Dareste. — Comptes rendus du 9 février et du 5 avril 1852, t. XXXIV, p. 205 et 542. — Revue et
magasin de zoologie, mars 1852.   (*Note de la deuxième édition.*)

Toutefois, malgré ces faits et cette réplique, les circonvolutions, considérées en masse, pouvaient, jusqu'à plus ample informé, garder quelque chose de leur vieux et empirique renom d'intellectualité. Mais la phrénologie a entendu la question autrement. Prenant ces circonvolutions au détail, elle a prétendu faire de chacune d'elles l'organe distinct d'une faculté. Elle a cru se retrancher ainsi dans une position inexpugnable, et si elle en est quelquefois sortie, pour aller inscrire des organes sur le cerveau sans circonvolutions des petites espèces animales, c'est, comme je l'ai dit, par une nécessité de son principe, dont elle se serait fort bien passée, et qui lui a causé bien des embarras. Mais il n'y avait pas plus lieu à une telle localisation psychologique dans le premier cas que dans l'autre, et les cerveaux qui ont des circonvolutions ne sont pas moins impropres que ceux qui en sont dépourvus, à se subdiviser en organes.

Si le cerveau, dans les deux côtés de sa surface, était découpé en saillies, qui, par la constance de leur nombre, rappelassent d'assez près sous ce double rapport les organes de la vie de relation, les yeux, les oreilles, les doigts, certains esprits que n'effraie aucune sorte d'empirisme pourraient se croire autorisés à regarder ces saillies de la partie de l'encéphale plus spécialement liée aux manifestations morales et intellectuelles, comme affectées, dans leur distinction, à des facultés également distinctes. Mais un pareil état de constance est loin d'être celui des circonvolutions cérébrales. De toute antiquité, au contraire, l'irrégularité de ces replis passe pour une sorte d'axiome anatomique et l'on n'avait rien trouvé de plus propre à la consacrer que d'assimiler, sous ce rapport, les circonvolutions cérébrales aux circonvolutions intestinales, dont la forme et le nombre peuvent varier à l'infini, au moindre mouvement de leur tunique musculaire, ou de leur enveloppe abdominale (1). C'était une chose presque honteuse pour l'anatomie que cet état d'incertitude sur les formes extérieures du prince des organes. L'anatomie se piqua d'honneur ; de sérieux travaux furent entrepris pour déterminer, dans les animaux et dans l'homme (2), la forme et le nombre des circonvolutions cérébrales ; et mon avis est que, malgré toute la valeur de ces travaux et le mérite de leurs auteurs, la vieille comparaison des

(1) Vésale trouve *très-élégante* cette comparaison, qu'on attribue à Erasistrate : « Cæterùm gyri ac revolutiones cerebri, quas tenuium intestinorum anfractibus *elegantissimè* Erasistratus assimilavit, per universam cerebri superficiem undique càdem frequentià habentur. » (*De corporis humani fabricâ*, lib. VII, cap. IV.)

(2) Tiedemann, *Icones cerebri simiarum et quorumdam mammalium rariorum*, in-folio, Heidelbergæ, 1821. — Rolando, *Della struttura degli emisferi cerebrali*, dans *Memorie della reale Academia delle scienze di Torino*, t. XXXV, 1831. — Cruveilhier, *Anatomie descriptive*, t. IV, p. 658 et suiv. — Leuret, *Anatomie comparée du système nerveux*, t. I, 1839, p. 357 et suiv. — Foville, *Traité complet de l'anatomie, de la physiologie et de la pathologie du système nerveux cérébro-spinal*, 3 vol. in-8, atlas, t. I, 1843, p. 185 et suiv.

écoles, appliquée au cerveau de l'espèce humaine
et de quelques espèces animales voisines d'elle par
le nombre et la hauteur de leurs circonvolutions,
n'a pas perdu toute sa vérité.

Il est assurément hors de doute, et c'est là ce que
font déjà bien voir les planches de l'ouvrage de Tiedemann, mais ce qu'ont surtout démontré les recherches de Leuret; il est hors de doute qu'on peut,
à la disposition et au nombre des circonvolutions
d'un cerveau, autant qu'à sa forme générale, reconnaître de quelle famille, de quel genre, souvent
même de quelle espèce fait partie l'animal auquel il
appartient. Il est également incontestable que, dans
certains animaux qui ne sont pourtant pas très-bas
placés dans l'échelle et qui ne sont pas non plus
d'une petite taille, les chiens, par exemple, et les
renards, les circonvolutions cérébrales sont en si
petit nombre et offrent un tel degré de simplicité,
que la détermination en est très-facile, et qu'on peut
les faire servir de type ou de point de repère pour
l'étude des circonvolutions de plus en plus nombreuses du cerveau des espèces animales supérieures. Rien ne s'oppose, en conséquence, à ce qu'on
ne cherche, dans ce but, à retrouver, dans les circonvolutions plus nombreuses et plus composées
des grandes espèces, l'analogue à la fois et l'amplia-
tion des circonvolutions élémentaires des petites;
rien ne s'oppose à ce qu'on ne réunisse les premières en groupes, qui, sous le rapport du nombre

4.

et de la direction générale, puissent être considérés, jusqu'à un certain point, comme représentant les circonvolutions réellement distinctes et en si petit nombre, des loups, des chiens et des renards. On aura ainsi établi un rapprochement utile, mais non point exprimé une similitude, et l'on n'obtiendrait pas un meilleur résultat en réunissant systématiquement quinze ou vingt circonvolutions en une seule, à laquelle seule aussi on conserverait ce nom. Les choses reparaîtraient sous les mots, et avec elles une indétermination d'autant plus grande que l'analogie aurait été plus forcée. Voilà le cerveau du renard, ce cerveau que Leuret a pris pour type, le voilà avec ses six circonvolutions radicales et qu'on peut accepter comme telles. Voici, à côté de lui, le cerveau du phoque et celui du dauphin, avec leurs anfractuosités si nombreuses, si profondes, si distinctes. Combien croyez-vous que, suivant Leuret, il y ait de circonvolutions dans l'un et dans l'autre? Dans celui du phoque trois, dans celui du dauphin cinq, dans l'un et l'autre moins que dans celui du renard. Voici maintenant le cerveau de l'éléphant, le cerveau à la fois le plus gros et le plus profondément comme le plus abondamment plissé. Combien, d'après Leuret encore, offre-t-il de circonvolutions! Autant et pas plus que le cerveau du renard, si ce n'est pourtant que ces circonvolutions, dont la direction est également longitudinale, sont surmontées par deux circonvolutions supérieures et transversales.

qui ont l'air de les partager en trois circonvolutions antérieures et en trois circonvolutions postérieures, mais qui, en réalité, ne font que s'y ajouter, et ne changent rien au nombre et à la direction de ces circonvolutions fondamentales. Il est vrai que dans les trois animaux que j'ai pris pour exemple, le phoque, le dauphin et l'éléphant, chacune de leurs trois, ou de leurs cinq, ou de leurs six circonvolutions, est bien loin d'être nettement séparée de sa voisine, comme le sont l'une de l'autre les circonvolutions du cerveau du renard. Elles communiquent, au contraire, les unes avec les autres, pour me servir des expressions de Leuret, par des embranchements, des *diverticulum*, des échanges, qui ne permettent en aucune façon de suivre, dans l'étendue de plus d'un ou deux pouces, l'anfractuosité qui devrait les séparer. Il est vrai encore que chacune de ces circonvolutions se divise et se subdivise en circonvolutions secondaires et tertiaires, aussi larges et aussi hautes que la circonvolution qui leur donne naissance. Or, du mélange de ces divisions secondaires et tertiaires, de ces communications, de ces embranchements, de ces *diverticulum*, résulte précisément, sur le cerveau surtout de l'éléphant, dans les reliefs et les sillons de sa surface, cette irrégularité qui est dans la nature des choses, et qu'aucun changement dans les mots ne pourra faire disparaître. Dire, avec Leuret, qu'elle n'est pas plus grande que celle qui existe d'un individu à un autre, ou d'un membre d'un même individu à son autre membre, dans la distribution du système artériel, c'est avouer qu'elle est très-grande ; et puisque j'en suis sur cette comparaison, j'ajouterai qu'on aurait tort, pour réduire le nombre des circonvolutions cérébrales dans les grands animaux et en faciliter la description, de les faire naître les unes des autres, les secondaires et les tertiaires des principales ou prétendues telles, comme les artères et les veines naissent les unes des autres, les moyennes des grosses, les petites des moyennes, et ainsi de suite. Dans ce dernier cas, il y a une succession, une dépendance, qui autorisent ce langage, succession et dépendance qui ont leur raison dans le cours du sang, dans sa transmission des gros vaisseaux aux petits dans la circulation artérielle, et des petits aux gros dans la circulation veineuse. Mais dans les circonvolutions cérébrales, indépendamment de ce qu'il n'existe aucune raison actuelle d'une pareille dépendance, il y a, la plupart du temps, entre celles qu'on voudrait appeler principales et celles qu'on regarderait comme secondaires, une égalité de volume à peu près parfaite, de même qu'elles sont le plus souvent aussi séparées les unes des autres par des anfractuosités d'une égale profondeur.

Si malgré les efforts les plus recommandables pour ramener à un même type et pour classer dans des groupes analogues les circonvolutions du cerveau des animaux, il n'est pas même possible de pallier

l'irrégularité radicale de leurs détails, on doit bien
s'attendre que cette impossibilité deviendra bien
plus grande encore quand il s'agira du cerveau de
notre espèce.

Rolando est le premier anatomiste qui ait cherché
à ramener à des déterminations exactes les circonvolutions du cerveau de l'homme, et qui, dans de
certaines limites, l'ait fait avec quelque succès. Dans
un ouvrage considérable, qui n'a pas encore paru
tout entier, M. Foville a repris cette tâche en sous-
œuvre, et personne plus que lui n'était à même de
l'accomplir. Cet anatomiste divise toute la surface
des hémisphères en plusieurs zones, comprises entre
trois circonvolutions d'enceinte, dont l'une con-
tourne tout le corps calleux, dont la seconde forme
la lèvre supérieure de la scissure de Sylvius, dont la
troisième enfin, et la plus étendue, suit toute la convexité des hémisphères au niveau de leur grande
scissure. Circonvolutions fondamentales, ou lignes
fictives, ce sont là, dans tous les cas, trois limites
bien déterminées des trois faces de l'extérieur du
cerveau, et qu'on peut accepter comme telles. Or,
c'est entre ces trois circonvolutions que sont comprises toutes les circonvolutions que M. Foville appelle de troisième et de quatrième ordre, circonvolutions véritables, de plus en plus individuelles, et
qui, sans parler des circonvolutions à demi cachées
de l'*insula*, serpentent et se replient à la face interne
des hémisphères, à leur face orbitaire, enfin et plus

particulièrement sur leur convexité. Dans ces trois
parties du champ des circonvolutions de troisième et
de quatrième ordre, de longues circonvolutions, de
grandes traverses fondamentales, offrent un certain
caractère de permanence, quoiqu'elles puissent encore varier beaucoup, et cela jusque dans leur nombre, qui est de cinq à neuf, par exemple, à la face
interne de l'hémisphère, et de trois à quatre à sa
face externe. Mais dans le détail de ces circonvolutions, dans leurs replis, leurs sinuosités, leurs embranchements, leurs circonvolutions secondaires, il
n'y a plus ou presque plus aucune fixité, aucune ré-
gularité, même d'un hémisphère à l'autre. C'est là
un fait que M. Foville reconnaît, établit nettement,
et pour lequel il renvoie à l'examen comparatif des
différentes figures des planches de son ouvrage. Or,
ce sont précisément ces replis, ces sinuosités, ces
embranchements, ces subdivisions des circonvolutions principales de troisième et de quatrième ordre,
qui forment ce qu'on est habitué à regarder comme
les circonvolutions cérébrales par excellence. Ce
sont, dans tous les cas, ces replis qui forment exclusivement les circonvolutions phrénologiques, celles
sur lesquelles Gall et ses successeurs ont inscrit les
organes de leur système, et qui ne sont pas encore
assez nombreuses, surtout aux parties antérieures
du cerveau, pour cette grave destination.

Pour se convaincre du défaut de similitude des
circonvolutions cérébrales, ou, si l'on veut, de leurs

sinuosités, chez l'homme, dans le même hémisphère
de deux cerveaux différents, ou dans les deux hémisphères du même cerveau, il suffirait d'examiner
avec quelque attention les planches très-exactes,
dans lesquelles MM. Cruveilhier (1), Leuret (2),
Longet (3), Foville (4), ont fait représenter des cerveaux humains. Mais qu'on fasse mieux, qu'on se re-
porte à la nature, qu'on mette les deux hémisphères
l'un près de l'autre, et qu'on les examine par comparaison. Assurément on remarquera bien, tout d'a-
bord, une certaine disposition générale des circonvolutions et des anfractuosités, commune à l'un et
à l'autre. On verra sur chacun d'eux, par exemple,
qu'à la partie antérieure et à la partie postérieure de
sa convexité, les sillons, et par conséquent les reliefs, affectent une forme plus particulièrement horizontale, quoique encore fort interrompue et fort
tremblée, tandis qu'à la partie moyenne, ces sillons
et ces reliefs offrent, mais d'une manière encore
plus irrégulière, une direction plus oblique de haut
en bas et de dedans en dehors. Çà et là encore, une
circonvolution d'une partie déterminée de cette surface dans l'un des hémisphères rappellera quelque

(1) *Anatomie du système nerveux de l'homme*, Paris, 1838,
1re livraison.
(2) *Ouvrage cité*, pl. xvi
(3) *Anatomie et physiologie du système nerveux*, Paris, 1843,
t. I, pl. iii et iv.
(4) *Ouvrage cité*, pl. vi, vii, viii, ix, x, xi.

circonvolution de la même partie dans l'autre. Mais qu'on entre plus avant et plus exactement dans le détail des circonvolutions, qu'on les examine dans chacun d'eux à partir de la ligne médiane ; on n'aura pas besoin de les parcourir tout entiers pour se convaincre du défaut de similitude de ces replis de leur surface. Là où, dans l'un, une circonvolution se recourbe en avant, dans l'autre un repli analogue continue sa marche en dehors, ou se perd dans une anfractuosité ; là où, dans le premier hémisphère, se creuse nettement un vaste sillon, dans le second, se rencontre à peine une dépression légère, ou s'élève une circonvolution magnifique ; à l'endroit où dans l'un des hémisphères s'élargit une circonvolution, celle qui dans l'autre semble la représenter s'étrangle, ou s'allonge en une sorte de cap. Dans le premier hémisphère vous serez parvenu, je le suppose, à trouver une circonvolution bien séparée de ses voisines par plusieurs anfractuosités profondes : dans l'autre vous croirez avoir rencontré une forme et une délimitation à la rigueur équivalentes ; mais cherchez dans le fond d'une des anfractuosités, vous verrez la circonvolution, qui dans le premier hémisphère se termine là fort nettement, ne subir ici qu'une dépression légère, qui ne la distingue réellement pas de la circonvolution voisine. Je n'ai pas l'intention, comme on le sent bien, de parcourir sous ces divers rapports toute la série de différences que j'ai pourtant actuellement sous les yeux. Les nier n'est pas chose possible ; mais je devais au moins les rappeler (1).

Il existe sur cette indétermination naturelle des circonvolutions cérébrables dans les animaux supérieurs et surtout dans l'homme, et sur sa corrélation avec l'indétermination des facultés de notre espèce, un passage intéressant de Willis, dont les assertions ne sont pas toutes exactes, ni les inductions toutes rigoureuses, mais qui mérite pourtant d'être cité. « Les circonvolutions du cerveau, dit ce vieil « et excellent anatomiste, sont beaucoup plus nom- « breuses et beaucoup plus considérables dans « l'homme que dans tout autre animal, à raison de « la diversité et de la multiplicité des actes de fa-

______

(1) Je veux pourtant indiquer encore un moyen de constater l'irrégularité des circonvolutions cérébrales. Ce moyen, recommandé par M. Cruveilhier (a), et dont on retrouve l'indication dans Tarin (b) et dans Vicq-d'Azyr (c), consiste à diviser successivement au même point et par des coupes perpendiculaires les deux hémisphères cérébraux qu'on veut comparer. Que l'on examine les détails de la courbe irrégulière et plusieurs fois rentrée vers son centre, qui limite chacune des surfaces de section : à chaque nouvelle division on verra varier, non-seulement d'un hémisphère à l'autre, mais encore dans le même hémisphère, le nombre et la profondeur des anfractuosités, et par conséquent la forme, le nombre et l'étendue des circonvolutions, de celles qui méritent le mieux le nom de principales, comme de leurs replis secondaires.

(a) *Anatomie descriptive*, t. IV, p. 660. — *Anatomie du système nerveux de l'homme*, 1re livraison, pl. II.
(b) *Adversaria anatomica*, in-4. Paris, 1750, pl. III et XIII.
(c) *Traité d'anatomie et de physiologie*, in-folio. Paris, 1786, pl. IV, IX, x, xi etc.

« cultés supérieures. Ces circonvolutions offrent,
« dans leurs variétés, des dispositions changeantes
« et comme fortuites, afin que les manifestations des
« facultés soient libres, variables, et non point né-
« cessairement déterminées. Les circonvolutions,
« dans les quadrupèdes, sont en beaucoup plus petit
« nombre, et dans quelques-uns, tels que le chat,
« elles offrent une configuration et des rapports
« toujours les mêmes. C'est pourquoi ces animaux
« n'ont guère d'attention et de mémoire que ce qu'en
« nécessitent les instincts et les besoins naturels.
« Dans les tout petits quadrupèdes, de même que
« dans les oiseaux et les poissons, la surface du cer-
« veau est lisse, égale et absolument dépourvue de
« circonvolutions et d'anfractuosités ; ce qui fait que
« ces espèces animales ne comprennent ou n'ap-
« prennent par imitation que très-peu de choses,
« et des choses pour ainsi dire d'un seul genre (1). »

(1) Plicæ seu convolutiones cerebri longè plures ac majores in
homine sunt quàm in quovis alio animali, nempè propter varios
et multiplices facultatum superiorum actus ; incertâ autem et
quasi fortuitâ serie variegantur, ut fonctionis animalis exercitia
sint libera et mutabilia, nec ad unum determinata. Gyri isti in
quadrupedibus pauciores sunt, ac in quibusdam, uti *fele*, sub
certâ figurâ et diataxe reperiuntur ; quare hæc bruta vix alia
quam quæ naturæ instinctus et exigentiæ suggerunt meditantur
aut reminiscuntur. In quadrupedibus minoribus, item in volucri-
bus et piscibus, cerebri superficies plana et æqualis gyris et anfractibus omninò caret : quare hujus modi animalia res pauciores,
easque unius ferè tantùm generis comprehendunt aut imitatione
addiscunt : utpotè quibus cellulæ distinctæ et ab invicem partitæ

La méditation de ce passage, et plus encore l'observation des faits dont Willis l'a cru l'expression, auraient dû empêcher Gall de placer dans des parties aussi peu distinctes les unes des autres, aussi peu déterminées, en un mot, que les circonvolutions cérébrales, le siége d'organes distincts et déterminés. Rappelez-vous tout ce que je viens de dire sur leur manque naturel de délimitation, sur leur défaut de symétrie d'un cerveau humain à un autre, ou d'un hémisphère d'un même cerveau à l'hémisphère opposé ; de plus, ne perdez pas de vue qu'elles ne sont que la terminaison, la surface, d'une masse nerveuse partout continue, et dans laquelle, à l'endroit d'où elles naissent, il n'est pas possible de constater la moindre séparation en faisceaux distincts, et affectés à tels ou tels de leurs replis, et vous resterez persuadé, je m'assure, qu'il est en principe impossible d'opérer de telles localisations, aussi bien que de les reconnaître à travers les parois de la boîte osseuse qui est censée les recouvrir (1).

desunt, in quibus diversæ rerum species ac ideo seorsim asserventur. (*Cerebri anatome*, cap. x, p. 125. Lond., in-4, 1664.)

(1) « On ne connaît rien de la structure intime du cerveau, et l'on ose y tracer des circonscriptions, des cercles, des limites. La face externe du crâne ne représente pas la surface du cerveau, on le sait, et on l'on inscrit sur cette face externe vingt-sept noms; chacun de ces noms est inscrit dans un petit cercle, et chaque petit cercle répond à une faculté précise! Et il se trouve des gens qui, sous ces noms inscrits par Gall, s'imaginent qu'il y a autre chose que des noms!

« Ceux qui, voyant le succès de la doctrine de Gall, en con-

Pour achever de vous convaincre de cette impossibilité, prenez un de ces cerveaux en plâtre que la
phrénologie a moulés d'après nature, ou modelés au
gré de son imagination et pour les besoins de son
négoce. Suivez sur ce plâtre la topographie organologique qu'elle a tracée de ses circonvolutions.
Voyez les prétendus organes n'ayant, la plupart du
temps, d'autres limites que les traits d'encre rouge
ou noire où les a enfermés la main du manœuvre.
Voyez-les, sur les deux hémisphères du même cerveau, varier dans leur forme, leur étendue, et même
dans le nombre des replis attribués à chacun d'eux.
Mais prenez surtout un cerveau dont un des hémisphères ait reçu la carte de Gall, et l'autre celle de
Spurzheim. Voyez, sur l'hémisphère où est inscrite
cette dernière, quelques-uns des organes ancienne-
ment établis par le maître, au voisinage l'un de
l'autre, s'écarter pour recevoir un nouveau venu de
la façon du disciple, ou se cotiser pour le pourvoir ;
voyez alors les lignes coloriées qui les limitent se
resserrer, en modifiant leurs bizarres figures ; et
si vous n'êtes pas convaincu à l'instant même de
toute l'impossibilité matérielle d'un cadastre aussi
extravagant, si vous n'êtes pas pris d'une pitié profonde, je ne dis pas pour les deux ingénieurs qui en

cluent que cette doctrine repose donc sur quelque base solide,
connaissent bien peu les hommes! Gall les connaissait mieux. Il
les étudiait à sa manière, mais il les étudiait beaucoup.» (P. Flourens, *Examen de la phrénologie*, 1 vol. in-12. Paris, 1842, p. 72.)

ont eu la première idée, mais pour les malheureux arpenteurs qui se sont imposé la tâche de le continuer et de le parfaire, c'est que vous étiez digne vous-même d'y tenir la chaînette et d'y chiffrer des triangulations.

CHAPITRE TROISIEME.

L'organologie phrénologique n'est pas vraie, c'est-à-dire que les faits sur lesquels Gall prétendait l'avoir établie sont ou faux ou controuvés.

C'est pourtant cette science impossible de l'organologie cranioscopique qui a valu à Gall sa grande renommée, et qui, aux yeux de beaucoup de gens, n'a pas encore cessé de passer pour réelle. Quelles preuves Gall a-t-il donc données de l'existence d'une impossibilité ? C'est une question dont l'examen n'est pas moins curieux que celui de cette impossibilité elle-même. On s'y convaincra de tout ce que peuvent sur des esprits même de quelque valeur, des affirmations tranchantes, des histoires non moins hardies, répétées dans de nombreux volumes, un atlas destiné à les rappeler au yeux, des considérations générales s'interposant à dessein au milieu des faits particuliers, pour les faire perdre de vue ou en voiler la faiblesse, et n'ayant, la plupart du temps, avec eux aucun rapport. Mais qu'on laisse de côté tout cet attirail d'inutilité et d'une habileté maladroite, qu'on aille aux faits eux-mêmes, rien qu'à eux, qu'on les compte et qu'on les pèse, et l'on sera surpris de voir combien est considérable encore le nombre des hommes qui regardent sans voir, et se prononcent sans examiner.

Quand donc on s'adresse aux faits sur lesquels Gall a appuyé son système organologique, et dont il a fait tant de bruit, on éprouve d'abord une sorte d'incertitude, de malaise, dont on ne se rend pas bien compte. Leur nombre, leur diversité de nature, leur mélange plongent l'esprit dans une sorte de confusion qui n'est pas en faveur du système, mais qui pourtant fait hésiter sur le jugement à en porter. Mais bientôt cette confusion se dissipe, la lumière se fait, on ne tarde pas à pénétrer l'artifice de la *démonstration,* et l'on voit les faits qui y concourent se diviser d'eux-mêmes en deux catégories, dont l'une est de beaucoup la plus nombreuse. Celle-ci se compose de faits n'ayant aucun caractère scientifique, ou pour lesquels tout contrôle est impossible ; de faits qui, nulle part et par personne, ne seraient acceptés comme preuves, et qui surtout n'auraient pas dû se présenter avec ce caractère, quand il s'agissait d'établir un système aussi merveilleux que l'était la cranioscopie (1). Ces faits sont d'abord ceux

(1) « Nous devons le déclarer à l'avance, les prétendus *historiques* donnés par Gall ne contiendront pas de *faits* pour la plupart ; le plus souvent, il n'aura pardevers lui que des historiettes, des anecdotes, à ce point que nous serons parfois honteux de les citer. » (M. Dubois d'Amiens, *Examen de la doctrine de Gall,* Paris, 1842, p. 222.)

que Gall a pris de la statuaire et de la peinture antiques et modernes, appliquées à la représentation,
je ne dirai pas de la tête, mais du crâne des hommes
célèbres dans le bien ou dans le mal, dans les arts,
les sciences, les lettres, la politique, la charité, la
guerre ; ce sont ensuite ceux qu'il a demandés à ce
qu'il a appelé la mimique et la pathognomonique
des facultés, ceux qu'il dit avoir recueillis, durant
le cours de ses voyages, dans les prisons, les hospices, les écoles, les salons de l'Allemagne et de la
Hollande ; ce sont enfin les histoires qu'il a datées
de Vienne, de Berlin, de Francfort, de Munich, de
Leipsick, d'Amsterdam, puis celles que Paris lui a
fournies plus tard, et dont il ne s'est pas non plus
fait faute. Il me faut éliminer d'abord toute cette
catégorie de faits inadmissibles, et je commencerai
par ceux qu'ont fournis à Gall la statuaire et la peinture, appliquées à la reproduction des traits des
hommes célèbres de tous les temps et de tous les
pays.

« Nous ne possédons jusqu'ici que très-peu de
« bustes fidèles. Lorsque l'artiste compose, il lui est
« permis d'obéir exclusivement aux règles de l'art ;
« mais, lorsqu'il est chargé de transmettre à la pos-
« térité le portrait d'hommes qui ont vécu, il a l'o-
« bligation de copier servilement la nature ; dans ce
« cas, vouloir idéaliser son modèle, c'est défigurer
« la nature. Mais, malheureusement, les artistes, au
« lieu de rendre hommage à la vérité, se laissent

« subjuguer encore par les règles imaginaires de
« l'art et par les prétendues lois du beau. Ils sont
« trop fiers pour mouler les têtes et pour exécuter
« simplement ce masque; et cependant, il est certain
« que tant qu'ils ne voudront pas se résoudre à ce
« parti, nous n'aurons que des imitations imparfaites
« ou fausses; et deux bustes du même homme, sortis
« des mains de deux artistes différents, différeront
« toujours. Je vois même que les plus grands ar-
« tistes, peintres, dessinateurs et sculpteurs, lors-
« qu'ils rencontrent des formes peu ordinaires, et
« qui leur paraissent choquantes, les regardent
« comme des défauts, comme des erreurs de la na-
« ture, et croient devoir alors modifier les propor-
« tions. Et cependant, d'ordinaire, ces formes inso-
« lites, et qui offensent l'œil, sont précisément
« l'expression du caractère moral et intellectuel (1). »

Le passage qu'on vient de lire est extrait du livre
de Gall, et le même écrivain qui avoue que *deux
bustes du même homme, sortis des mains de deux artistes différents, différeront toujours ;* qui accuse *les
plus grands artistes, peintres, dessinateurs et sculpteurs,
lorsqu'ils sont chargés de transmettre à la postérité le
portrait d'hommes qui ont vécu, d'idéaliser leur modèle,
de défigurer la nature ;* qui leur reproche, *lorsqu'ils
rencontrent des formes peu ordinaires, qui leur paraissent choquantes,* de les *regarder comme des défauts,
comme des erreurs de la nature, et* d'en *modifier les pro-*

____

(1) *Sur les fonctions du cerveau,* t. III, p. 188, 189.

5.

portions ; c'est ce même écrivain qui a employé cent pages peut-être de son livre à transcrire les noms de tous les personnages célèbres, dans l'antiquité et dans les temps modernes, chez les païens et chez les chrétiens, depuis Homère jusqu'à Delille, depuis Confucius jusqu'à Lamennais, dont les bustes ou les portraits sont, suivant lui, une preuve démonstrative de la vérité de l'organologie ! Y eut-il jamais contradiction plus manifeste, et à quelle espèce de lecteurs Gall adressait-il son ouvrage ? Comment a-t-il pu, se donnant à lui-même un démenti aussi formel, chercher une confirmation de ses idées dans des faits qu'il avait condamnés à l'avance, et dont l'inanité saute aux yeux ?

Eh quoi ! *deux bustes,* ce ne sont pas seulement deux portraits peints, *deux bustes du même homme, exécutés par deux artistes différents, différeront toujours,* c'est-à-dire qu'un des deux au moins s'éloignera de la ressemblance ; et vous allez conclure des formes de cette image infidèle à celles mêmes du modèle, et les prendre pour base de vos inductions organologiques sur le caractère de ce dernier ! Vous dites que les artistes, peintres, dessinateurs et sculpteurs, *lorsqu'ils sont chargés de transmettre à la postérité le portrait d'hommes qui ont vécu, idéalisent leur modèle et défigurent la nature ;* et c'est sur ce *modèle idéalisé,* c'est sur cette *nature défigurée* que vous ne craignez pas d'appuyer vos déterminations phrénologiques ! Vous ajoutez que lorsque, dans cette représentation. des traits des grands hommes, ces mêmes artistes rencontrent des formes *peu ordinaires*, qui leur paraissent *choquantes*, ils les *regardent comme des défauts*, comme des *erreurs de la nature*, et *en modifient les proportions* ; et c'est dans ces portraits et ces bustes, d'où l'artiste, vous le confessez, a fait disparaître les *formes peu ordinaires*, occasionnées, d'après vos idées, par le développement considérable de certains organes dans des hommes également peu ordinaires, c'est, dis-je, dans ces portraits et ces bustes que vous cherchez et que vous trouvez invariablement et ces formes et ces organes, qui pourtant, de votre propre aveu, ne sauraient plus y exister ! Et à quels bustes, à quels portraits allez-vous demander ces formes et ces organes dont vous-même vous les avez dépouillés ? Est-ce à des bustes et à des portraits authentiques, exécutés récemment, ou datant au plus de deux ou trois siècles, et signés de mains dont la célébrité soit au moins une garantie de quelque exactitude ? Non, un champ aussi restreint ne suffit point au charlatanisme de vos démonstrations. Votre cranioscopie rétrospective s'étend à tous les temps, à tous les lieux, comme à toutes les gloires, et cet exemple a porté ses fruits. Votre plus célèbre disciple, Broussais, a trouvé l'organe du merveilleux sur des portraits de *Moïse* et de *saint Antoine* (1) ! Le portrait de Moïse ! On croit rêver !

(1) *Cours de phrénologie,* professé à la Faculté de médecine de Paris, 1 vol. in-8. Paris, 1836, p. 389, 390.

Mais revenons à Gall, qui a presque remonté aussi
haut.

« C'est surtout, dit-il, la forme de la tête d'Homère
« qui doit frapper tout le monde ; la partie supé-
« rieure latérale forme deux bourrelets extrêmement
« saillants. Je n'ignore pas que quelques savants
« élèvent des doutes sur l'authenticité de ce buste,
« et le regardent comme idéal. Mais que ce soit une
« composition idéale, ou un portrait, l'existence de
« ces bourrelets n'en est pas moins un phénomène
« très-remarquable. Pourquoi aurait-on donné pré-
« cisément cette forme à la tête du père de la poésie,
« si cette tête n'était pas réellement le portrait de
« l'auteur de l'Iliade ? Si le buste d'Homère est idéal,
« comment l'artiste a-t-il pu deviner la forme qui
« de tant d'innombrables conformations qu'offre la
« nature est la seule vraie ? A-t-il choisi le poëte le
« plus distingué de son temps pour modèle de son
« buste de l'auteur de l'Iliade ? Dans ce cas, les ob-
« servations de l'artiste serviraient de confirmation
« à mes découvertes (1). »

Le lecteur ne pressent-il pas tout ce qu'il y aurait
à dire sur ce passage ? Je ne veux pas objecter à Gall
que le buste que nous avons d'Homère pourrait bien
n'être que celui d'un mythe. Je ne crois pas que la
théorie qui tendrait à le faire croire soit dans ce cas
particulier plus vraie que d'une manière générale ne

____

(1) *Sur les fonctions du cerveau*, t. V, p. 251.

l'est la cranioscopie. Puisqu'il y a une Iliade et une Odyssée, il y a eu un Homère, et à mon avis il n'y en a eu qu'un. Mais il ne suit assurément pas de là qu'on ait le buste du grand poëte, j'entends son buste exécuté d'après nature, et je ne ferai à personne l'injure de le croire assez étranger à l'histoire de l'art pour lui rappeler que cela n'est pas possible (1). Gall lui-même n'eût pas dû mettre la chose en question. Le buste qui·porte le nom d'Homère est donc un de ces *bustes de fantaisie*, une de ces *imitations imparfaites ou fausses*, où *l'artiste* a pu tout à son aise *idéaliser son modèle*, en *faire disparaître les formes peu ordinaires, choquantes*, comme des *défauts, des erreurs de la nature*. Quant à ces bourrelets dont parle Gall, je n'ai pas besoin de dire au lecteur qu'il les chercherait en vain sur le buste du divin aveugle (2) ; et si quelque poëte contemporain de l'artiste,

(1) « On a fait entrer dans l'histoire de l'art des têtes qui ont toujours été connues pour être de convention, telles que celles d'Homère, de Lycurgue, de Romulus, de Numa et de tant d'autres, qui appartiennent à des époques où, en Grèce et à Rome, les arts, à peine dans l'enfance, eussent été hors d'état de tracer un portrait avec quelque exactitude, et où depuis ils n'ont pu être reproduits d'après des traditions que de la manière la plus incertaine. Nous n'avons de ces anciens temps de la Grèce et de Rome aucun ouvrage qui pût autoriser, d'après la manière dont ils sont exécutés, à regarder ces têtes comme de véritables portraits. » (M. de Clarac, *Musée de sculpture antique et moderne*, etc. Paris, 1841, t. I, Introd., p. 36.)

(2) Dans le buste le plus connu que nous ayons d'Homère, on remarque à la partie antérieure et inférieure de la tempe une sorte de saillie qui pourrait être attribuée ou à un plissement

et son modèle pour ce buste, eût offert, même de loin, une conformation aussi hétéroclite, l'artiste assurément l'eût fait disparaître, d'après les principes mêmes posés par Gall. Ce dernier, en se demandant comment, si le buste d'Homère est idéal, le sculpteur à qui on le doit a pu, en modelant le front du prince des poëtes, y deviner l'organe de la poésie, ne fait donc qu'ajouter à une contradiction une de ces naïvetés incroyables, si l'on n'aime mieux les regarder comme calculées, dont est remplie la partie organologique de son ouvrage.

Insisterai-je davantage sur ce sujet ? Ferai-je remarquer que, pour ce qui est des bustes antiques, ce n'est pas seulement sur l'authenticité de celui d'Homère qu'on peut élever les doutes les plus légitimes, mais qu'on ne sait pas, la plupart du temps, à quels artistes on les doit, à quelle époque ils ont été exécutés, s'ils l'ont été ou s'ils ont pu l'être d'après nature ? Dirai-je qu'il y en a un grand nombre qu'on a regardés comme représentant tantôt un personnage, tantôt un autre, aujourd'hui un philosophe, demain un homme d'État ou un guerrier, une autre

général évident de la moitié inférieure du front, ou à quelque négligence de l'artiste à dégager la tempe des masses de cheveux qui retombent sur elle. Si l'on voulait donner à cette saillie une valeur phrénologique, il faudrait l'attribuer, non pas à l'organe de la poésie, mais à ceux du vol et de la mécanique, dont elle recouvre maintenant le siége. Homère, de ce point de vue, aurait dû être, non le plus grand poëte de l'antiquité, mais son voleur le plus habile.

fois même un demi-Dieu ou un Dieu ? Donnerai-je
enfin le nom qu'elle mérite à l'assurance avec laquelle Gall trouve tout ce qu'il lui convient de
trouver, sur les bustes de Socrate, de Platon, de
Diogène, d'Aristophane, d'Euclide, d'Archimède,
d'Antisthène, d'Euripide, de Sophocle, d'Héraclide,
et de cent autres personnages de l'antiquité, tous
bustes qu'il cite, et qu'il cite ainsi confusément, sans
autrement les désigner, et sans indiquer au moins
pour chacun d'eux, la collection où il l'a examiné,
le numéro qu'il y porte, l'artiste auquel on l'attribue,
toute son histoire enfin, s'il en a une, et tout ce qui
eût pu, jusqu'à un certain point, en garantir l'authenticité ?

Il n'a pas mis plus de sévérité dans tout ce qu'il
lui a plu de prendre des images de personnages plus
modernes, et pour lesquelles au moins le contrôle
eût été possible. Il les mentionne toutes dans le même
pêle-mêle, avec la même absence de toute indication ; et l'on ne sait souvent si l'on a affaire à un
buste, à une peinture, à une gravure, ou à quelque
image comme celle de saint Antoine et de son com-
mensal.

Il est vrai que Gall a fait graver dans ses planches
un certain nombre de ces portraits, et plusieurs, en
effet, y présentent les saillies organologiques pour
lesquelles il les prend en témoignage. Rubens, par
exemple, y comparaît pour l'organe du coloris, et
son arc sourcilier n'y fait pas mentir la phrénologie ;

c'est seulement la phrénologie qui, au dire de M. Vimont, y fait mentir son arc sourcilier. « Gall et « Spurzheim, (ne craint pas de déclarer ce phréno- « logue,) ont évidemment exagéré, dans le portrait « qu'ils ont donné de Rubens, la saillie formée par « l'organe du coloris, et il s'en faut de beaucoup « qu'elle soit aussi développée que la représentent « les deux fondateurs du système (1). » En revanche, il y a un certain nombre d'autres portraits qui n'offrent pas le relief cranioscopique, pour lequel Gall leur a donné place dans son atlas, et qu'il leur attribue dans son texte. Dans ce cas-là, il ne s'est pas donné la peine de conduire la main du dessinateur, et comme dirait M. Vimont, d'*exagérer la conformation*. Il a compté tout simplement qu'on le croirait sur parole, qu'on n'irait pas du texte aux planches ; et malheureusement, il faut le reconnaître, il a eu raison de penser ainsi.

Mais laissons là un instant Gall, ses contradictions et ses mensonges ; faisons une supposition exorbitante ; admettons que l'organologie soit vraie ou seulement possible. Pourrait-on aller chercher des preuves de sa vérité non plus dans des images douteuses, infidèles ou fausses, mais dans des portraits et dans des bustes d'une authenticité incontestable, et exécutés d'après nature par les mains les plus habiles et les plus célèbres ? Quelques ré-

____

(1) *Traité de phrénologie humaine et comparée*, t. II, p. 349.

flexions les plus vulgaires suffiront pour montrer sans réplique qu'il serait puéril de le penser. Quelle est dans un portrait ou dans un buste la partie à laquelle un peintre, un statuaire donne le plus de soins, et cela dans l'intérêt de la ressemblance comme dans celui de l'*idéalisation* ou du style? C'est la face, ou plutôt la partie de la face qui s'étend du sourcil au menton. Or, malgré tous ces soins, dans deux portraits ou dans deux bustes du même personnage, exécutés par deux artistes différents et pouvant offrir un égal degré de ressemblance et d'idéalisation, vous allez trouver des différences très-sensibles dans la forme, la proportion, les rapports des diverses parties mêmes de la face. Quant à cette partie du portrait ou du buste qui est la représentation du front ou de tout le crâne, il est évident que pour les artistes qui ne sont pas phrénologues, car il y en a maintenant quelques-uns qui le sont (1), elle est la partie la moins importante, sinon pour le style, au moins pour la ressemblance. A part les cas assez rares où il n'est pas possible de ne pas reproduire, au moins dans de certaines limites, une forme générale de front qui sort de la règle commune, on peut dire qu'il y a, pour la représentation de cette partie par la peinture ou la statuaire, un type qui, sans trop nuire à la ressemblance,

(1) David (d'Angers), par exemple, et Dieu sait ce que la phrénologie l'a conduit à faire de la tête de Cuvier, de Bichat, de Larrey, *è tutti quanti.*

ajoute beaucoup à la beauté. Cette forme, j'ai à peine besoin de la rappeler, c'est celle qui, bien des siècles avant la naissance de la phrénologie, était regardée comme le signe d'une belle intelligence, et que l'artiste ne manque guère de donner aux images des modèles célèbres, et même de modèles qui ne le sont pas. Que dans la représentation de la partie frontale ou cranienne de la tête, il s'occupe de reproduire, s'il y a lieu, des particularités cra-nioscopiques, il est clair que ce sera là le cas le plus rare. En général, la phrénologie n'aura rien à noter plus tard dans ces portraits ou dans ces bustes de ce que le peintre ou le sculpteur n'a pas pu y mettre, parce qu'il ne l'a pas remarqué dans l'original ; tandis qu'elle pourrait bien au contraire y trouver ce que la nature n'offrait pas à l'artiste, et ce que pourtant il y a mis, pour le style, non pour la ressemblance ; cela résulte des propres aveux de Gall.

C'est particulièrement sur les portraits par la peinture qu'il serait de toute impossibilité de se livrer à une appréciation organologique raisonnable. Comment ne pas voir, en effet, tout ce que peuvent changer à la conformation phrénologique du crâne les fautes les plus légères, les inadvertances même les moins volontaires de la main la plus exercée ? Dans la partie la plus inférieure du front, par exemple, là où, comme le dit très-bien Broussais, *une ligne de plus ou de moins de substance produit des différences immenses* (1), la moindre déviation du pinceau, une lumière un peu trop vive, ou une ombre un peu trop épaisse peut créer ou anéantir des organes, et donner lieu par là même aux inductions cranioscopiques les plus erronées. D'un autre côté, comment un phrénologue un peu prudent se hasarderait-il à noter, dans la perspective d'une peinture, tous les organes dont sa science a surchargé un front humain, lorsque déjà il est si difficile de ne pas les confondre les uns avec les autres sur une tête en chair et en os, qu'on peut examiner et palper dans tous les sens ?

Mais qu'on ne s'imagine pas que ces impossibilités de la cranioscopie pittoresque disparaîtraient dans l'appréciation des organes sur un buste exécuté *de visu*. Ici on n'aurait pas, il est vrai, les difficultés du clair-obscur et de la perspective ; on pourrait tout à la fois voir, toucher, et, pour cela, tourner dans tous les sens. Mais autour de quoi tournerait-on ? Autour d'une représentation nécessairement inexacte au point de vue phrénologique, et tout aussi inexacte qu'une peinture. Il y a, à cet égard, une épreuve bien facile à faire, et dont notre genre de vanité actuel nous donne amplement les moyens. Les célébrités de toute espèce sont nombreuses, célébrités poétiques, savantes, chantantes et le reste, coulées en plâtre ou en bronze, taillées

(1) *Cours de phrénologie*, p. 525.

dans la pierre ou le marbre, et souvent tout cela à la fois. Comparer quelques-unes de ces gloires à leurs images n'est chose difficile pour personne. Que l'on fasse la comparaison ; on sera frappé de tout ce qu'elle montrera de différence du modèle au buste, je ne dis pas dans les traits du visage, mais dans les formes partielles du crâne, et souvent même dans sa forme générale. C'est là une épreuve que j'ai plus d'une fois tentée, et les résultats que j'en ai obtenus dépassent tout ce que je pourrais dire. Or, s'il en est ainsi dans le cas d'une représentation authentique et aussi exacte qu'elle peut l'être ; si, par conséquent, il est impossible de faire d'une semblable représentation la base d'une appréciation phrénologique, que dire d'une telle appréciation appliquée aux bustes et aux portraits que nous a transmis l'antiquité, et jusqu'au buste d'Homère et au portrait de Moïse ?

Il y a pourtant quelque chose de plus misérable encore et de moins scientifique que ces preuves prises par Gall de la peinture et de la statuaire, à l'appui de son système. Ce sont celles qu'il est allé demander à ce qu'il a appelé la pathognomonique, la pantomime, et plus brièvement la *Mimique* des facultés. Pour trouver rien qui approche de cette mimique il faut se reporter aux ouvrages où Polémon, Adamantius, Porta, Pernety, Lavater, traitant de la physiognomonie, mais d'une physiognomonie burles-

que des rapports des formes diverses des animaux à
celle de notre espèce, ou de ceux des parties immo-
biles de notre organisation aux divers traits de notre
caractère, comparent l'homme au lion, et la femme à
la panthère, attribuent aux joueurs un coude trop
court, à la bonté un nez trop long, et avancent que
l'homme dont les yeux sont saillants et d'une nature
un peu sèche, doit être tenu pour un parricide, un
homicide, capable d'égorger ses enfants, de donner le
bouconet d'empoisonner autrui (1). Toutefois, j'ai hâte
de le dire, et je ne suis ici que l'écho de Gall, son
traité de la mimique ne contient point de ces sortes
d'inepties. Mais il en offre d'une autre espèce, qui sont
pour le moins équivalentes, ainsi qu'on va en juger.

Gall comprend sous le nom de mimique les attitudes nées de l'activité des passions, ou, pour parler
son langage, de l'activité des organes, ainsi que tous
ces mouvements particuliers qui ont, suivant lui,
pour objet de rapprocher de ces derniers, au moment
et par l'effet de leur action, la main, soit seule, soit
saisie d'un corps qu'elle en rapproche avec elle. Ces
attitudes, ces mouvements, ces oppositions concourent, comme on le pressent déjà, mais comme
on le verra mieux tout à l'heure, à l'indication du
siége des organes, et sont, par cela même, donnés
par Gall comme une des espèces de preuves de la
vérité de l'organologie.

(1) Porta, *De physiognomiâ humanâ*, trad. franç. par Rault,
2e édit., Rouen, 1660, p. 422.

Pour ce qui est des mouvements qui rapprochen
la main des organes dans le moment de leur action,
ou la fixent sur l'endroit du crâne qui recouvre chacun d'eux, Gall ne donne pas d'autre règle que
l'expression de ce fait lui-même. Mais pour les attitudes générales de la mimique, il est beaucoup plus
explicite, et les espèces de lois qu'il a posées à ce
sujet sont trop curieuses pour que je ne les rapporte
pas ici.

« 1° Les organes qui ont leur siége dans les ré-
« gions inférieures du cerveau, lorsqu'ils agissent
« avec énergie, portent de haut en bas la tête, dépri-
« ment et raccourcissent le corps.

« 2° Ceux des organes qui sont placés dans les
« régions supérieures du cerveau, lors de leur action
« énergique, élèvent la tête et tout le corps.

« 3° Les organes placés dans les régions supé-
« rieures-postérieures du cerveau dépriment la tête
« et tout le corps en arrière, de haut en bas.

« 4° Les organes placés dans les régions inférieu-
« res-antérieures du cerveau dirigent la tête et tout
« le corps en avant et vers le bas.

« 5° Les organes placés dans les régions supérieu-
« res-antérieures du cerveau, élèvent la tête et tout le
« corps, et les portent en avant.

« 6° Les organes placés à la partie supérieure-pos-
« térieure du cerveau, élèvent la tête et le corps, et
« les portent en arrière.

« 7° Les organes placés dans les régions inférieu-

« res du cerveau, en ligne perpendiculaire avec le
« grand trou occipital, abaissent perpendiculaire-
« ment la tête et tout le corps.

« 8° Les organes placés dans la région supérieure
« du cerveau, perpendiculairement au-dessus du
« grand trou occipital, élèvent perpendiculairement
« la tête et tout le corps.

« 9° Lorsque les organes jumeaux de chaque fonc-
« tion agissent simultanément, la tête et tout le
« corps se meuvent symétriquement d'avant en ar-
« rière, de haut en bas, etc. ; suivant que l'organe
« qui agit est placé dans la région antérieure-
« postérieure, supérieure ou inférieure du cerveau.

« 10° Lorsqu'il n'y a que l'un des deux organes
« pairs qui agit, la tête et le corps se meuvent du
« côté où est placé cet organe, de haut en bas, de
« bas en haut, d'avant en arrière, d'arrière en avant,
« selon que l'organe agissant est placé dans la région
« inférieure, supérieure, antérieure ou postérieure
« du cerveau.

« 11° Lorsque les deux organes pairs agissent
« alternativement, la tête et le corps font alternati-
« vement les mouvements conformes à leur action,
« tantôt d'un côté, tantôt de l'autre.

« 12° Lorsque les organes pairs, ayant leur siége
« dans l'axe perpendiculaire du cerveau, agissent
« alternativement, la tête se meut sur son pivot de
« droite à gauche, ou de gauche à droite, de haut en
« bas, ou de bas en haut, selon que l'organe agissant

« est situé dans la partie supérieure ou dans la partie
« inférieure du cerveau (1). »

On a fait à Gall et à son système le reproche de
matérialisme, et Gall, pour son compte, s'en est
défendu. Ses organes sont, à son dire, les organes
de l'âme, et s'ils ne lui laissent pas tout son libre
arbitre, ils ne lui enlèvent pas son immortalité. Que
telle fût en effet l'opinion de Gall, c'est ce que j'exa-
minerai plus tard, en même temps que je recher-
cherai si sur ce point il était d'accord avec son système. Mais il est clair que, dans son expression au
moins, ce système, avec ses facultés qui sont des
organes, est un système matérialiste, et c'est bien
comme cela que l'ont entendu le plus grand nombre
de ses sectateurs. Or, s'il y a un passage des ouvrages
de Gall où ce matérialisme déborde de la manière
à la fois la moins déguisée et la plus grossière, c'est
assurément celui qui renferme les douze règles que
je viens de transcrire. Des organes, des morceaux
de matière cérébrale, qui, dans une action qui est la
pensée, tirent, poussent, élèvent, abaissent la tête
et le corps, les font tourner dans tel ou tel sens ! Ne
croirait-on pas assister à l'exégèse de quelque mécanique de Vaucanson ? La Mettrie n'avait rien
avancé de pareil, et les applications d'une telle doctrine à la pathognomonique de chaque faculté sont
plus puériles encore que les principes n'en sont
contraires au sens commun.

(1) *Sur les fonctions du cerveau*, t. V, p. 444,

Je ne dirai rien, et par décence, de la mimique de l'instinct de propagation. On trouvera dans l'ouvrage de Gall l'histoire que lui fit une dame de Vienne de ses sensations et de ses poses lors de l'entrée en action de cet organe. Les principes généraux de la mimique apprendront, du reste, au lecteur pourquoi, dans le groupe antique de l'Amour et Psyché, le jeune dieu entoure de son bras le cou de sa curieuse maîtresse. Ils le dispenseront aussi de recourir avec Gall au tableau de Carlo Cignani, pour se représenter l'attitude que dut prendre certaine grande dame de l'ancienne Égypte, lorsqu'elle tenta vainement de retenir par les plis de son manteau l'honnête intendant de son mari (1).

Je passe à la mimique de l'organe de l'attachement, et je vais transcrire textuellement ce qu'en dit Gall. On ne combat pas de pareilles idées, il suffit de les exposer dans toute leur expression originale.

« L'organe de l'attachement étant placé à côté de
« l'organe de l'amour de la progéniture, la tête et
« le corps doivent, lors de son action énergique,
« être légèrement inclinés de côté et en arrière.
« Cette mimique encore a été très-fidèlement ren-
« due par les anciens. Il existe un beau groupe de
« Castor et Pollux; l'on voit les bras de chacun des
« amis passés sur l'épaule de l'autre, et chacun
« d'eux serre son organe de l'amitié contre le même

6

« organe de son ami. Dans la Madone au lapin de
« Raphaël, Marie applique cette région de sa tête
« contre la région correspondante de la tête de l'en-
« fant, pl. xcviii, fig. I. Que l'on observe la panto-
« mime des femmes très-susceptibles d'une tendre
« amitié, lorsqu'elles expriment à leur amie le sen-
« timent profond qui les anime : elles se placent
« l'une à côté de l'autre, s'embrassent les épaules, et
« appuient l'une contre l'autre la partie postérieure
« latérale de la tête. On verra la même attitude tou-
« tes les fois que l'on priera deux amies de se donner
« des marques de leur sincère amitié. Même, lors-
« qu'en se rencontrant dans leur couvent, deux moi-
« nes se saluent, chacun d'eux passe les bras sur les
« épaules de l'autre, et approche sa tête de la sienne
« dans la région où se trouve placé l'organe de l'at-
« tachement. Le salut amical ordinaire, entre deux
« hommes qui se rencontrent, consiste à se toucher
« la main en la secouant et la pressant légèrement ;
« l'un tourne d'ordinaire le côté de l'occiput vers
« celui de l'autre.

« Les chats, pour témoigner leur attachement,
« font le gros dos, détournent la tête latéralement
« en arrière et de haut en bas, en fixant et frottant
« doucement l'organe de l'attachement contre la per-
« sonne qu'ils caressent (1). »

Je le demanderai au lecteur, comptait-il sur rien

1) *Sur les fonctions du cerveau*, t. V, p. 117.

de semblable à ce que je viens de lui mettre sous les yeux? Comme elle est vraie et commode cette pathognomonique de l'amitié! Sans parler de Castor et Pollux et de la Madone au lapin, comme elles sont touchantes et ordinaires ces démonstrations affectueuses de femmes, d'amis, de moines, de chats, qui se pressent, s'embrassent, se saluent, se frottent, par le derrière de la tête! Aussi, lorsque chez une mère l'organe de l'amour des enfants vient à agir simultanément avec celui de l'attachement, placé comme lui sous la partie postérieure du crâne, vous vous imaginez peut-être qu'elle va, comme on l'avait pensé jusqu'à présent, presser son enfant sur son cœur, sur son sein, sur ses lèvres? Point du tout, elle le portera vers sa nuque; et c'est là certainement ce qui explique pourquoi les négresses, qui, au dire de la phrénologie, ont les organes de l'amour des enfants et de l'attachement très-développés, placent leurs négrillons sur leur dos, et leur jettent, dit-on, par-dessus leurs épaules, l'extrémité de leurs longues mamelles.

« Jamais je n'aurais imaginé, dit Gall, qu'il fût
« donné à l'homme de pénétrer jusqu'à des secrets
« de ce genre, et j'avoue que la joie d'avoir fait cette
« découverte, qui fournissait en même temps de si
« belles confirmations de tout ce que j'avais décou-
« vert antérieurement au sujet des organes, manqua
« de me faire perdre l'esprit (1). »

(1) *Sur les fonctions du cerveau*, t. V, p. 450.

Que le lecteur se rassure, la chose n'alla pas jusque-là. Un tel résultat eût été d'autant plus fâcheux,
que cette idée qui avait tant remué Gall, Willis l'a-
vait eue avant lui (1) ; et ce n'est pas assurément ce
qu'il y a de mieux dans son livre. Mais il est probable que Gall ignorait avoir été ainsi devancé : aussi,
électrisé par sa découverte, il continue à passer en
revue la mimique de chacun des organes, et cette
revue est originale.

« Une dame très-vive, raconte-t-il, se plaignit à
« moi avec confusion d'avoir fait par orgueil une dé-
« marche inconsidérée. Maudite fierté ! s'écria-t-elle,
« en portant la main entr'ouverte sur l'organe de la
« hauteur (2). »

C'est peut-être la première fois que pour exprimer un pareil sentiment on a fait un pareil geste. Il
n'y a que les phrénologues pour faire de ces rencon-
tres-là.

L'organe de la bienveillance est situé au sommet
du front, et c'est ce qui fait que, suivant Gall, *les enfants de Vienne*, dans leurs démonstrations de bien-

____

(1) « Toutes les fois que nous cherchons à nous rappeler une
chose depuis longtemps oubliée, nous nous frottons les tempes et
le sinciput, faisant ainsi entrer le cerveau en action et excitant
les esprits qui siégent dans ces parties, comme pour forcer quelque source, cachée en cet endroit, à prendre alors son écoule-
ment ; tandis qu'au contraire nous ne sentons dans ce cas-là se
faire aucun effort, se produire aucune tension dans la région
occipitale. » (Willis, *Cerebri anatome*, in-4, 1664, p. 186.)

(2) *Sur les fonctions du cerveau*, t. V, p. 161.

veillance réciproque, *se heurtent le front comme des boucs* (1). Voilà certes une singulière manière de se souhaiter la bienvenue; mais il me semble qu'à raison de la situation tout opposée d'un autre organe d'une nature aussi très-bienveillante, celui de l'amitié, *les enfants de Vienne* devraient, dans leurs accès de tendresse mutuelle, *se frotter le dos comme des chats* (2), plutôt que de se heurter le front comme des boucs.

Une ouvrière en modes, dit Gall, fait un chapeau: pour juger s'il réussit bien, jamais elle ne le placera droit devant elle; elle le tient obliquement, penche la tête en avant, et le considère ainsi alternativement tantôt d'un côté, tantôt de l'autre. » On pourrait croire que dans ces mouvements l'ouvrière a pour but de regarder ce chapeau sous toutes ses faces, pour en juger tous les détails. Ce n'est pas cela: elle ne fait qu'en *rapprocher* instinctivement *tantôt l'organe des arts du côté droit, tantôt celui du côté gauche* (3). « C'est encore de la même façon et pour *le même motif,* qu'un *sculpteur examine ses ouvrages d'un œil attentif, placé un peu obliquement, soutenant de la main gauche le coude du bras droit, et, avec l'expression de la réflexion, posant les deux doigts de la main précisément sur l'organe des arts* (4). »

(1) *Sur les fonctions du cerveau,* t. V, p. 473.
(2) *Ibid.,* t. V, p. 447.
(3) *Ibid.,* t. V, p. 466.
(4) *Ibid.,* t. V, p. 467.

Gall avait un ami, nommé Kummer, naufragé
émérite de la Méduse, lequel lui envoya deux dessins représentant la coiffure de deux dames quelque
peu sauvages. Cette coiffure paraissait être à M. Kummer une confirmation de la vérité de l'organologie.
Gall n'eut garde de rejeter cette espèce de preuve,
et il fit graver les dessins de son ami le naufragé,
pour les placer dans son atlas. « L'un deux, dit-il,
« fig. 23, pl. XCVII, représente la coiffure d'une dame
« de Kacundy ; la distribution des cheveux en touffes
« particulières est conforme aux organes de la pro-
« pagation, de l'amour de la progéniture : l'organe
« de la fierté est même surmonté d'une espèce de
« panache. L'autre dessin, fig. 24, représente la
« coiffure d'une dame maure de Krarsas, qui mon-
« tre les organes de la propagation, de l'amour de
« la progéniture, de l'attachement, de la propre dé-
« fense, de la ruse, de la circonspection, du pen-
« chant religieux, de la fermeté. *Inexplicable hasard,*
« *s'il n'est pas permis de présumer que c'est encore l'ac-*
« *tion des organes du cerveau qui a déterminé cette singu-*
« *lière manière d'arranger les cheveux* (1). »

Je n'augmenterai pas le nombre de ces citations,
et ne pousserai pas plus loin la moquerie sur d'aussi
étranges idées. Je ne me donnerai même pas la
peine de conclure que Gall n'avait rien à prendre de
pareils faits pour sa preuve de l'existence des or-

(1) *Sur les fonctions du cerveau*, t. V, p. 476.

ganes. Je ne suis pas fâché pourtant de les avoir signalés au lecteur. Bien mieux que tout ce que je pourrais dire, ils lui feront connaître à quelle espèce d'opinions nous avons affaire, .et la défiance avec laquelle il faut accueillir tout ce qui, dans les preuves d'une telle doctrine, porte un cachet moins ridicule et d'apparence un peu plus scientifique.

Les faits qui forment, en définitive, cette seule espèce admissible des preuves de la vérité ou de la fausseté de l'organologie, sont des faits dans lesquels, soit chez l'homme, soit chez les animaux, le développement d'une circonvolution cérébrale ou d'une partie de l'extérieur du cerveau, se trouve, au dire de Gall, constamment en rapport avec le développement de la faculté correspondante. Parmi ces faits, que je discuterai tout à l'heure, Gall, avec cette habileté qui a froissé l'honnêteté de quelques-uns de ses disciples, en a entremêlé une multitude d'autres qui, au premier aspect, semblent en augmenter le nombre, et présenter les mêmes conditions. Ce sont des histoires particulières qu'il a prises des anciens et des modernes, dans les livres de médecine, d'histoire, de littérature, de morale et de philosophie, histoires toujours un peu arrangées de sa main, et où les caractères, le développement, la détermination enfin d'une faculté, sont exposés d'une façon presque entièrement phrénologique. Il n'y manque qu'une seule petite clause, une simple ligne.

qui eût fait connaître que, dans toutes ces histoires, cette faculté si bien racontée se liait au grand développement de son organe, et Gall sans doute eût bien voulu la donner pour complément à chacune d'elles; mais, il est juste de le reconnaître, la chose n'était guère possible, attendu l'invention toute récente de la phrénologie. Comment, en effet, terminer ainsi des histoires prises d'Apollonius de Thyane, ou d'Apollonius de Rhodes? car je crois que Gall en a pris de l'un et de l'autre. Évidemment il n'y aurait eu là aucune *adresse*. Ce qui m'étonne cependant, c'est que dans d'autres histoires, tout entières de la composition de Gall, cette condition manque aussi quelquefois; mais c'est en vérité comme si elle n'y manquait pas; car la petite phrase dont je parle est si peu de chose, que je me suis imaginé bien souvent l'avoir lue; et sans doute, Gall y comptait peut-être, cela a dû produire le même effet sur beaucoup d'autres lecteurs bien moins intéressés que moi à l'y chercher. On sent pourtant bien que cette phrase est ici quelque-peu nécessaire. Sans elle, le fait devient une histoire, qui pourrait prouver la faculté, maisqui à coup sûr ne prouve pas l'organe, et dans les preuves de fait de l'organologie il y a pour plus de moitié de ces histoires-là. Laissons-les donc de côté, et tenons-nous-en à celles dans lesquelles la faculté et l'organe sont au moins racontés de pair, et donnés comme se prouvant mutuellement.

Si Gall, par le petit tour de main que je viens de

signaler, par ses faits pris de la mimique, de la peinture et de la statuaire, et sa hardiesse à les exagérer,
n'avait pas encouru, de la part même d'un de ses
élèves les plus dévoués et les plus considérables, le
reproche d'une infidélité peu scientifique, et qui
appelle un contrôle sévère, on pourrait, ainsi que
cela est d'usage dans les sciences, recevoir comme
faits de bonne foi tous ceux qu'à l'article de chaque
organe et en preuve de son existence, il signale
comme réunissant la condition obligée d'un grand
développement corrélatif de l'organe et de la faculté.
Sans doute encore on devrait se dire que la plupart
peuvent avoir été recueillis dans cette disposition
complaisante où est tout investigateur à interpréter
la nature dans le sens d'une idée qu'il croit vraie et
nouvelle ; mais, cette réserve une fois faite, il ne s'agirait plus que de rechercher, dans la continuation
du genre d'observation qui les a fait connaître, si la
corrélation qu'ils établissent suppose par sa constance une loi d'où découle la vérité de l'organologie.
Malheureusement l'opinion que nous avons dû nous
faire de Gall et de sa véracité ne nous permet plus
d'en agir ainsi avec lui. Il est en prévention du plus
grave délit scientifique, celui de supposition de faits
et cette prévention va prendre un tout autre caractère et recevoir un tout autre nom, par suite du plus
simple examen de ceux qui constituent, en définitive, la seule base de son système organologique,

Parmi ces faits, il y en a d'une première espèce,

réellement indignes de ce nom, et que j'ai rapportés
par avance à la catégorie qui précède. Ce sont des
observations, ou plutôt des histoires particulières,
où le ridicule de la forme s'ajoute au mensonge évident du fond. D'une brièveté quelquefois tout apho-
ristique, elles n'offrent, la plupart du temps, aucune
indication de lieu, de temps, de personnes, rien, en
un mot, de ce qui eût pu servir à un contrôle ici
pourtant bien nécessaire. Mais ce qui en revanche
n'y manque jamais, c'est une corrélation merveilleuse entre l'organe et la faculté. Je veux citer quelques-uns de ces contes. Les lecteurs qui ne connaissent de Gall que sa renommée se demande-
ront peut-être, en les lisant, comment elle lui est
venue.

Voici un premier récit, relatif à l'instinct de propagation. Je commence, comme on voit, *ab ovo*.

« Dans un abbé français qui vivait à Vienne, nous
« admirions d'autant plus une continence exemplaire
« et une conduite singulièrement réservée vis-à-vis
« des dames, qu'il aimait la parure comme une
« femme, et passait la journée à aller d'une société
« dans une autre. Il mourut, et son crâne est du nom-
« bre de ceux que je conserve comme exemple d'un
« très-faible développement du cervelet. Les bosses
« occipitales sont tellement plates, que l'on dirait
« que l'on a coupé la partie inférieure de l'occipital.
« Pl. XLVIII, I. I (1). »

____

(1) *Sur les fonctions du cerveau*, t. III, p. 264.

Il faut convenir que cet abbé était organisé tout à
point pour son ministère. « Ce sont là, dit Gall, les
« hommes que la nature appelle au célibat. Après
« cela, est-il étonnant, ajoute-t-il, que saint Thomas
« Akempis, dans le portrait duquel je reconnais les
« mêmes caractères, se soit armé d'un tison pour re-
« pousser loin de lui une jeune fille remplie d'at-
« traits (1)? » Cela n'a rien d'étonnant du tout ; mais
ce qui a lieu de surprendre, c'est que la phrénologie
n'ait pas encore eu l'idée, car elle en a eu de cette
force, de proposer l'établissement d'un contrôle
à l'entrée de ces pieuses maisons, exposées à recevoir
assez souvent des néophytes d'une organisation toute
différente de celle du chaste abbé de Vienne et de
saint Thomas Akempis.

Le livre de Gall contient encore, au sujet de l'amour
physique, plusieurs histoires qui sont loin de le céder
à celle que je viens d'en extraire. Il y en a dans ce cas
surtout une dont le héros est un médecin qui, pour
charmer les ennuis d'un troisième veuvage, s'était
fait une sorte de ménage à la turque, tout plein de
l'esprit du Coran (2). Mais la forme en est un peu vive,
et je n'ose vraiment pas la transcrire. Je continuerai
donc, à propos de quelques autres organes, à rapporter certaines histoires qui ne sont pas non plus
sans mérite, et qui peuvent au moins être citées tex-

(1) *Sur les fonctions du cerveau*, t. III, p. 265.
(2) *Ibid.*, t. III, p. 266.

tuellement. Dans les deux suivantes, il est question de l'organe du courage.

« Dans le courant de mes recherches, je fus frappé
« d'une très-belle demoiselle, qui, dès son enfance,
« avait la passion de s'habiller en garçon; ainsi tra-
« vestie, elle s'esquivait de la maison, et se mêlait aux
« polissons de la rue pour se battre avec eux. Étant
« mariée, elle cherchait constamment l'occasion
« de se battre avec des hommes. Lorsqu'elle avait
« du monde à dîner, après le repas elle défiait à la
« lutte les plus forts d'entre les convives. J'ai connu
« encore une dame de petite taille et d'une consti-
« tution délicate, qui fut souvent assignée parce
« qu'elle avait l'habitude de frapper ses domes-
« tiques de l'un et de l'autre sexe. Pendant un voyage
« qu'elle fit, deux charretiers ivres s'étant égarés la
« nuit dans l'auberge, probablement en cherchant
« la servante, entrèrent dans la chambre où elle était
« couchée toute seule ; elle les reçut si vigoureu-
« sement avec les chandeliers qu'elle leur jeta à
« la tête, et avec les chaises dont elle les frappa,
« qu'ils furent obligés de prendre la fuite. Chez toutes
« ces personnes je trouvai la région dont j'ai parlé,
« conformée comme je l'ai dit plus haut, quoique la
« tête de chacune eût du reste une forme toute diffé-
« rente (1). »

C'étaient là, il faut l'avouer, de maîtresses femmes,

____

(1) *Sur les fonctions du cerveau*, t. IV, p. 6.

et l'on peut bien dire qu'elles étaient de l'espèce de celles qui ne portent pas de jupon.

L'histoire qui suit se lit à l'article de l'organe de la ruse.

« Personne ne nous a paru aussi empressé de nous
« recevoir ; personne, avec un air plus doucereux,
« plus souple et plus câlin, ne nous a jamais accablé
« d'autant de politesses et de flatteries que certain
« professeur ; mais son organisation nous a averti de
« suite d'être sur nos gardes : c'est ce même profes-
« seur, si poli, qui a entrepris plusieurs fois de décrier
« nos travaux par des déclamations métaphysiques
« et philosophiques, jusqu'au moment où, près d'en-
« trer en matière, il en a été empêché chaque fois par
« la faiblesse de ses moyens et l'évidence de ma doc-
« trine (1). »

Gall ne nous apprend pas le nom de ce méprisable professeur qui n'avait pas cru devoir se rendre à l'évidence de sa doctrine. Il n'a pas toujours eu la même retenue à l'égard de ses adversaires, et, en général, il ne fait nulle difficulté de les nommer. Mais c'est qu'alors il n'est pas question de leurs organes, et c'est surtout sous ce rapport qu'il redoute les démentis.

Sous la rubrique de l'orgueil, Gall raconte fort au long l'histoire curieuse d'un mendiant, qui avait au plus haut degré et ce défaut et son organe, et que

(1) *Sur les fonctions du cerveau*, t. IV, p. 193.

*lui rappela ces personnes qui ne se coupent pas les ongles,
afin de réveiller l'idée qu'elles n'ont aucun besoin de tra-
vailler* (1). Il ajoute ensuite à propos de cette histoire :

« Je me rappelai vivement le geste grave et hau-
« tain, avec lequel l'un de mes cousins tirait son
« mouchoir, le pliait, et le remettait dans sa po-
« che ; il avait l'âge de sept ans et quoique j'en eusse
« tout au plus six, j'étais choqué par ses airs de fa-
« tuité et d'orgueil. Ce garçon dédaignait aussi toutes
« les occupations auxquelles on avait coutume de se
« livrer dans ma famille, et ne voulait rien apprendre
« de ce qui s'y rapportait : il voulait être militaire.
« A Vienne, un prince se faisait remarquer par son
« orgueil ridicule, par sa démarche guindée, par son
« habitude de citer à tout propos ses aïeux avec em-
« phase. *Heureusement,* il était chauve dans la même
« région de la tête où j'avais remarqué la proémi-
« nence dans celle du mendiant, et je pus m'assurer
« qu'il avait la même conformation. Ces faits suffirent
« pour me faire naître l'idée que l'orgueil doit être
« considéré aussi comme une qualité fondamen-
« tale, fondée sur un organe particulier du cer-
« veau (2). »

Puisque ces faits suffirent à Gall pour la création
d'un organe aussi important que celui de l'orgueil,
je ne veux pas, pour le moment, me montrer plus

(1) *Sur les fonctions du cerveau*, t. IV, p. 249.
(2) *Ibid.*, t. IV, p. 250.

exigeant que lui. Je passe donc à d'autres histoires, de plus en plus intéressantes, et dont la première est relative à l'organe des localités ou des voyages.

« Une demoiselle avait eu de tout temps une
« grande envie de voyager. Elle se laissa enlever de
« la maison paternelle par un officier. Le chagrin et
« les remords la firent tomber malade. Je lui donnai
« des soins ; elle me fit remarquer deux grandes
« proéminences, que les peines qu'elle souffrait lui
« avaient, disait-elle, fait pousser au front. Ces
« excroissances lui paraissaient un effet de la colère
« céleste ; mais, dans le fait, c'était l'organe des lo-
« calités, auquel elle n'avait auparavant jamais fait
« attention (1). »

Voilà, il faut en convenir, une demoiselle parfaitement justifiée. Il est probable néanmoins que, si Gall en avait eu l'idée, il n'eût pas manqué de lui trouver, à la partie postérieure de la tête, dans des régions que je n'ai pas besoin d'indiquer à ses disciples, quelques autres proéminences, qui, mieux que celle de l'organe des localités, l'eussent mis à même d'expliquer l'enlèvement de son héroïne, et, s'il y avait quelque vérité dans cette histoire, d'empêcher la pauvre fille de prendre la saillie du sinus frontal pour l'effet de la colère du ciel.

Voici maintenant une observation qui se rapporte

(1) *Sur les fonctions du cerveau*, t. IV, p. 457.

au sens des couleurs, et j'engage le lecteur à la lire
avec quelque attention.

« Nous fûmes frappés surtout d'un libraire
« d'Augsbourg, aveugle de naissance, qui soutenait
« que ce n'est pas l'œil, mais l'intellect, qui recon-
« naît, qui juge, et qui crée la proportion des cou-
« leurs. Cet homme assure même qu'au moyen d'un
« sens interne, il a des notions précises des couleurs,
« et il est de fait qu'il en détermine l'harmonie avec
« exactitude. Il a un assez grand nombre de perles
« de verre de couleur ; il en forme différentes figures,
« et l'ordonnance des couleurs est toujours harmo-
« nique. Il nous dit, entre autres, que toutes les fois
« qu'il met beaucoup d'application à ordonner, à
« arranger les couleurs d'un tapis, il sent une dou-
« leur immédiatement au-dessus des yeux, surtout
« au-dessus de l'œil droit. La région que je viens
« d'indiquer ci-dessus est avantageusement déve-
« loppée chez cet homme (1). »

Les histoires qui précèdent sont toutes très-intel-
ligibles ; mais en voici une que je ne comprends pas
aussi bien, et c'est pour cela que j'ai voulu la sou-
mettre à la perspicacité du lecteur. Accordons à
Gall l'existence de son organe du coloris, qui perçoit
et juge les couleurs, et dont la trop grande activité
peut occasionner une douleur sus-orbitaire. Accor-
dons-lui que l'action spontanée de cet organe puisse,

____

(1) *Sur les fonctions du cerveau*, t. V, p. 85

même chez un aveugle de naissance, donner lieu à quelque vague notion des couleurs. Une telle notion, dans tous les cas, ne pourrait être rapportée à l'action des corps extérieurs et acquérir ainsi une détermination véritable, qu'au moyen du sens de la vue. Mais un aveugle-né ne voit pas, et n'a jamais vu. Si donc celui dont parle Gall pouvait avec ses mains arranger des perles, des laines de couleurs variées, c'est que le toucher lui faisait apprécier dans ces objets les diverses qualités tactiles qu'y déterminent des couleurs également diverses ; mais l'organe du coloris, à en admettre l'existence, n'eût été pour rien dans la distinction de ces qualités. L'habileté de l'aveugle-né n'était donc ici qu'une affaire de tact, et M. Fossati, cet intime élève de Gall, l'eût très-certainement rapportée au nouveau sens qu'il a découvert, celui de la *tactilité*.

J'ai cité ce conte pour faire connaître dans certains cas le genre de logique de Gall, ou, si l'on veut, sa disposition malheureuse à rattacher à la détermination d'un organe des faits qui n'y ont aucun rapport. En voici un dernier que j'abrége, qui donnera une idée de la sûreté de son savoir, ou de celui des aides qu'il était forcé d'employer.

« Les mathématiques eurent toujours un attrait
« particulier pour Pascal... A peine avait-il dix-neuf
« ans qu'il inventa la *roulette*, machine singulière
« avec laquelle on fait toutes sortes de supputations

« sans plume et sans jetons, et même sans savoir
« l'arithmétique (1). »

Le problème mathématique de la roulette ou
cycloïde, dont Pascal s'occupa à l'âge de trente-cinq
ans, confondu avec sa machine arithmétique, instrument tout mécanique qu'il inventa, non point.
avant dix-neuf ans, mais à vingt et un ans ! Ceci est
plus fort que le Pirée pris pour un homme, et l'on
serait presque tenté de donner raison à Gall, lorsqu'il parle de lui, quelque part, comme d'un
homme de peu d'instruction (2).

Le lecteur aurait tort de croire que les histoires
que je viens de transcrire sont les seules de cette
espèce contenues dans le livre de Gall. Il en renferme.
au contraire, un grand nombre, et je veux au moins
en indiquer quelques autres, qui sont aussi fort
édifiantes. C'est d'abord celle de ce *jeune mulâtre
de trois ans,* qui se comportait avec les dames comme
s'il en avait eu vingt-cinq, et qui, en conséquence
de *ce jeu piquant pour elles, mourut de consomption
avant la fin de sa quatrième année* (3). C'est celle du
prélat de Vienne, homme superlativement circons-
pect, qui, *dans ses tergiversations insupportables, ne se
livrait jamais à la marche de ses idées, revenait cent
fois sur ce qu'il avait dit, et poussa ainsi mille fois à*

(1) *Sur les fonctions du cerveau,* t. IV, p. 141.
(2) *Ibid.,* t. V, p. 523.
(3) *Ibid.,* t. III, p. 26?.

bout la patience du père de la cranioscopie (1). C'est celle du *conseiller de régence, Cacadubio,* homme non moins irrésolu que le prélat, et qui, *dans les examens publics, se trouvait, ainsi que lui, justement placé au-devant du siége occupé par Gall,* ce qui donna à ce dernier *l'occasion d'examiner à loisir leurs têtes, et de s'assurer qu'elles trahissaient, à un haut degré, l'existence de l'organe de la circonspection* (2). C'est celle *du médecin qui volait jusqu'à ses malades, et qui poussa ses escroqueries et ses fourberies, au point que le gouvernement* (Gall ne dit pas quel gouvernement) *avertit le public, par la voie des journaux, de se tenir en garde contre lui* (3). C'est celle enfin de l'ecclésiastique chez lequel Gall découvrit d'un seul coup trois organes et qui, dans les transports de sa joie, faillit étouffer, en l'embrassant, l'auteur de la découverte (4).

Indépendamment de ces histoires particulières, Gall en compose de générales, qui ne sont pas moins authentiques et offrent le même cachet de vérité.

Veut-il prouver que chez les femmes une proportion insuffisante de l'organe de l'amour des enfants peut, dans le cas de part illicite, conduire à des extrémités coupables? Il vous dit, en trois ou quatre

(1) *Sur les fonctions du cerveau,* t. IV, p. 316.
(2) *Ibid.,* t. IV, p. 317.
(3) *Ibid.,* t. IV, p. 186.
(4) *Ibid.,* t. V, p. 115.

lignes, que *sur vingt-neuf femmes infanticides* qu'il a
eu occasion d'examiner, vingt-cinq avaient l'organe
de l'amour de la progéniture très-faiblement déve-
loppé (1).

Est-il question de l'organe du calcul? Il vous apprend tout aussi brièvement qu'il a parcouru les
familles et les écoles, et qu'il *a trouvé une forte saillie*
de cet organe chez *tous* les enfants qui se distinguaient
de leurs condisciples par leur talent à calculer (2).

S'agit-il de l'organe qui fait les bons mimes, celui
de l'imitation? Il vous dit que, dans leurs voyages,
Spurzheim et lui l'ont constamment vu proéminent
chez tous les grands comédiens qu'ils ont eu l'occasion d'examiner, et Talma termine une longue liste
qui s'étend de Berlin à Paris (3).

Quand vient le tour de l'organe de la ruse, Gall
vous affirme l'avoir toujours rencontré à un grand
état de développement : dans les prisons, chez les
voleurs qui avaient mis dans l'exercice de leur industrie une habileté consommée; dans les hospices,
chez les aliénés remarquables par leurs tours de
filouterie (4).

Incertain, dit-il, s'il *trouverait dans la langue des*
expressions pour désigner toutes les qualités, celle, par
exemple, qui, dans sa simplicité native, se lie à quel-

(1) *Sur les fonctions du cerveau,* t. III, p. 447.
(2) *Ibid.,* t. V, p. 133.
(3) *Ibid.,* t. V, p. 330.
(4) *Ibid.,* t. IV, p. 193, 194.

que hardiesse du poing, il va chercher, dans *les plus basses classes* du peuple, un certain nombre d'*enfants de la nature, cochers de fiacre, commissionnaires,* etc., les rassemble par l'appât du gain, les fait boire et les fait parler. Il ne tarde pas à reconnaître parmi eux les *poltrons* et les *braves,* et à trouver, chez ces derniers, au niveau de l'oreille et derrière elle, ce qu'il y cherchait, l'organe du courage (1).

Enchanté du résultat de son expérience, et voulant en tenter une nouvelle, il fait venir de nouveau chez lui les mêmes *enfants de la nature,* les *commissionnaires* et *autres garçons du peuple,* et, probablement après les mêmes préliminaires, il les sépare encore en deux classes, les *chippeurs* et les honnêtes gens. Les premiers lui offrent tous, bien entendu, une proéminence allongée depuis l'organe de la ruse jusqu'au bord externe de l'arcade supérieure de l'orbite. C'était encore ce qu'il cherchait, l'organe du penchant au vol (2).

Lorsque, avec les faits pris de la mimique, de la peinture et de la statuaire, on aura ainsi éliminé toutes ces histoires, soit générales, soit particulières, si manifestement et souvent si burlesquement apocryphes, il ne restera plus guère de preuves à l'appui de l'organologie. On serait donc, ou peu s'en faut, en droit de combattre ces preuves restantes

(1) *Sur les fonctions du cerveau,* t. IV, p. 3.
(2) *Ibid.,* t. IV, p. 202.

7.

uniquement par leur petit nombre, sans autrement
les discuter. Mais Gall ayant pris soin de dire qu'en fait
d'observations contrôlables il avait dû beaucoup se
restreindre, et mettre seulement les naturalistes en
état de se livrer à des observations ultérieures, il
vaut mieux que j'aille tout de suite au fond des choses, et que je montre que les faits quelque peu vala-
bles, allégués par lui avec tant de parcimonie, sont
faux, ou sont annihilés par un nombre beaucoup
plus considérable de faits d'un caractère opposé.
Pour cela, il me faudra au moins parcourir toute la
série des organes, dans l'ordre où Gall les a établis.
Mais, que le lecteur se rassure, je puis me dispenser
d'être long; et il ne dépendra pas de moi qu'il ne
mette sur le compte du sujet la meilleure part de
l'ennui qu'il éprouvera de cette revue.

I

ORGANE DE L'INSTINCT DE LA PROPAGATION.

Un genre à la fois tout-puissant et tout déterminé
d'émotions et de sentiments; un appareil organique
extérieur tout à fait particulier, point alternatif de
départ et de retentissement de ces deux manières de
sentir; un but exclusif et capital, celui de la reproduction, ralliant à lui tout un ordre des fonctions de
l'économie : il y avait là, au moins en apparence,
quelques raisons scientifiques de rechercher s'il

n'existe point dans l'encéphale un foyer d'action
particulier à la vie de l'espèce, comme il y en existe
un pour la vie de relation de l'individu, et si des
deux parties dans lesquelles, chez l'homme et chez
les grands animaux surtout, cet organe est presque
complétement divisé, l'une ne serait pas exclusivement consacrée à la sensibilité procréatrice, et l'autre à la sensibilité animale et à la pensée.

Si ce ne fut point là la manière dont Gall se posa
cette question, ce fut au moins le sens dans lequel il
la résolut; et la plus petite partie de la masse nerveuse de la tête, le cervelet, devint pour lui la condition encéphalique de l'instinct de propagation.
Cette nature déterminée de la fonction reproductrice, cette distinction non moins grande de l'organe
nerveux qu'on lui attribuait, la possibilité, au moins,
de leur corrélation, éveillèrent l'attention des médecins et des naturalistes. Plusieurs d'entre eux paru-
rent croire à la réalité de la découverte. Gall, en
revanche, prit d'eux avec empressement les faits qui
pouvaient lui servir à la mieux établir, et le princi-
pal organe du système fit son entrée dans le monde
physiologique, escorté d'un appareil de preuves qui
devait, hélas! manquer à ses frères. Ce n'est pas que
ces preuves eussent toutes un caractère sérieux et
discutable, Gall se fût montré infidèle à ses habitudes et à sa méthode; et l'on retrouve ici autant
qu'ailleurs ces misérables histoires dont j'ai donné
quelques exemples. Elles y ont de plus un genre de

mérite, que le lecteur devine bien, et qui tient à la nature de l'organe qu'il s'agissait de fonder.

La première histoire de ce genre, celle qui vraiment ouvre la scène, est celle d'une jeune veuve *qui avait, depuis son enfance, d'impérieux besoins de volupté,* et à laquelle, durant ses crises, Gall *soutenait la nuque avec le plat de la main*, ce qui le mit à même de *sentir dans cette partie* tout à la fois *une grande chaleur et une proéminence bombée très-considérable* (1). La seconde histoire, prise d'Apollonius de Rhodes, sous le couvert de M. Schœll, est celle de la sorcière Médée, qui, dans des crises pareilles, souffrait et brûlait aussi à la nuque (2). Ces deux histoires sont suivies de cinq ou six autres de même espèce, de même valeur et de même goût. Je les laisse là, bien entendu, pour passer·à l'examen de preuves au moins discutables, et qui, comme Gall lui-même l'a établi, peuvent se diviser en deux séries : 1° faits pris de l'état de santé et dans la corrélation du développement du cervelet à celui de l'amour physique, dans la série des espèces animales, dans la série des âges de l'homme, dans les deux sexes, enfin dans les propensions individuelles de nature à faire éclater la réalité de ce rapport; 2° faits pris dans l'état de maladie et dans la corrélation réciproque d'une altération du cervelet à une altération des parties sexuelles ou de leurs fonctions.

(1) *Sur les fonctions du cerveau*, t. III, p. 246.
(2) *Ibid*, t. III, p. 247.

Parmi les preuves de la première série, preuves prises de l'état de santé, dans l'anatomie et la physiologie, celle que Gall fait valoir d'abord consiste à avancer que le cervelet existe dans tous les animaux qui s'accouplent, et qu'il est plus considérable chez les espèces où cet accouplement se répète avec une grande salacité.

Avant de rappeler quelques faits qui montrent la fausseté de ces deux allégations, je veux donner, à leur occasion, de nouveaux exemples de la manière dont, le cas échéant, raisonne Gall. « Chez les ani- « maux, dit-il, dont la propagation ne s'effectue pas « par le concours de deux sexes, on ne distingue « rien qui ressemble au cervelet (1). » Il y a, en effet, parmi les invertébrés et dans la classe des mollus- ques, des animaux, véritables hermaphrodites, qui se fécondent isolément, et dont la masse nerveuse céphalique n'offre pas assurément de cervelet, pas plus qu'elle n'offre d'autres parties qui puissent, sous aucun rapport, être assimilées à celles de l'en- céphale des vertébrés. Mais il y a aussi tous les au- tres animaux invertébrés, insectes, crustacés, anné- lides, mollusques même, dont le ganglion céphali- que n'offre pas plus de cervelet que celui des mol- lusques hermaphrodites, et qui se reproduisent néanmoins par suite d'une union sexuelle, soit sim- ple, soit même double. Ces faits, Gall ne les connais-

(1) *Sur les fonctions du cerveau*, t. III, p 251.

sait-il pas? Et si, les connaissant, il n'en a pas tenu compte, que faut-il accuser de sa logique ou de sa bonne foi? Mais dans le cas où il les eût ignorés, comment a-t-il pu prononcer le nom même du cervelet à propos du système nerveux des animaux invertébrés, et faire de son absence prétendue chez quelques mollusques bisexuels un argument à l'appui de l'affectation de cet organe à l'instinct de la propagation?

« S'il était possible, dit encore Gall, de démon-
« trer que cette conformation (l'existence du cerve-
« let) a lieu, sans exception, dans les plus petits
« animaux, soit de terre, soit aquatiques, cette cir-
« constance suffirait seule pour établir que le cerve-
« let est l'organe de l'instinct de reproduction (1). »
Et quand cette proposition, que Gall, sous forme de question, a l'air de donner comme vraie, aurait en effet, ce caractère, est-ce qu'on pourrait en faire découler la conclusion qu'il en tire? Dans tous ces animaux, grands et petits, aquatiques ou terrestres, ainsi pourvus de cervelet, est-ce qu'indépendamment du besoin de rapprochement de sexes, il n'y a pas des mouvements, de la sensibilité, de l'instinct? Et ne serait-ce pas, dans cette manière de raisonner, une conclusion tout aussi légitime à tirer du fait de l'existence du cervelet chez ces espèces animales, que de dire que, chez elles, cet organe est celui de

____

(1) *Sur les fonctions du cerveau*, t. III, p. 251.

l'instinct, de la sensibilité et des mouvements?

Il n'est, du reste, pas vrai que dans les animaux vertébrés le cervelet soit dans un rapport constant de coexistence ou de développement avec l'existence ou le développement de l'instinct de reproduction. C'est là un fait tellement bien établi, et tellement connu de tout le monde, que je me borne à rappeler ce qu'en a dit Desmoulins.

Les grenouilles rainettes, les crapauds, et surtout les couleuvres et les vipères, reptiles chez lesquels manque, à proprement parler, le cervelet, se rapprochent par un véritable accouplement, et l'on sait combien est grande l'énergie avec laquelle le crapaud procède à l'acte de la fécondation (1). Au contraire, dans la plupart des poissons, et par exemple dans le barbeau, les silures, les gades, le cervelet, dans sa partie moyenne, qui existe seule chez les poissons, a un volume énorme, et ces animaux, loin de s'accoupler, ne connaissent souvent pas même la femelle dont ils fécondent les œufs (2). Enfin les cy-

____

(1) *Anatomie du système nerveux des animaux à vertèbres*, 2 vol. in-8. Paris, 1825, t. II, p. 579.

M. Magendie a enlevé à des grenouilles mâles, pendant l'acte même de la fécondation, la légère bande de substance médullaire qui représente le cervelet; l'accouplement n'en continuait pas moins. Il cessait par l'effet de la lésion des lobes cérébraux. (*Leçons sur les fonctions et les maladies du système nerveux*, t. II, p. 333 et suiv.)

(2) *Anatomie du système nerveux des animaux à vertèbres*, t. II, p. 578.

nocéphales, espèce de singes, dont la lubricité est devenue proverbiale, ont la masse du cervelet, et surtout ses lobes latéraux, moins développés à proportion que l'homme (1).

Gall dit, en second lieu, qu'à partir de la naissance, le cervelet, proportionnellement au cerveau,
croît et décroît avec l'âge et à des périodes déterminées, suivant qu'avec l'âge aussi croît et décroît,
aux mêmes périodes, le penchant à l'amour physique (2).

Il est vrai, et le fait est incontestable, qu'à la naissance la proportion du volume du cervelet au cerveau est bien moindre qu'elle ne le sera à l'âge
adulte, à l'âge de vingt-cinq ans par exemple. Je ne
.rapporterai point toutes les évaluations qui ont été
données de cette proportion par les anatomistes qui
s'en sont occupés, par Chaussier, Cuvier, Carus,
M. Cruveilhier et par Gall lui-même (3), et, m'en tenant
à une sorte de moyenne, je rappellerai qu'à la naissance la proportion en poids du volume du cervelet

(1) *Anatomie du système nerveux des animaux à vertèbres,*
t. II, p. 577.

(2) **Sur les fonctions du cerveau,** t. III, p. 255.

(3) Gall montre ici encore son défaut ordinaire de sévérité dans
les observations mêmes de caractère scientifique sur lesquelles il
prétendait appuyer son système. Il dit qu'à la naissance, la proportion du cervelet au cerveau peut être ou du neuvième ou du
vingtième, c'est-à-dire qu'elle pourrait varier de moitié. Or, on
sent bien, qu'excepté dans des cas décidément pathologiques,
une telle variation dépasse toutes les limites assignées à la réalité. (*Sur les fonctions du cerveau,* loco suprà.)

à celui du cerveau proprement dit est d'un vingtième, tandis qu'à l'âge adulte cette proportion est d'un septième. Mais à quel âge cette dernière proportion s'établit-elle ? Est-ce à dix-huit ou vingt ans à peu près, à l'âge de la puberté réelle, comme Gall avait intérêt à l'établir, ou est-ce plus tôt, à l'âge de cinq ou six ans, par exemple ? Voilà la question, et ici encore Gall s'est prononcé pour le contraire de la vérité.

Déjà, comme il en convient lui-même (1), Sœmmering, Ackermann, les frères Wenzel, lui avaient objecté que la proportion du cervelet au cerveau, qu'on remarque dans l'âge adulte, s'établit bien avant cet âge, bien avant celui de la puberté, puisqu'on la rencontre déjà à l'âge de quatre ou cinq ans ; et les faits rapportés par Sœmmering et par les frères Wenzel ne permettent pas de douter de la vérité de leur allégation. On voit, par exemple, dans le tableau dressé par ces derniers, du poids proportionnel du cerveau et du cervelet suivant les âges, que chez un garçon de trois ans et chez deux petites filles, l'une de trois ans et l'autre de cinq, la proportion du cervelet au cerveau était d'environ un septième (2). J'ai moi-même, dans des enfants de

(1) *Sur les fonctions du cerveau*, t. III, p. 256.

(2) Jos. et Car. Wenzel, *De penitiori structurâ cerebri hominis et brutorum*, in-folio, Tubingue, 1812. Tabula tertia, cerebri generatim, cerebri ac cerebelli speciatim pondus, à statu embryonis usque ad decrepitam hominis ætatem.

l'âge de trois ans à celui de dix, pesé proportionnellement, un certain nombre de fois, le cerveau et le
cervelet, et j'ai obtenu des résultats véritablement
identiques à ceux qu'ont publiés les frères Wenzel,
c'est-à-dire que j'ai constaté qu'à l'âge de trois, cinq,
six, huit, dix ans, la proportion du cervelet au cerveau est d'un septième ou d'un sixième (1). Mais
tous les faits de cette nature n'ébranlent pas Gall.
S'il en a vu de pareils, il se garde bien de les rapporter, et cela ne l'empêche pas de répéter avec son
assurance ordinaire que c'est à seize ou vingt ans
seulement que s'établit la proportion définitive du
cervelet au cerveau (2). Il est bien clair qu'il n'en est
rien, et que c'est douze ou quinze ans plus tôt, c'est-
à-dire à l'âge de quatre ou cinq ans, que s'établit la
proportion prétendue pubère du volume du cervelet
à celui de l'autre partie de l'encéphale. Que devient
alors la signification physiologique que Gall a tenté
de lui attribuer ? Voilà qu'il faudrait maintenant faire

(1) Voici deux pesées que je viens de faire à l'instant même.
Gall n'en a jamais autant donné, car il n'en donne aucune.

Fille âgée de cinq ans.
Poids du cerveau............ 861 grammes.
Poids du cervelet 121
Rapport du poids du cervelet à celui du cerveau, 1 : 7,115.

Garçon âgé de six ans.
Poids du cerveau........... 1,018 grammes.
Poids du cervelet...........   150
Rapport du poids du cervelet à celui du cerveau, 1 : 6.58.

(2) *Sur les fonctions du cerveau*, t. III. p. 257.

commencer la puberté chez les garçons eux-mêmes
à l'âge de quatre ou cinq ans, à un âge auquel assurément Gall lui-même n'oserait la faire remonter
que dans des histoires tout exceptionnelles.

Ceci donc prouvé, que c'est bien avant l'âge où se
manifeste le penchant à l'amour physique que le
cervelet acquiert, relativement au cerveau, la proportion qu'il gardera toute la vie, est-il nécessaire
de prouver aussi que cette proportion ne diminue
point dans la vieillesse, c'est-à-dire à mesure que diminue et va en s'éteignant ce même besoin du rapprochement des sexes? Gall aurait vu, dit-il, à cet
âge la turgescence nerveuse du cervelet diminuer, et
les fosses occipitales inférieures qui le contiennent
se rapetisser jusqu'aux dimensions de celle du crâne
d'un enfant nouveau-né (1). Rudolphi lui avait aussi
nié ces faits ; mais Gall encore avait passé outre, sans
rien alléguer de précis. J'ai fait de nombreuses pesées de l'encéphale et de ses parties, et j'ai déjà con-
signé ailleurs quelques-uns des résultats qu'elles
m'ont donnés (2). Dans les faits qui les constituent
il s'en trouve sept relatifs à des individus âgés de
soixante ans et au-dessus, dont deux étaient des
vieillards de l'hospice de Bicêtre, trois des détenus
de la prison du dépôt des condamnés, deux enfin

(1) *Sur les fonctions du cerveau*, t. III, p. 258.
(2) *Du poids du cerveau considéré dans ses rapports avec le
développement de l'intelligence* (Gazette médicale de Paris,
11 mars 1837).

des hommes connus dans les sciences. Or, la moyenne résultant de ces sept faits se trouve donner, pour proportion du poids du cervelet à celui du cerveau, un sixième (1 : 6, 5), tandis que, d'après mes pesées encore, cette proportion, à l'âge adulte, n'est que d'un septième (1 : 7, 3). Dans le tableau dressé par les frères Wenzel, tableau que je viens de citer, on voit de même que, chez un vieillard de soixante-deux ans, la proportion, en poids, du cervelet au cerveau était d'un septième, que, chez un troisième enfin âgé de quatre-vingts ans, elle était d'un sixième. M. Parchappe a aussi recueilli des faits relatifs au poids des deux parties principales de l'encéphale suivant l'âge, et, d'après ces faits, il se trouve qu'à l'âge de soixante ans et au-dessus, chez les hommes, la proportion du cervelet au cerveau est d'un sixième, tandis qu'à l'âge adulte, à quarante ans par exemple, elle est au plus d'un septième (1). C'est un résultat qui, pour le sujet qui nous occupe, peut être donné comme identique à celui que j'ai obtenu. Il est opposé, comme on le voit, à l'opinion que Gall cherchait à établir, opinion qu'il n'appuie sur aucun fait qui puisse, le moins du monde, équivaloir aux faits qui appartiennent aux frères Wenzel, à M. Parchappe, ainsi qu'à ceux que j'ai observés de mon côté.

Gall, par des raisons inutiles à reproduire ici,

(1) Mémoire sur *le volume de la tête et de l'encéphale chez l'homme*, in-8. Paris, 1836, p. 74.

mais dont la légitimité ôterait beaucoup de son mérite à la pudique retenue du sexe, a supposé que, chez les femmes comme chez les femelles des animaux, le sentiment de l'amour physique est moins actif qu'il ne l'est dans le sexe mâle (1). En ce qui concerne notre espèce, Tirésias n'eût pas été de cet avis, et il pouvait sur cette question se prévaloir d'une expérience personnelle dont, depuis lui, le privilége n'a été, que je sache, accordé à personne. Qui a raison, de Gall ou du vieux devin de Thèbes? c'est ce que je ne discuterai point. Ce que je veux dire seulement, c'est que Gall a conclu de son opinion sur le peu d'ardeur amoureuse du sexe, que, dans toute la série animale, la femelle devait avoir, et a en effet, le cervelet plus petit relativement à son cerveau, que ne l'a le mâle. Cette observation s'est confirmée, dit Gall, sur tous les animaux qu'il a été à même d'examiner, depuis la musaraigne jusqu'à l'éléphant (2) : Gall aime cette forme d'énumération biblique, qui revient plusieurs fois dans le cours de son livre. Pour ce qui est de la femme, par qui il est au moins poli de commencer, Gall renvoie à ses planches, et à *tous* les crânes d'hommes et de femmes (3). Ses planches, nous n'y recourrons pas, nous avons déjà dit pourquoi, quoiqu'elles pussent bien nous donner raison contre lui. Quant aux crânes

(1) *Sur les fonctions du cerveau*, t. III, p. 271 et suiv.
(2) *Ibid.*, p. 274.
(3) *Ibid.*, p. 275.

d'hommes et de femmes, la comparaison sur le vivant n'en serait ni aussi facile ni aussi concluante que Gall veut bien le dire ; j'ai de ce fait une expérience cranométrique assez grande. Il vaut mieux s'en tenir au poids comparatif du cerveau et du cervelet dans les deux sexes ; non-seulement cela est plus facile, mais cela est infiniment plus sûr. Or, j'extrais du mémoire de M. Parchappe, d'après deux moyennes de vingt-neuf et de dix-huit faits, que le poids du cervelet est à celui du cerveau comme 1 est à 6, 4 dans l'homme, et comme 1 est à 7, 1 dans la femme (1), ce qui semblerait donner gain de cause à Gall. Je ne dissimule rien, comme on le voit. Mais je trouve d'après un tableau de ce même mémoire, sur le poids du cervelet et sur celui du cerveau suivant les âges et dans les deux sexes, que le rapport de ces deux parties de l'encéphale est vraiment le même dans l'homme et dans la femme (2). C'est qu'en effet, pour qu'on pût établir qu'il en est autrement, il faudrait qu'on eût affaire à des différences tout autrement constantes que celles que je viens de mentionner, surtout tout autrement considérables, et qui se formulassent par d'autres chiffres que des fractions de décimales. J'ai de mon côté pesé comparativement le cerveau et le cervelet de vingt femmes ayant toutes atteint ou dépassé l'âge adulte, puisqu'elles avaient de 34 à 87 ans, et que la moyenne de

(1) *Mémoire cité*, p. 69.
(2) *Ibid.*, p. 74.

leur âge était de 62 ans. Le rapport en poids de ces deux parties de l'encéphale, chez elles, s'est trouvé être, en moyenne, de plus d'un 7me (cervelet : au cerveau : : 1 : 6, 9), tandis que ce rapport dans le sexe mâle, à l'âge adulte, est de moins d'un 7me ; c'est-à-dire que, d'après ces faits, le cervelet serait, chez la femme, plus gros, proportionnellement au cerveau, qu'il ne l'est chez l'homme. C'est justement l'opposé de l'assertion émise par Gall, qui s'est bien gardé du reste de l'appuyer d'aucun chiffre. Notez, en outre, que les pesées d'après lesquelles j'ai établi cette moyenne du rapport, en poids, du cervelet au cerveau dans le sexe, appartiennent en majorité à des femmes fort âgées, c'est-à-dire de l'âge de 60 à 87 ans, de cet âge auquel, suivant Gall, le cervelet décroît depuis longtemps d'une manière notable. C'est là un fait à ajouter à ceux qui prouvent, comme nous l'avons vu plus haut, que cette opinion de la décroissance du cervelet dans la vieillesse n'est pas plus vraie que celle de la moindre proportion de cette partie de l'encéphale dans le sexe féminin.

Quant au rapport du cervelet au cerveau dans les deux sexes chez les animaux, il est bien entendu que, d'après Gall, ce sont les mâles qui ont le plus gros cervelet, et que cette différence est manifeste et sur les crânes et sur les cerveaux. Les planches de son atlas sont encore là qui le prouvent jusqu'à l'évidence, et Gall fait remarquer, en outre, que « le cervelet est plus grand d'un sexe à l'autre dans les

« espèces chez lesquelles les mâles sont, en tout
« temps, capables de s'accoupler, et où les femelles
« sont restreintes, à cet égard, à de certaines pé-
« riodes, que dans les espèces chez lesquelles le
« mâle et la femelle sont, l'un comme l'autre, sous
« la même influence périodique (1). » On ne peut
certes rien demander de mieux pour la vérité de l'organologie, à l'endroit des fonctions reproductrices.
Je n'ai pas examiné comparativement beaucoup de
crânes et de cerveaux d'animaux mâles et femelles,
dans le but de savoir lequel des deux sexes a, proportionnellement au cerveau, le plus gros cervelet.
Mais il se trouve que j'ai là, sur la table où j'écris,
le crâne d'un coq et celui d'une poule, celui d'un
lièvre et celui d'une hase, ceux d'un chevreuil mâle
et d'une chevrette, ceux enfin d'un loup et d'une
louve. Je les examine, les retourne dans tous les sens,
je mesure comparativement à l'intérieur l'étendue
des deux parties du crâne qui contiennent, l'une le
cerveau, l'autre le cervelet, et l'on sait que cette opération est très-facile. Or, j'affirme, au risque d'être
traité comme je traite Gall, c'est-à-dire de n'être pas
cru, que du coq à la poule, du chevreuil à la chevrette, il n'y a, dans la proportion de la masse sup-
posable du cervelet à celle du cerveau, rien absolument qui diffère, et que dans les deux autres couples animaux, c'est à l'avantage de la femelle que
serait la différence.

(1) *Sur les fonctions du cerveau*, t. III, p. 277.

Gall, prétendant que le cervelet est l'organe supérieur et central du penchant à l'amour physique, devait le trouver très-développé chez les individus. mâles ou femelles, de notre espèce ou des autres espèces animales, en qui ce penchant est aussi très-marqué, et il cite, en effet, un grand nombre d'observations particulières, confirmatives de la vérité de cette corrélation. J'ai déjà signalé quelques-unes de ces observations, en leur donnant le nom qu'elles méritent. Je pourrais en citer quelques autres dignes de la même qualification, celle, par exemple, de la bossue qui mit en péril la pudeur de Gall (1) ; on ne trouvera pas mauvais que je m'en abstienne. Quànt aux autres faits qu'il rapporte, faits qui offrent à un degré moins marqué le caractère de fables, et dont le contrôle et la reproduction seraient possibles, voici ce que j'ai à en dire.

De ces faits, les uns au nombre de deux ou trois sont relatifs à des idiots chez lesquels Gall dit avoir remarqué dans une corrélation évidente un gros cervelet et une grande salacité. La grosseur proportionnelle du cervelet des idiots est un fait physiologique réel. Je l'ai signalée dans un travail où j'ai montré que chez eux le rapport du cervelet au cerveau est sensiblement plus considérable que chez les hommes de facultés intellectuelles ordinaires (2), et

____

(1) *Sur les fonctions du cerveau,* t. III, p. 334.

(2) Mémoire cité *sur le poids du cerveau considéré dans ses*

j'ai depuis eu occasion de continuer les mêmes observations. Mais les idiots sur lesquels je les ai faites
n'étaient, en aucune façon, remarquables par leur
penchant à l'amour physique. Voici tout simplement
ce qui en est de ce gros cervelet des idiots. L'état
d'infériorité mentale qui caractérise ces derniers se
lie à une moindre proportion des hémisphères cérébraux, qui sont dans l'encéphale la condition plus
particulière de l'exercice de l'intelligence, et le cervelet, organe plus spécial des mouvements, qui ne
sont pas lésés chez eux, ne partage pas, au même degré, ce défaut de développement. Plus donc l'entendement de l'idiot décroît, plus son cerveau décroît
aussi, son cervelet ne diminuant pas dans la même
mesure. Mais cette plus grande proportion du cervelet chez ces malheureux ne doit nullement, comme
on le voit, être mise en rapport avec l'instinct de rapprochement des sexes, et Gall, par conséquent,
a eu tort de chercher à établir cette corrélation.

Du reste, dans les deux ou trois faits individuels
qu'il a empruntés aux idiots, comme dans tous les
autres faits de même nature, pris soit de l'homme,
soit des animaux, il est question non point de gros
ou de pesants cervelets, évalués même à la vue, mais
seulement de grosses ou de larges nuques, observées à l'œil encore plus qu'au toucher. Or, pour qui
s'est livré, d'une manière un peu suivie, à l'apprécia-

rapports avec le développement de l'intelligence (Gazette médicale de Paris, 11 mars 1837).

tion de la conformation et du développement soit du cerveau, soit du crâne; pour qui a cherché à faire cette appréciation et sur le mort et sur le vivant ; pour qui sait quelle difficulté on éprouve à mesurer d'une manière invariable durant la vie quelques-uns des diamètres du crâne, et en particulier son diamètre bi-mastoïdien, qui donne approximativement la largeur du cervelet; pour qui a appris par expérience que dans les animaux, à raison du mode des insertions musculaires qui ensevelissent, sous leurs énormes masses, toute la partie postérieure du crâne, cette opération est encore bien plus arbitraire, et bien plus difficile que dans l'homme ; pour qui n'ignore pas que du diamètre transversal du cervelet, dans le cas même où il serait possible de l'apprécier d'une manière exacte à travers les parties molles et les parties osseuses du crâne, on ne peut, en aucune façon, conclure le diamètre antéro-postérieur et le diamètre vertical de cet organe, c'est-à-dire, en définitive, ses dimensions et son volume ; pour qui est instruit de toutes ces circonstances et a été aux prises avec toutes ces difficultés, il est de toute évidence que les faits particuliers que Gall dit avoir observés soit dans l'homme, soit dans les animaux, d'un grand cervelet, c'est-à-dire d'une large nuque coïncidant avec un grand développement de l'instinct de reproduction, sont absolument de nulle valeur pour l'établissement de l'opinion qu'il a donnée comme leur expression, et de la loi qu'il en a fait découler.

Mais ce qui est bien plus évident encore, c'est que ces observations, auxquelles j'ai accordé un instant quelque importance scientifique, en les supposant recueillies de bonne foi, ne sont encore que des histoires à joindre à celles auxquelles elles sont mêlées. Je crois qu'on ne pourra guère en douter quand on aura lu le passage suivant : « J'ai rassemblé, dit Gall, « beaucoup de têtes d'oiseaux au commencement du « printemps, saison de leurs amours les plus ar- « dentes ; j'en ai rassemblé d'autres au commence- « ment de l'hiver, époque où tout ce qui a rapport à la « propagation est épuisé. *Dans les têtes rassemblées* « *au printemps, le cervelet est plus large et plus turges-* « *cent ; dans les crânes, la proéminence qui y correspond* « *est manifestement plus large et plus bombée que dans* « *ceux recueillis au commencement de l'hiver* (1). » Le cervelet, cette partie d'un organe indivis, qui croît au printemps pour décroître en hiver, le cerveau proprement dit ne partageant pas ces phases succes- sives d'accroissement et de décroissement, et le crâne, cette enveloppe solide, de nature semi-calcaire, qui, dans une seule de ses parties aussi, suit ces alterna- tives d'augmentation et de diminution de volume ! A qui Gall espérait-il donc faire admettre de pareilles fables ? Et ne s'est-il pas ainsi condamné lui-même à n'être cru ni dans ses assertions les plus fondées, ni dans l'énonciation des faits les plus vulgaires?

(1) *Sur les fonctions du cerveau,* t. III, p. 281.

Le second ordre des preuves par lesquelles Gall a prétendu démontrer que le cervelet est l'organe de l'instinct de propagation, se compose de faits pris dans l'état de maladie, et peut se rapporter à deux chefs : 1° faits dans lesquels la castration, ou une altération des parties sexuelles, avait déterminé, suivant lui, une atrophie ou une maladie du cervelet ; 2° faits dans lesquels une lésion chronique ou aiguë du cervelet aurait donné lieu, soit à l'atrophie des parties sexuelles, soit à l'altération ou à l'excitation de leurs facultés, soit à l'un et à l'autre de ces effets à la fois.

1° *Faits d'influence de la castration ou de la lésion des parties sexuelles sur le cervelet.* Des faits que cite Gall en ce genre, il n'y en a véritablement pas un seul qui prouve ce qu'il voudrait leur faire établir, et il y en a parmi eux d'évidemment controuvés. Tels sont les prétendus faits, représentés dans les planches de son atlas, de différence de développement, dans la région du cervelet, des crânes des animaux châtrés et de ceux qui ne l'ont pas été, différence, bien entendu, qui est en plus à l'avantage des derniers. Cette différence, dit Gall, est très-sensible quand on compare les crânes des chevaux hongres à ceux des étalons (1). Or, vous allez voir ce qui en est de cette différence. M. G. Marchant a fait, à Alfort, à la prière

(1) *Sur les fonctions du cerveau,* t. III, p. 286.

de Leuret, des pesées comparatives de cerveaux et de cervelets de juments, de chevaux hongres et d'étalons, et savez-vous chez lesquels de ces animaux le cervelet s'est trouvé le plus pesant ? Chez les chevaux hongres d'abord; chez les juments ensuite; c'étaient les étalons qui avaient le cervelet le plus léger (1). Ce fait prouve d'abord que Gall s'est tout au moins trompé en prétendant que la castration diminue le volume du cervelet, puisqu'on pourrait, avec bien plus de raison, arguer des faits que je viens de citer que c'est le contraire qui a lieu. Il prouve en second lieu, et ceci est relatif au rapport comparé du volume du cervelet à celui du cerveau dans les animaux mâles et dans les animaux femelles, que ce ne sont pas ces derniers qui l'ont le moins considérable, et cela, comme je l'ai montré tout à l'heure, contrairement à l'opinion avancée par Gall, et aux prétendus faits qu'il a rapportés pour l'établir.

Gall, en même temps qu'il traite des effets de la castration chez les animaux, parle de ses résultats dans l'espèce humaine, et de l'atrophie du cervelet chez les eunuques (2). Où donc Gall a-t-il pu observer de pareils faits? Ils sont heureusement fort rares soit en Allemagne, soit en France, et, Gall n'a jamais été, que je sache, médecin de la chapelle du pape, ni archiâtre du grand-seigneur. Ce ne sont assuré-

____

(1) *Anatomie comparée du système nerveux*, de Leuret. t. I, p. 426 et suiv.

(2) *Sur les fonctions du cerveau*, t. III, p. 288.

ment pas les deux faits de castration qu'il cite qui
l'ont mis en droit de conclure de la destruction du
testicule à l'atrophie du cervelet; car, dans l'un de
ces faits, où l'autopsie cadavérique suivit à six mois
de distance l'opération du sarcocèle, les altérations
du cervelet, on ne peut plus mal décrites, si tant il y
a qu'il en existât, se répétaient dans le cerveau (1);
dans l'autre, où il s'agit d'un soldat qui, dans l'opération d'une hernie, avait perdu le testicule droit,
la mort n'eut pas lieu; il n'y eut qu'examen de
la nuque, et Gall ne manqua pas de trouver la bosse
occipitale gauche beaucoup moins saillante que la
droite (2). A la suite de ces deux pauvres observations, Gall dit avoir trouvé sur plusieurs lapins,
auxquels six ou huit mois auparavant il avait fait
enlever un testicule, une diminution de volume du
lobe du cervelet du côté opposé à celui où la castration avait eu lieu, et la fosse occipitale correspondante également plus petite que l'autre (3). Les anatomistes qui ont eu occasion d'examiner des bosses
occipitales de lapin se douteront bien que Gall n'a
pas pu faire une pareille observation, et ils seront en
cela de l'avis de M. Vimont. Ce consciencieux disciple
de Gall déclare, en effet, n'avoir observé aucun amoindrissement d'un des lobes cérébelleux de quatre lapins châtrés d'un seul côté, et conservés en vie pendant

(1) *Sur les fonctions du cerveau,* t. III, p. 291.
(2) *Ibid.,* t. III, p. 292.
(3) *Ibid.*

huit mois, c'est-à-dire exactement le même temps
durant lequel son maître dit avoir conservé les
siens (1).

Je passe sous silence les cinq ou six autres faits où
des lésions, des froissements des parties sexuelles
sont présentés comme ayant eu de l'influence sur la
diminution de volume du cervelet, ou sur la produc-
tion d'une altération de sa substance. Ces faits, dont
deux au moins me semblent des histoires, n'ont aucune apparence de valeur. Mais, dans le cas même
où il en serait autrement, dans le cas où l'on voudrait accorder quelque crédit à tous ces faits incom-
plets, mal observés, supposés, de castration ou d'une
lésion des parties sexuelles, qui aurait donné lieu à
une atrophie ou à une altéraion du cervelet, combien n'en existe-t-il pas d'autres où cette castration,
et surtout cette lésion n'a été positivement suivie
d'aucune influence de ce genre !

2° *Faits de lésions, soit chroniques, soit aiguës, du
cervelet, ayant donné lieu, d'après Gall, à l'atrophie
ou à une autre altération des parties génitales.*

Une remarque générale que je présenterai d'abord
sur le plus grand nombre de ces faits, et qui suffira
à leur réfutation, c'est que, depuis l'histoire de l'im-
puissance des Scythes, empruntée par Gall à Hippocrate, jusqu'à celle de madame de Buric, *qui ne gai-*

(1) *Traité de phrénologie humaine et comparée*, t. II, p. 240.

gnait rien à bien faire son devoir avec son mari (1),
parce que celui-ci avait reçu jadis un coup de masse
d'armes sur la nuque, il n'y est question, la plupart
du temps, que de coups portés *sur la nuque*, et non
point *dans* le cervelet, et nous savons ce que valent,
avec Gall, les observations faites sur la nuque. Il y en a
sept de ce genre-là, et nous pouvons bien les laisser.
Dans une huitième, un coup de sabre alla jusqu'au
cervelet, et les testicules s'atrophièrent ; mais la vue
et l'ouïe se perdirent aussi (2). Gall n'avait pas pris
garde à cette dernière circonstance, qui pourrait
faire du cervelet, en vertu d'une déduction empirique
équivalente, l'organe simultané des fonctions sexuelles et des deux principaux sens externes. Dans une
neuvième observation, qui a au moins quatre ou
cinq pages, les testicules s'étaient encore atrophiés ;
mais les mouvements de tout le corps, la sensibilité,
la raison, tout cela s'était aussi en partie aboli ; et
dans le crâne ce ne fut pas le cervelet qui fut trouvé
malade, on ne constata en lui qu'un petit volume ;
mais ce furent le cerveau et la moelle allongée (3).
Conçoit-on qu'une pareille observation ait pû être
citée par Gall, en preuve de son opinion sur la corrélation des lésions du cervelet aux lésions du testicule,

(1) *Mémoires de Brantôme, contenant les Vies des hommes illustres et grands capitaines de son temps*, in-12, Londres, 1739,
t. II, p. 182.
(2) *Sur les fonctions du cerveau*, t. III, p. 304.
(3) *Ibid.*, t. III, p. 306 et suiv.

ou à celles des fonctions sexuelles ? Il y en a encore quelques autres de même force, et que, par cela même, je m'abstiens de mentionner.

J'arrive aux maladies aiguës du cervelet, à ses hémorrhagies surtout, dans les résultats desquelles Gall, s'appuyant sur cinq ou six observations de M. Serres, a cru voir une éclatante confirmation de ses idées. Dans toutes, il est question, en définitive, d'une surexcitation des parties sexuelles, qui serait un des symptômes exclusifs de cette hémorrhagie. Mais les faits qui montrent que cette surexcitation n'est point particulière à l'hémorrhagie du cervelet, et qu'elle peut se rencontrer aussi dans les hémorrhagies d'une autre partie de l'encéphale, sont de plus en plus vulgaires dans la science, et n'ont plus besoin que d'être rappelés. Il en est de même de ceux qui prouvent qu'une hémorrhagie, une lésion quelconque du cervelet peut avoir lieu sans érection, sans excitation même des parties sexuelles, et une, au moins, des observations de M. Serres montrait déjà qu'il en est ainsi (1). C'est là, du reste, ce que le travail de Burdach a prouvé de manière qu'il n'y ait plus à revenir là-dessus (2). J'admettrai volontiers, et cela est en effet tout probable, que des 178 observations d'altérations du cervelet, dont ce travail donne les symptômes, observations prises de l'Allemagne, de la

(1) *Sur les fonctions du cerveau,* t. III, p. 365.
(2) *Vom Baue und Leben des Gehirns.* Leipsick, 1819-26, 3 vol. in-4, t. III, p. 297, 319, 423.

France, de l'Angleterre, de l'Italie, quelques-unes ne valent pas grand'chose. Mais enfin de ces 178 observations de maladies du cervelet, il n'y en a que 10 dans lesquelles on ait noté des lésions des fonctions génitales. Ce chiffre, le doublât-on encore, n'a pas besoin de commentaire, et il prouve, mieux que tout ce qu'on pourrait dire, le néant des preuves pathologiques prises par Gall, de faits exceptionnels ou mal observés, pour appuyer ses idées sur l'affectation du cervelet à l'instinct de reproduction.

En somme donc, de tous les genres de faits allégués par le fondateur de l'organologie à l'appui de cette affectation, il n'en est pas un seul qui reste debout. Faits du développement corrélatif du cervelet et de l'instinct reproducteur dans la série animale ; faits de ce même développement suivant les âges, le sexe, les individus ; faits de l'influence des lésions des parties génitales sur le cervelet et de celle des maladies de cet organe sur les parties et les fonctions génitales : tous ces genres de faits étaient ou mal observés ou controuvés, ou bien ils ne renfermaient pas la preuve que Gall voulait en faire sortir. La critique à laquelle je me suis livré de ces faits a été longue et minutieuse, et elle devait l'être. Il s'agissait d'un organe le plus important de tous en quelque sorte, par son affectation à la perpétuation des espèces animales, et qui, par cette raison et par d'autres que j'ai rappelées, avait pu, jusqu'à plus ample informé, être pris en une certaine considération par la physiologie et par la pathologie. C'est à propos de cet organe, plus logique à la fois et plus physiologique que tous les autres, que j'ai voulu montrer tout ce qu'il y a de mauvaise observation et de mauvais raisonnement dans Gall, même quand il peut s'appuyer sur les résultats d'une observation réellement scientifique, et sur des hommes également scientifiques, disposés à entrer sur quelque point en communauté d'idées avec lui. Pour achever la démonstration, il me reste à rappeler brièvement l'opinion actuelle des physiologistes sur les fonctions véritables du seul organe phrénologique auquel ils aient, pour la pluplart, accordé un instant de sérieuse attention.

Je ne sais pas si M. Serres, dont les observations d'apoplexie cérébelleuse ont été si utiles à Gall, et sont pourtant si peu concluantes, croit encore que le cervelet est, au moins dans sa partie centrale et fondamentale, l'organe de l'amour physique (1). Je ne sais pas si M. Ségalas est encore à peu près d'avis qu'en portant dans la nuque d'un pauvre animal un stylet qui, pour provoquer seulement l'érection, est obligé d'aller, à travers le cervelet, jusqu'à la moelle épinière, on prouve par cela même que le cervelet est l'organe qui excite à l'érection (2). Ce que

______

(1) *Recherches sur les maladies organiques du cervelet* (Journal de physiologie expérimentale, t. II, p. 173, 249). — *Anatomie comparée du cerveau*, 2 vol. in-8, t. II, p. 607, 717.

(2) *Journal de physiologie expérimentale*, t. III, 1824, p. 293.

je sais, ce que tout le monde sait, c'est que la science,
à l'heure qu'il est, s'est retirée de cette voie et de
cette croyance. Pour elle, le cervelet n'est pas plus
l'organe de la sensibilité sexuelle qu'il n'est celui de
la sensibilité générale. Peu confiante dans des observations pathologiques, qui peuvent offrir tous les
ordres de symptômes, elle a demandé à la physiologie
expérimentale de lui dire, dans la mécanique nerveuse, quel rouage c'est que le cervelet ; et la physiologie expérimentale, malgré quelques graves différences de langage de la part de ses interprètes, lui a
répondu, par la bouche de MM. Rolando (1), Magendie (2), Flourens (3), Hertwig (4), Longet (5),
etc., que le cervelet est le rouage encéphalique plus
particulièrement affecté au mouvement et qu'il n'est,
en aucune façon, celui de la reproduction de l'espèce (6).

(1) *Saggio sopra la vera struttura del cervello e sopra le
funzioni del sistema nervoso*, 2 vol. in-8. Torino, 1828, t. II,
art. 2, 3 et 5.

(2) *Journal de physiologie*, t. III, p. 153 ; t. IV, p. 399. — *Leçons sur les fonctions et les maladies du système nerveux*. Paris,
1839, t. I, p. 217, 259, 267.

(3) *Recherches expérimentales sur les propriétés et les fonctions du système nervéux*, 2e édit., 1842, p. 37, 53, 54, 55, 133
et suiv., 333 et suiv., 400 et suiv.

(4) *Experimenta quædam de effectibus læsionum in partibus
encephali*, Berol., 1826.

(5) *Anatomie et physiologie du système nerveux*, t. II p. 740

(6) C'était comme cela en 1843 ; c'est encore comme cela
en 1858. Durant ces quinze années, la science physiologique,
pour ce qui est des fonctions du cervelet, de ses fonctions

Parmi les phrénologistes, plusieurs, et des plus considérables, sont aussi venus jeter un grain de sable sur cet organe qu'on enterrait. M. Vimont lui-même, pour lui conserver au moins quelque ombre de vie, a proposé une transaction. Il a demandé que quelque chose du cervelet en retînt les attributions phrénologiques, et, concédant aux mouvements sa partie la plus essentielle, c'est-à-dire sa partie centrale, il a prié qu'on réservât ses masses latérales pour l'instinct de l'amour physique (1). C'est, comme on le voit, une opinion opposée à celle de M. Serres, et M. Vimont, en recourant à un pareil traité n'a oublié qu'une petite chose, c'est que la portion centrale du cervelet est la seule partie de cet organe qui persiste dans les poissons, les reptiles et les oiseaux, tous animaux qui cependant ont quelque penchant à se reproduire et y réussissent assez bien. Feu Sarlandière, un autre grave phrénologue, dont j'aurai à parler plus tard, prenant plus bravement son parti, a placé l'organe de l'amour physique à la partie postérieure des hémisphères cérébraux, et a franchement reconnu le cervelet comme l'organe central des mouvements (2). M. le professeur Bouillaud a également

plus ou moins exactement ou exclusivement motrices, n'a pas fait un pas, et ne l'a pas, que je sache, tenté. Mais elle maintient plus que jamais que le cervelet n'est pas l'organe de l'amour physique. (*Note de la* 2e *édition.*)

(1) *Traité de phrénologie humaine et comparée,* t. II, p. 142.

(2) *Comment on peut procéder à la découverte des organes*

sur ce point abandonné la doctrine du maître, et il ne s'est pas contenté d'une simple accession à l'opinion désormais victorieuse ; il est venu joindre ses propres expériences à celles qui prouvaient déjà que le cervelet n'est ni le foyer de la sensibilité générale, ni l'organe de l'instinct de propagation, mais qu'il est l'organe de coordination de la plus grande partie au moins des mouvements (1).

Voilà, ce me semble, un premier organe, et le premier de tous les organes, inhumé suivant toutes les règles et avec tout le respect possible, par la piété simultanée de la phrénologie elle-même et de la physiologie ordinaire. Mais je n'ai certes pas l'intention de mettre autant de pompe et de sensibilité à rendre les mêmes devoirs à ses frères. J'en suis amplement dispensé par les remarques que j'ai faites sur toutes ces étranges histoires, seules preuves la plupart du temps de l'existence des organes, et bonnes surtout à jeter du doute sur la sincérité des faits qui ont quelque apparence scientifique. Or, ceux-ci sont en très-petit nombre, et c'est d'eux seuls qu'il sera question dans l'appréciation très-rapide que je ferai des preuves particulières de l'établissement de chacun des organes suivants. Mais, que le lecteur se

situés à la base du cerveau (Journal de la Société phrénologique de Paris, t. I, 1832, p. 270 et suiv.).

(1) _Recherches expérimentales tendant à prouver que le cervelet préside aux actes de la station et de la progression_ (Archives générales de médecine, t. XV, p. 64).

le persuade bien, je n'omettrai rien d'essentiel, et quand je cesserai d'être sérieux, c'est que je n'aurai rien de sérieux à combattre. Je ne saurais, au reste, trop l'engager à ne point me croire sur parole, à comparer avec la nature les faits contradictoires que je lui exposerai et ceux que je lui ai déjà fait connaître. Mais ce à quoi je l'engage surtout, c'est à connaître Gall dans Gall lui-même, à voir, dans son volumineux ouvrage, sur quels pauvres faits, sur quelles pauvres raisons, je ne dirai pas dans quel pauvre langage, puisque ce langage ne lui appartient pas tout entier, il a fondé un système qui a fait tant de bruit, et qui n'a pas encore cessé d'en faire.

II

ORGANE DE L'AMOUR DE LA PROGÉNITURE.

Le premier organe qui se présente après celui de l'instinct de propagation, c'est l'organe de *l'amour de la progéniture*. Situé à l'extrémité postérieure des hémisphères cérébraux, il détermine, à l'occiput, lorsqu'il est très-développé, ou une *double proéminence*, ou une *saillie bombée unique* (1).

Quatre faits, sans plus, ont prouvé à Gall l'existence de cet organe. Le premier consiste en ceci que les singes, et surtout les singes femelles, ani-

(1) *Sur les fonctions du cerveau*, t. III, p. 443.

maux qui aiment beaucoup leurs petits, ont l'extrémité postérieure du cerveau très-proéminente. Le
second, c'est que les femmes, en leur qualité de mè-
res, offrent la même conformation. Le troisième, c'est
que chez les nègres, qui sont pleins de tendresse
pour leurs enfants et même pour les enfants des autres, on trouve aussi une très-grande saillie de
la pointe occipitale des hémisphères. Le quatrième enfin, c'est que les femelles des animaux
présentent, comparativement aux mâles dans les
mêmes espèces, un plus grand développement
de cette partie cérébrale. Or ce sont là quatre faits
faux.

Voyons d'abord ce qui est relatif aux singes. Je
compare, en ce moment même, un magnifique plâtre de cerveau de chimpanzé au plâtre phrénologique du cerveau humain, et ce dernier est certainement plus pointu à son extrémité postérieure que le
plâtre du cerveau du singe. Je compare ce même plâtre de cerveau de chimpanzé, ainsi que le cerveau
d'une guenon, à un cerveau d'homme, à un cerveau
de cheval, à des cerveaux de lapin, de cochon, conservés dans l'alcool, et ces derniers sont encore sans
aucun doute plus saillants à leur extrémité postérieure que les cerveaux de mes deux singes. Dans
tous les atlas où sont représentés des cerveaux ou des
crânes d'animaux, dans ceux de M. Serres, de Leuret, de M. Vimont et de Gall lui-même, faites cette
comparaison des cerveaux ou des crânes de singe

à ceux de beaucoup d'autres mammifères qui ne passent point pour aimer leurs petits autant que les
singes aiment les leurs, et vous obtiendrez les mêmes
résultats.

Chez la femme, au dire de Gall, la pointe postérieure des hémisphères cérébraux est plus saillante
qu'elle ne l'est dans l'autre sexe. Or, c'est encore là un
fait faux, ou tout au moins mal interprété. La forme
de la tête de la femme n'est pas la même que celle
de la tête de l'homme. Son front, dont je n'ai rien
de plus à dire ici, ne ressemble pas non plus à celui de ce dernier. Mais surtout son crâne est généralement moins large que celui de l'homme, plus
aplati sur les tempes ; il a, en un mot, un diamètre
antéro-postérieur plus grand, proportionnellement
à son diamètre bi-latéral, que cela n'a lieu dans l'autre sexe. D'où il suit que la partie postérieure des
hémisphères cérébraux chez la femme paraît plus
pointue que celle de ces mêmes hémisphères chez
l'homme. Mais cela ne fait nullement qu'il y ait en
cet endroit une proéminence cérébrale plus grande
dans le sexe féminin que dans l'autre. J'ai là, entre
les mains, un crâne de femme qui représente assez
bien le type de cette boîte osseuse dans le sexe, et
par conséquent celui du cerveau qu'elle contient. Il
offre, en outre, dans sa partie occipitale, cette saillie
un peu détachée qui, suivant Gall, recouvre d'une
manière plus particulière l'organe de l'amour des
enfants. Je compare ce crâne à une soixantaine de

crânes de voleurs (1), espèce de gens qui n'affection-
nent avec passion ni leurs enfants ni ceux des autres,
et n'aiment guère d'autrui que sa bourse, et je trouve
que sur la moitié à peu près de ces crânes, il existe
une saillie occipitale aussi marquée que celle de mon
crâne de femme. Je suis bien forcé d'en conclure,
indépendamment de toute autre considération, que
cette saillie n'a aucun rapport à l'existence, dans le
sexe, d'un organe de l'amour des enfants.

Les nègres, et les nègres mâles presque autant
que les nègres femelles, ont, en troisième lieu,
suivant Gall, un très-grand amour pour leurs enfants
et pour ceux des autres : aussi ont-ils l'occiput très-
saillant à l'endroit des bosses occipitales supérieures. Je réponds que cette dernière assertion n'est
pas plus vraie qu'elle ne l'est relativement aux
femmes, et je le prouve par les mêmes raisons. Le
crâne du nègre, comme celui de la femme, est généralement plus étroit, plus aplati suivant son diamètre transversal, que ne l'est celui de l'homme
blanc ; il semble, par cela même, plus pointu en arrière, sauf, bien entendu, un certain nombre d'exceptions. Je prends un crâne de nègre présentant ces
caractères, un crâne provenant des cimetières du
Cap, et qui, à en juger par la forme seule de son
maxillaire supérieur, a évidemment appartenu à la

____

(1) Ces crânes proviennent de la prison du dépôt des condamnés, établissement dont j'ai été dix-huit ans le médecin.
(Note de la 2e édition.)

race noire. Je le compare aux crânes de mes soixante
voleurs, et le résultat de cette comparaison est le
même que celui de la comparaison du crâne de la
femme aux crânes de ces derniers. Trente blancs
sur soixante auraient donc l'organe de l'amour des
enfants aussi développé que l'a un nègre, type de
sa race ; cela signifie qu'il n'existe de pareil organe
ni sur les noirs ni sur les blancs.

Les femelles d'animaux, dit enfin Gall, ont, comme
la femelle de l'homme, l'extrémité postérieure du
cerveau, ou la partie du crâne qui la recouvre, bien
plus développée qui ne l'ont les mâles des mêmes
espèces. Je fais cette comparaison sur deux couples
de coq et poule, sur un couple de lapins, un couple
de lièvres, deux couples de chevreuils, un couple
de chats, un couple de renards, un couple de loups ;
et tantôt, mais d'une manière à peine perceptible,
l'avantage sous ce rapport est au mâle, tantôt il revient à la femelle. M. Vimont a donc eu parfaitement
raison de dire que son maître s'est trompé en prétendant que chez les femelles d'animaux les lobes
cérébraux postérieurs sont plus développés que chez
les mâles (1), et l'on se rappellera que sur ce point
d'organologie, Gall, comme je l'ai montré plus haut,
est démenti par ses propres planches.

Voilà donc encore un organe dont il ne doit
plus être question ; et Gall a émis une assertion

____

(1) *Traité de phrénologie humaine et comparée*, t. II, p. 282.

que je n'ai pas besoin de qualifier, quand il a dit
que, non-seulement dans deux crânes, mais dans
deux encéphales frais de deux animaux de la même
espèce, l'un mâle, l'autre femelle, il distinguerait
les deux sexes, *sans se tromper jamais* (1).

III

ORGANE DE L'ATTACHEMENT OU DE L'AMITIÉ.

Il est situé en dehors et un peu en haut de celui
de l'amour des enfants, et, lorsqu'il est très-développé, il forme en cet endroit de *grandes proéminences annulaires* (2), ou même en *segment de sphère* (3).

La femme, plus aimante que l'homme, a, suivant
Gall, cet organe plus développé qu'il ne l'est dans
l'autre sexe. Or, cela n'est ni vrai ni possible, par
la raison que, si le cerveau de la femme est plus
pointu postérieurement que celui de l'homme, c'est
parce qu'en ce lieu, comme partout, il a aussi moins
de largeur, d'où il suit qu'immédiatement en dehors
et en haut de sa pointe postérieure, il n'y a pas autant de place chez elle que dans l'homme pour l'organe de l'amitié. Cette conclusion organologique
est de toute évidence, et, pour ce qui est des sentiments affectueux, je compterais plus sur le cœur

(1) *Sur les fonctions du cerveau*, t. III, p. 155.
(2) *Ibid.*, t. III, p. 491.
(3) *Ibid.*, t. III, p. 473.

d'une femme que sur la partie postérieure de sa tête.

Les chiens, qui sont, dit encore Gall, des animaux très-caressants, offrent également, sur leur cerveau et sur leur crâne, un grand développement de l'organe de l'attachement. Mais les loups et les renards, qui sont de la même famille, et qui ont sur leur cerveau et sur leur crâne l'organe de l'attachement tout aussi saillant qu'il l'est chez les chiens, sont-ils aussi des animaux très-caressants ?

Joignez à ces deux fausses allégations la comparaison aussi mal choisie des crânes du moineau et de la corneille, oiseaux, suivant Gall, fort sociables, avec ceux du bruant et du merle, oiseaux qu'il dit l'être beaucoup moins, et vous aurez tout ce qui établit dans son livre l'existence de l'organe de l'amitié. Il est heureux pour la nature humaine que ce sentiment repose, en elle, sur des fondements un peu plus assurés.

IV

ORGANE DE LA RIXE OU DU COURAGE.

Cet organe, placé dans le cerveau au côté externe et un peu au-dessous de celui de l'attachement, trahit sur le crâne son grand développement par une *proéminence bombée,* une *proéminence en segment de sphère,* placée derrière les oreilles et un peu au-dessus d'elles (1).

(1) *Sur les fonctions dn cerveau,* t. IV, p. 23.

Il y avait une fois à Vienne, à ce que raconte Gall, un poëte, nommé Alxinger, qui était très-poltron, et dont la tête, par conséquent, n'offrait pas cette proéminence (1). Cette histoire, que je donne tout entière, et qui, comme on le voit, n'est pas longue, remonte à l'époque où Gall et Spurzheim étaient d'accord sur ce que c'est que la poltronnerie. Mais un jour, un jour malheureux, cet accord si nécessaire se rompit, et Spurzheim se mit à soutenir que la poltronnerie n'est pas, comme il l'avait cru jadis, avec Gall, une affection en moins du sens du courage, mais qu'elle est une affection en plus de celui de la circonspection (2). Plus tard encore, M. Vimont prétendit que ce triste défaut n'a ni l'un ni l'autre de ces caractères, et qu'il résulte d'une action excessive du sens de la conservation (3). De sorte que, soit d'après M. Vimont, soit d'après Spurzheim, le poëte Alxinger, qui était très-poltron, aurait fort bien pu avoir l'organe du courage, et que leur maître n'aurait pas dû être si tranchant à le lui ôter. Gall, en effet, malgré tout ce qu'il dit de cet instinct de la bravoure, ne paraît pas toujours très-sûr de ce qu'il faut en penser ; et à part son poëte peureux Alxinger et son général brave (4), dont il ne donne pas le nom, il ne sait trop, dans la série animale, à quels sujets il doit en accorder

(1) *Sur les fonctions du cerveau,* t. III, p. 6.

(2) *Observations sur la phrénologie,* 1 vol. in-8, Paris, 1818, p. 189.

(3) *Traité de phrénologie humaine et comparée,* t. II, p. 160, 205.

(4) *Sur les fonctions du cerveau,* t. IV, p. 6.

ou en ôter l'organe. Il semble qu'il se fût bien aperçu que des animaux du courage le plus opposé ont le cerveau également large dans la région où il en a placé le siége, et il prend ses sûretés sur ce point. Il se fait fort de prouver, dit-il, que les animaux frugivores ont autant et plus de courage que les animaux carnassiers (1), et il trouve, en effet, l'organe de cette qualité dans le roitelet, le rouge-gorge, le pigeon, le lièvre et le lapin (2), espèces animales auxquelles, jusqu'à présent, on n'avait pas reconnu beaucoup d'audace. Cet exemple de prudence phrénologique n'a pas été perdu pour ses successeurs. Nous en verrons la preuve, lorsque, à propos surtout de l'organe suivant, nous parlerons plus tard de leurs conquêtes.

V

ORGANE DE L'INSTINCT CARNASSIER.

Siégeant, dans l'homme et dans la plupart des animaux, au-dessus du conduit auditif externe, il s'y révèle, dans son développement, par une *proéminence bombée* (3).

Voici un organe que j'ai traité avec une très-grande distinction, et j'ai mis certainement plus

(1) *Sur les fonctions du cerveau*, t. IV, p. 8.
(2) *Ibid.*, t. IV, p. 7, 8, 10, 27.
(3) *Ibid.*, t. IV, p. 169, 170.

de soin et employé plus de faits à le renverser que Gall, Spurzheim et tous les phrénologues, leurs successeurs, n'en avaient mis à l'établir. Je renvoie le lecteur, désireux de se convaincre de la vérité de ce que je dis là, aux travaux que j'ai publiés sur ce point capital de l'organologie (1). Je les crois un excellent *specimen* de la manière dont les organes devraient être détruits en détail, si le sujet en valait désormais la peine. Je ne suis pas fâché de les avoir faits ; mais je ne les recommencerai pas, et je me bornerai à en donner le sommaire.

L'instinct carnassier pour Gall, c'est celui qui porte certains animaux à se nourrir de chair qui a vie, et l'homme à tuer son semblable, quelquefois même à le manger. Or, dans les travaux auxquels je renvoie, j'ai montré d'une part, que les animaux qui ne vivent pas de chair ont la partie du cerveau où Gall a placé l'organe de cet instinct, plus développée que ne l'ont les animaux qui tuent leur proie et la mangent, ou bien la tuent sans la manger. J'y ai démontré, d'autre part, que les hommes qui tuent

(1) *Examen comparatif de la longueur et de la largeur du crâne chez les voleurs homicides* (Journal universel et hebdomadaire de médecine, janvier 1831).

Procès-verbal d'autopsie de la tête de Fieschi (Gazette médicale de Paris, 12 mars 1836).

De l'organe phrénologique de la destruction chez les animaux, ou Examen de cette question : Les animaux carnassiers ou féroces ont-ils, à l'endroit des tempes, le cerveau, et par suite le crâne, plus large, proportionnellement à sa longueur, que ne l'ont les animaux d'une nature opposée ? In-8. Paris, 1838.

leurs semblables, non point dans un moment de passion, mais par une violence réfléchie, et dans le but de les dépouiller, n'ont pas la partie du cerveau qui répond au prétendu organe du meurtre, plus saillante que ne l'a le commun des hommes. Cette double proposition est justement le contraire de ce qu'a avancé Gall sur ce sujet. On peut comparer cette partie de son travail au mien, et la possibilité de cette comparaison me dispense d'en dire davantage.

VI

ORGANE DE LA RUSE.

Situé au-dessus et un peu en avant de l'organe de l'instinct carnassier, il détermine sur le crâne une *proéminence bombée et allongée,* qui s'étend d'arrière en avant (1). On pourrait facilement le confondre, dit Gall, avec celui de l'instinct carnassier, quand celui-ci est très-développé ; et, lorsqu'ils le sont beaucoup l'un et l'autre, toute la partie latérale *du crâne et de la tête* forme, en commun, une *grande proéminence bombée* (2).

Ce que dit ici Gall de la possibilité de confondre l'un avec l'autre les organes de la ruse et de l'instinct carnassier, signifie tout simplement que, soit dans l'homme, soit dans les animaux, quand, dans l'in-

(1) *Sur les fonctions du cerveau,* t. IV, p. 190.
(2) *Ibid.,* t. IV, p. 191.

térêt du système, on a besoin d'un de ces deux organes, on peut les prendre l'un pour l'autre, et c'est, comme j'en ai déjà fait la remarque, un moyen de détermination dont Gall a usé sans scrupule. C'est surtout dans les animaux, qu'un grand développement latéral du cerveau et du crâne lui sert alternativement pour l'établissement de tous les organes qu'il a placés dans cette partie. C'est ainsi qu'il trouve l'organe de la ruse chez le singe, le chat et le renard (1) ; et il eût pu, de la même façon, le trouver dans le mouton, le cochon d'Inde et le lapin.

Et voilà tout, absolument tout ce que Gall a imaginé pour établir l'organe d'une faculté dont pourtant il ne manquait pas. C'eût été le cas d'être mieux avisé.

VII

ORGANE DE L'INSTINCT DE LA PROPRIÉTÉ.

Cet organe situé au-dessus de celui de la ruse, au-dessus et en avant de celui de l'instinct carnassier, donne lieu, lorsqu'il est très-développé, à une *proéminence bombée et allongée*, qui s'étend depuis le premier de ces organes jusqu'au bord externe de l'arcade supérieure de l'orbite (2).

Gall dit avoir constamment trouvé cette proéminence chez tous les voleurs opiniâtres détenus dans

(1) *Sur les fonctions du cerveau,* t. IV, p. 191.
(2) *Ibid.,* t. IV, p. 238.

les maisons de force, chez tous les idiots qui avaient un penchant irrésistible à voler (1). J'ai vu assurément un beaucoup plus grand nombre de voleurs opiniâtres et d'idiots même enclins au vol, que ne peut en avoir vu Gall. J'ai examiné, palpé, mesuré dans tous les sens, bien des cerveaux ou bien des crânes de ces voleurs et de ces idiots, et je puis donner l'assurance que ni les uns ni les autres n'offrent, à l'endroit de la tempe, la proéminence qu'il a plu à Gall de leur attribuer. En ce moment même, tenant à la main un crâne à tempes ordinaires, bien et dûment cadastré par la phrénologie elle-même, je fais la revue de toutes les têtes de voleurs réunies dans mon cabinet, et je trouve que la moitié au moins de ces têtes a la tempe aussi plate à l'endroit maudit, que celle de mon crâne modèle. Quelquefois dans cette partie, chez les voleurs comme chez les honnêtes gens, il se rencontre un léger renflement. Mais ce renflement n'occupe jamais le point précis qui recouvre, suivant la phrénologie, la circonvolution du *tien* et *du mien,* et il pourrait parfaitement servir, comme cela a souvent eu lieu en effet, à démontrer l'existence de quelques organes voisins de ceux, par exemple, de la poésie et de la mécanique.

Gall, dans sa détermination de l'organe de l'instinct de la propriété, n'a pas demandé de preuves à

____

(1) *Sur les fonctions du cerveau,* t. IV, p. 239.

la phrénologie comparée, et le lecteur le regrettera
sûrement. Il eût aimé à voir comparaître, à côté du
crâne des coupeurs de bourse et de celui des tireurs
de laine,l e crâne de quelques animaux mal famés,
celui surtout de la pie voleuse ; mais Gall n'en dit
absolument rien.

VIII

ORGANE DE L'ORGUEIL ET DU SENS DES HAUTEURS.

Cet organe se trouve dans les circonvolutions de la
ligne médiane, au-dessus de celui de l'amour des enfants, dont il est pourtant séparé par une circonvolution d'une destination encore incertaine. Il se manifeste
à l'extérieur par une *protubérance allongée, unique* (1).

Les preuves de l'existence de cet organe sont, il
faut l'avouer, assez faibles. Ce sont des histoires ou
des contes, datés de Vienne ou de Paris, et dont j'ai
déjà cité quelques-uns. Suivant Gall, les aliénés,
hommes ou femmes, qui croient être Dieu le Père,
ou la Vierge, ou quelque majesté plus terrestre, ont
cet organe extrêmement saillant ; il est aussi fort
développé chez les chefs de brigands et chez les
Suisses (2). J'ai vu bien des aliénés, hommes ou
femmes, j'en ai vu plus que n'en a vu Gall, et, parmi
eux, il s'en trouvait beaucoup qui avaient en effet
des prétentions à la souveraineté du ciel ou de la

(1) *Sur les fonctions du cerveau*, t. IV, p. 268.
(2) *Ibid.*, t. IV, p. 270, 271, 272, 273, 274.

terre. Je puis cependant affirmer que leur crâne, à l'endroit en question, n'avait rien que de fort ordinaire. Quant aux chefs de brigands, je ne peux pas dire en avoir beaucoup vu. Ces sortes de personnages sont maintenant fort rares, et en Allemagne même on ne les rencontre plus guère que dans les drames de Schiller. Mais j'ai vu beaucoup de simples brigands, beaucoup plus que n'en a vu Gall, et quelques-uns de ces brigands avaient dû leur condamnation à des délits ou à des crimes où l'orgueil avait eu une grande part. Or, je me suis plus d'une fois assuré que chez ceux-là mêmes, le crâne, à l'endroit qui recouvre le soi-disant organe de ce sentiment, ne présentait pas plus de saillie qu'il n'en offre chez les plus humbles des pécheurs.

Mais les Suisses, pourquoi les Suisses ? pourquoi ce rapprochement malhonnête des chefs de brigands et d'une nation bonne et candide, qui pourrait bien se fâcher de la comparaison ? Le lecteur ne le devinerait peut-être pas. C'est que les Suisses habitent les hauteurs du globe, comme les chefs de brigands les hauteurs du crime, que l'instinct qui vaut aux Suisses leur éminente demeure est au physique ce que l'orgueil est au moral, et qu'au point de vue organologique ces deux instincts n'en font absolument qu'un. Aussi les Suisses partagent-ils, avec les animaux de leurs montagnes, le faucon, l'aigle, le chamois, le privilége de cet organe. Cette identité de l'organe de l'orgueil et de celui de l'habitation

dans les hauts lïeux, ce rapprochement du chamois
et du Suisse, est une idée qui sourit à Gall, bien
qu'il lui reste sur ce sujet quelque scrupule. Il avoue
qu'une semblable découverte doit paraître à tout le
monde aussi invraisemblable qu'elle le lui parut
d'abord à lui-même (1). Il reconnaît qu'il y a, au-
dessous de l'organe de l'orgueil, une place vide qui
pourrait bien appartenir à celui des hauteurs, et c'est
là en effet ce que Spurzheim est venu établir plus
tard. Mais malgré ce doute, Gall en revient à son
idée. Tantôt, suivant lui, l'organe de l'orgueil n'est
affecté qu'à ce sentiment ; tantôt, et c'est ce qui a
lieu notamment dans les animaux, il est uniquement
aussi l'organe des hauteurs ; tantôt il est à la fois l'organe des hauteurs et celui de l'orgueil. Ces deux organes devaient, par exemple, se confondre chez Pi-
ron, qui, *voulant peindre le caractère altier de Gustave-
Wasa, monta machinalement sur une échelle* (2) ! ! !
Cela me paraît en effet très-probable (3).

(1) *Sur les fonctions du cerveau*, t. IV, p. 276.

(2) *Ibid.*, t. IV, p. 287.

(3) « Pour en finir avec M. Gall, je terminerai par la protubérance de la hauteur physique et morale ; ces deux épithètes
indiquent déjà que le docteur, toujours habile à confondre, n'assigne qu'un organe à la hauteur morale, synonyme de fierté et
de présomption, et au penchant qui porte les chèvres, les bou-
quetins et les chamois à grimper sur les rochers les plus élevés.
N'est-ce pas là, je le demande, un véritable calembour physiologique? Peut-on se moquer des lecteurs d'une manière plus évidente? »   (Hoffman, *OEuvres*, 1831, t. IV, p. 227.)

J'ai cédé au plaisir, et presque au devoir, de donner ici un

IX

ORGANE DE LA VANITÉ.

Placé en dehors de l'organe des hauteurs, et un peu plus bas que lui, il se manifeste sur le crâne par deux *grandes proéminences, saillantes en segment de sphère* (1).

Les crânes des aliénés qui se croient rois ou reines avaient déjà servi à Gall à prouver l'organe de l'orgueil ; il les emploie maintenant à démontrer celui de la vanité (2). Il avoue en outre que les singes, dont on sait le goût pour la parure, ont ce dernier très-développé (3). C'est à ces deux seules assertions que se bornent les preuves qu'il donne de son existence. Or, pour ne parler que des singes, qu'on examine leurs cerveaux ou leurs crânes dans les atlas qui les représentent, dans les galeries du Muséum

souvenir à ce savant et spirituel Hoffman, auteur de tant de charmants feuilletons, sans compter tant d'autres charmantes choses, les *Rendez-vous bourgeois,* le *Roman d'une heure,* le *Secret ;* enfin, ce qui est ici pour nous son mérite, le premier et le plus redoutable adversaire de la phrénologie. C'est lui que Gall, à bout de raisons, avait appelé le *Bouffon des anti-organolo gistes,* et qui répondait : « Eh! pourquoi pas bouffon? Mon professeur de rhétorique m'a toujours dit que je devais élever mon style au niveau de mon sujet. »   (*Note de la 2e édition.*)

(1) *Sur les fonctions du cerveau,* t. IV, p. 310.

(2) *Ibid.,* t. IV, p. 296.

(3) *Ibid.,* t. IV, p. 311.

d'anatomie comparée, ou même, car ce mode d'observation est tout phrénologique, à travers les grilles de leur nouveau palais, et l'on se convaincra que la tête de ces animaux n'offre pas plus la saillie de la vanité que nous ne lui avons vu présenter celle de l'amour de la progéniture.

X

ORGANE DE LA CIRCONSPECTION.

Il élève *en proéminence latérale* les parties supérieures-postérieures-extérieures des pariétaux, les bosses pariétales, en un mot (1).

Les sujets qui offrent cette conformation et sont la preuve de l'existence de cet organe, sont, comme nous l'avons déjà vu, le conseiller de régence *Cacadubio*, les chefs d'armée, les serpents et les docteurs en médecine ; ce sont ensuite les mélancoliques, le hibou et l'engoulevent (2). J'ai donné ailleurs (3) la raison physiologique de l'élargissement du crâne chez ces deux derniers oiseaux. Elle n'a, comme on se l'imagine bien, aucun rapport à la saillie de la circonspection, et est tirée tout entière de la largeur de leur bec et de la disposition de leur

(1) *Sur les fonctions du cerveau*, t. IV, p. 327.
(2) *Ibid.*, t. IV, p. 368.
(3) *De l'organe phrénologique de la destruction chez les animaux*, p. 48 et 75.

yeux. Les mélancoliques doivent, suivant Gall, la triste disposition de leur esprit à un développement excessif de l'organe de la prudence, et ce développement se trahit chez eux par une forte proéminence des bosses pariétales. Or, cette proéminence, tout le monde le sait, est encore bien plus marquée dans les premiers temps de la vie ; et l'on sait aussi combien à cet âge l'espèce humaine est prudente et mélancolique !

XI

ORGANE DU SENS DES CHOSES OU DES FAITS.

Il est placé près de la ligne médiane du cerveau, au-dessus de l'arcade sourcilière ; et lorsqu'il a beaucoup d'ampleur, il détermine sur le crâne, conjointement avec celui du côté opposé, une *longue protubérance,* depuis la racine du nez jusqu'au haut du front (1).

Gall dit que l'homme a cet organe incomparablement plus développé que ne l'ont les animaux. Je ne suppose pas que ce soit pour cette raison qu'il ne tire les preuves qu'il donne de son existence que de faits pris de ces derniers. A l'entendre, plus le front d'un quadrupède est élevé, plus cet animal est éducable, plus, en d'autres termes, il est doué de la mémoire des faits. Ainsi la tête du blaireau est, à l'endroit du front, tout à fait plate, et le blaireau n'est

(1) *Sur les fonctions du cerveau,* t. IV, p. 427.

pas éducable. Celle du renard est, en ce lieu, un peu plus relevée, et le renard est un peu plus éducable. Enfin le chien commence à avoir un véritable front, et le chien est très-éducable (1). Les crânes, ou plutôt les têtes du blaireau, du renard et du chien ont en effet à leur partie antérieure la forme que leur attribue Gall ; mais cette forme ne représente pas celle de la partie antérieure de leurs trois cerveaux. Ces derniers ont, au contraire, dans cette partie, une conformation, une épaisseur, une élévation à très-peu de chose près identiques, et n'offrent pas plus l'un que l'autre le prétendu organe de l'éducabilité. Voici pourquoi, avec des cerveaux à peu près d'une même forme générale, les têtes de ces trois animaux ne se ressemblent pas. Dans le chien, qui vit en plein air, et qui n'a point à se loger dans le sol, la face pouvait subir, relativement au crâne, un mouvement de torsion de haut en bas et d'avant en arrière, qui donnât à ses mâchoires et à leurs muscles une forme et des insertions plus favorables à leurs grands mouvements de mastication. Dans le renard et le blaireau, qui ont des terriers à fouir, il fallait que la face continuât d'une manière presque directe la ligne du grand axe du crâne, afin de donner à la totalité de leur tête une forme en coin qui leur rendît plus facile le creusement de leurs demeures souterraines, et leur permît de s'y

______

(1) *Sur les fonctions du cerveau,* t. IV, p. 401, 402.

glisser avec plus de rapidité (1). Ces rapports différents de la face et du crâne dans ces trois espèces animales auraient pu, on le comprend au moins, donner lieu à une conformation différente du cer-

(1) Voir, sur cette explication de la forme du crâne des animaux par les nécessités de la mécanique :

J. Lafargue, *Appréciation de la doctrine phrénologique des localisations, au moyen de l'anatomie comparée;* dans Arch. génér. de médecine, mars, avril, juin 1838;

Bouvier, *Mémoire sur la forme générale du crâne, dans ses rapports avec le développement de l'intelligence;* Bulletin de l'Acad. roy. de médecine, 9 avril 1839;

F. Lélut, *De l'organe phrénologique de la destruction chez les animaux*, in-8, 1838.

Si je ne devais traiter dans un autre ouvrage des causes et de la signification des formes du crâne, et de leurs rapports, soit positifs, soit négatifs, avec la physiologie et la psychologie, peut-être aurais-je consacré à ce point de science un des chapitres de celui-ci. J'y aurais montré entre autres choses toute l'influence que peuvent avoir, soit sur la conformation générale de la tête, soit sur ses formes particulières, et par conséquent sur ses aspects cranioscopiques, les conditions naturelles et les accidents de la vie intra-utérine, de l'accouchement et de la première enfance. J'y aurais parlé longuement, d'après les travaux que je viens de citer et d'après des recherches analogues auxquelles je me suis livré postérieurement, des rapports de la forme du crâne, soit chez les animaux, soit chez l'homme, avec ce qu'il y a de mécanique dans leur physiologie. Il aurait pu résulter de là un chapitre intéressant à l'usage des phrénologistes honteux, qui abandonnent volontiers les organes isolés pour se réfugier dans la croyance aux attributions psychologiques des deux ou trois masses principales du cerveau. Mais ces recherches et ces déductions trouveront, comme je viens de le dire, place ailleurs. Devenues nécessaires alors pour montrer ce qui est, elles ne le sont déjà plus ici pour montrer ce qui n'est pas, ou, en d'autres termes, pour faire voir la fausseté de l'organologie.

veau de chacune d'elles ; mais ils n'ont pas même
produit cet effet, et la forme particulière du crâne,
qui représente celle du cerveau, est au fond restée
la même dans toutes les trois. Que l'on compare de
profil une tête de blaireau, une tête de renard et
une tête de chien, et l'on sera frappé de la vérité du
fait que j'énonce. Mais je m'aperçois que je deviens
long, et il n'est plus guère nécessaire que je prenne
les organes au sérieux.

XII

ORGANE DU SENS DES LOCALITÉS.

Il est placé dans la partie antérieure du cerveau
derrière le sinus frontal et la proéminence du crâne
occasionnée par son développement.

On avait reproché à Gall de prendre cette proéminence pour l'apparence extérieure du sens des localités. Il se défend de cette inculpation, en prétendant que la saillie déterminée par l'écartement des
lames du sinus frontal manque souvent avec la cavité qui y donne lieu, et que c'est ce qu'on observe,
par exemple, chez la femme; tandis que celle qui
provient du développement de l'organe des localités
est bombée plus uniformément, sans inégalités, et
s'étend jusqu'au milieu du front en suivant une ligne
oblique de dedans en dehors et de bas en haut (1).

(1) *Sur les fonctions du cerveau*, t. IV, p. 432.

Sur ce double fait, j'examine à l'instant même les crânes de voleurs dont j'ai déjà plusieurs fois parlé, et ce sont crânes de gens chez lesquels ne manque pas assurément la faculté de reconnaître les lieux à dévaliser. Je trouve d'abord que dans tous ces crânes existe la saillie occasionnée par le développement du sinus frontal ; et il n'y a pas à s'y tromper, car, dans le plus grand nombre, le trait de scie qui les a ouverts a porté sur la partie supérieure de ce sinus. Je remarque ensuite qu'aucun d'eux n'offre cette proéminence du sens des localités, qui n'existe que dans l'imagination de Gall.

Les animaux que l'on considère comme particulièrement doués de la mémoire des lieux devaient offrir aussi par excellence l'organe de cette faculté, et Gall n'a pas manqué de la leur trouver. A cet effet, il prend, bien entendu, pour cet organe toute la partie antérieure de leur cerveau, qu'il avait déjà prise pour le sens de l'éducabilité, et qu'il prendra plus tard, suivant l'occasion, pour le sens des tons ou pour celui de la mécanique. Ainsi le chien, qui a un front plus élevé que celui du renard et du loup, a aussi le sens des localités plus développé que ne l'ont ces derniers animaux. Nous avons vu tout à l'heure qu'il ne faut pas conclure du développement plus grand du front du chien, comparativement à celui du renard, à un développement également plus grand de la partie antérieure de son cerveau. Mais si le chien avait réellement cette partie de l'encéphale plus vaste

que ne l'ont le renard et le loup, et par suite l'organe
des localités plus développé qu'il ne le serait chez
ces deux animaux, est-ce que l'opinion de Gall sur la
supériorité de la mémoire locale du chien trouverait dans ce fait une confirmation bien réelle? Est-
ce que le renard et le loup, dans les détours et dans
les fourrés de leurs forêts, n'ont pas aussi besoin
d'une excellente mémoire des lieux? Est-ce que,
dans les luttes que la chasse établit si souvent sous
ce rapport entre eux et le chien, l'avantage reste toujours à ce dernier, bien que pourtant il y soit aidé de
toute la force et de toute l'intelligence de l'homme?

XIII

ORGANE DE LA MÉMOIRE OU DU SENS DES PERSONNES.

Siégeant immédiatement au-dessus de l'angle interne de l'orbite, et abaissant, quand il est très-proé-
minent, cet angle et la commissure palpébrale correspondante (1). En fait de preuves de l'existence de
cet organe, rien, véritablement rien, qu'un mauvais
petit portrait de Sterne, et un extrait du *Sentimental
journey*, ce livre plein d'esprit et de philosophie,
que j'engage le lecteur à relire pour se dédomma-
ger des pauvretés que je suis obligé de lui mettre
sous les yeux.

(1) *Sur les fonctions du cerveau*, t. V, p. 6.

XIV

ORGANE DE LA MÉMOIRE OU DU SENS DES MOTS.

Placé dans la circonvolution qui repose sur la moitié postérieure du plafond orbitaire, et qui, lorsqu'elle est très-considérable, pousse le globe de l'œil en avant, et en fait un *œil de bœuf* (1). Inclinons-nous devant cet organe et passons. C'est le germe de la phrénologie, l'organe qui mit son fondateur sur la voie de toutes ses autres découvertes. Gall prétend que les hommes qui aiment à faire des collections ont en cela pour but, non point de rassembler des choses, comme on l'avait cru jusqu'à présent, mais de se meubler la tête de mots (2). Il leur accorde en conséquence un grand développement du présent organe. M. Jacquin père, le *respectable maître* de Gall, grand collecteur en botanique, était, sous ce rapport, avantageusement partagé (3).

XV

ORGANE DU SENS DU LANGAGE DE PAROLE.

Siégeant dans la circonvolution qui repose sur la moitié antérieure du plafond orbitaire, en avant

(1) *Sur les fonctions du cerveau*, t. V, p. 12 et 18.
(2) *Ibid.*, t. V, p. 19.
(3) *Ibid.*, t. V, p. 19.

du précédent, et poussant les globes oculaires en bas, de manière à donner à la paupière inférieure l'aspect d'une petite poche remplie d'eau (1).

Les possesseurs de cet organe sont les grands parleurs, les lexicographes : Pic de la Mirandole (2), feu le professeur Desgenettes (3), puis, au temps sans doute d'Ésope ou de Pilpay, le chien (4), l'étourneau, le perroquet, et ces pies (5) dont Gil Blas traduisit la conversation à son maître le duc de Lerne.

XVI

ORGANE DU SENS DES COULEURS.

Situé dans la circonvolution qui s'appuie immédiatement contre la partie moyenne de l'arcade orbitaire supérieure, et déterminant en ce point une *proéminence bombée* (6).

Possesseurs de cet organe : le célèbre peintre, M. Lamby, et notre ancienne connaissance le libraire d'Augsbourg, qui, malgré sa cécité congéniale, nuançait parfaitement bien les couleurs des laines d'une tapisserie et celles de perles de verre (7).

(1) *Sur les fonctions du cerveau*, t. V, p. 30.
(2) *Ibid.*, t. V, p. 33.
(3) *Ibid.*, t. V, p. 35.
(4) *Ibid.*, t. V, p. 50.
(5) *Ibid.*, t. V, p. 53.
(6) *Ibid.*, t. V, p. 84.
(7) *Ibid.*, t. V, p. 85, 86

XVII

ORGANE DU SENS DES RAPPORTS DES TONS.

Situé un peu au-dessus de l'angle externe et supérieur de l'orbite, et y formant, quand il est très-développé, ou une *proéminence considérablement bombée,* qui déborde cet angle, ou un *cône,* ou même une *pyramide,* dont la base est appuyée au-dessus de l'œil (1).

Les Allemands et les Italiens ont cet organe bien plus saillant qu'il ne l'est chez les nègres, les Français et les habitants d'Otaïti (2). Il est aussi très-considérable chez les oiseaux chanteurs, et chez les mâles seuls, bien entendu, quand ils sont d'une espèce où la femelle ne chante pas (3). J'ai dit plus haut de quelle façon pleine d'adresse Gall s'y prend pour trouver chez les oiseaux musiciens cet organe de la mélodie.

(1) *Sur les fonctions du cerveau,* t. V, p. 113, 116.

(2) *Ibid.,* t. V, p. 117.

(3) « Les oiseleurs reconnaissent, dans les oiseaux chanteurs, le mâle à la plus grande largeur de la tête au-dessus des yeux, et le distinguent ainsi de la femelle, qui a la tête plus étroite en cet endroit. *Il y a plus, parmi les mâles mêmes, ceux qui ont la tête la plus large dans la région indiquée, ont le chant le plus parfait. Dans le choix des oiseaux, je m'en suis toujours rapporté à ce signe, et jamais il ne m'a trompé!!!* » (*Ibid*, t. V, p. 127, 128.)

XVIII

ORGANE DU SENS DES RAPPORTS DES NOMBRES.

Sa circonvolution est une continuation de la circonvolution la plus inférieure de l'organe de la musique, et il est placé ainsi au bas et un peu en dehors de ce dernier, sur la partie la plus externe du plafond orbitaire (1).

Possesseurs de l'organe : M. François Arago (2), et la pie, qui compte jusqu'à cinq (3).

XIX

ORGANE DU SENS DE LA MÉCANIQUE.

Constitué par une circonvolution *en spirale*, placé immédiatement derrière l'organe de la musique, et au-dessus de celui des nombres, et donnant lieu, lorsqu'il est très-volumineux, à une *protubérance en forme de segment de sphère, dont la base a un pouce et au delà de diamètre* (4).

Le cerveau, comme on le pense bien, n'offre point de circonvolution en spirale. Cette disposition man-

(1) *Sur les fonctions du cerveau,* t. V, p. 147.
(2) *Ibid.,* t. V, p. 149.
(3) *Ibid.,* t. V, p. 152.
(4) *Ibid.,* t. V, p. 175.

que tout aussi complétement dans la partie même
du plâtre phrénologique où est officiellement numéroté l'organe de la mécanique. Mais peut-être Gall
a-t-il attribué à ce dernier cette forme toute géométrique, à raison de la nature de ses attributions. Ce
serait une idée ingénieuse. Un œil peu exercé, ajoute-
t-il, pourrait très-facilement confondre cet organe
avec celui de la propriété ou du vol (1). Gall a ici parfaitement raison ; et dans bien des expériences cranioscopiques, ayant pour sujets certaines notabilités
des prisons, j'ai vu donner victorieusement comme
recouvrant ce dernier organe, une petite saillie qu'on
remarque assez souvent à la partie antérieure de la
tempe, et qui, dans un crâne cadastré, est enfermée
d'un beau cercle rouge au dedans duquel est inscrit
mécanique.

Possesseurs de cet organe, qui est aussi l'organe
des arts : Raphaël (2), le lapin de garenne (3), et
l'habile ingénieur pour les instruments de mathématiques, Lindner, de Vienne, qui avait en cet endroit
les tempes renflées en deux bourrelets difformes (4).

(1) *Sur les fonctions du cerveau*, t. V, p. 175.
(2) *Ibid.*, t. V, p. 176.
(3) *Ibid.*, t. V, p. 187.
(4) *Ibid.*, t. V, p. 178.

XX

ORGANE DE LA SAGACITÉ COMPARATIVE.

Placé à la partie moyenne du front, près de la ligne médiane, au-dessus de l'organe du sens des faits, et déterminant en cet endroit, quand il est très-développé, une grande protubérance allongée ou rétrécie en bas en forme de *cône* (1). Possesseurs de l'organe : Goëthe (2) et le fameux prédicateur Hufnagel, de Francfort (3). La pénurie des preuves est ici très-grande.

XXI

ORGANE DE L'ESPRIT MÉTAPHYSIQUE.

Placé juste en dehors du précédent, et formant par son grand développement deux *proéminences bombées en segment de sphère* (4). Possesseurs indispensables de cet organe : Kant, Fichte, M. Schelling (5) et le Jupiter Capitolin (6).

(1) *Sur les fonctions du cerveau*, t. V, p. 196, 198.
(2) *Ibid.*, t. V, p. 200.
(3) *Ibid.*
(4) *Ibid.*, t. V, p. 209.
(5) *Ibid.*, t. V, p. 210.
(6) *Ibid.*, t. V, p. 211.

XXII

ORGANE DE L'ESPRIT CAUSTIQUE.

Placé en dehors du précédent, sur la même ligne transversale que lui, et donnant lieu, comme lui, quand il est très-volumineux, à deux *proéminences bombées en segment de sphère* (1). Possesseurs de l'organe : beaucoup de bustes et de portraits antiques et modernes, et Voltaire (2), comme de raison.

XXIII

ORGANE DU TALENT POÉTIQUE.

Il est placé en assez mauvais voisinage, au-dessus de l'organe du vol ou de la propriété, cette propriété qui vient si rarement aux poëtes. Il forme en cet endroit, quand il est très-développé, un *bourrelet proéminent,* qui commence à peu près à la moitié de la hauteur du front, en avant et au-dessus des tempes, et qui s'étend obliquement de bas en haut, et d'avant en arrière, dans l'étendue de deux pouces à peu près (3).

Possesseurs de l'organe : Voltaire encore (4),

(1) *Sur les fonctions du cerveau,* t. V, p. 213.
(2) *Ibid.,* t. V, p. 213.
(3) *Ibid.,* t. V, p. 249.
(4) *Ibid.,* t. V, p. 250.

M. D... (1) et le cordonnier François, auteur d'un
poëme sur le siége de Palmyre (2). Les longs cheveux de Corneille et l'ample perruque de Racine ont
empêché Gall de s'assurer si ces deux estimables
poëtes étaient doués de l'organe de la poésie ; mais
il est bien probable qu'ils le possédaient (3).

XXIV

ORGANE DE LA BONTÉ.

Situé près de la ligne médiane du front, immédiatement au-dessus de celui de la sagacité comparative,
et formant en cet endroit par son grand développement, et de concert avec celui du côté opposé, une
protubérance ellipsoïde (4).

Preuves de l'existence de cet organe : d'abord
plusieurs dissertations sur le sens moral, la conscience, la bienveillance, et sur la nécessité d'appeler
cette dernière vertu au trône (5) ; ensuite, car il faut
tout dire, le crâne de Dupont de Nemours, qui ne
voulait pas qu'on tuât les hirondelles (6), et ceux du

(1) *Sur les fonctions du cerveau*, t. V, p. 250. — Gall avait
entendu dire que M. Dupaty et madame de Salm étaient des poëtes,
et il leur attribue en conséquence la même conformation cérébrale qu'à Virgile et à Milton.

(2) *Ibid.*, t. V, p. 249.

(3) *Ibid.*, t. V, p. 250.

(4) *Ibid.*, t. V, p. 297.

(5) *Ibid.*, t. V, p. 269.

(6) *Ibid.*, t. V, p. 300.

cochon d'Inde (1) et du cheval de selle de la princesse de Schwartzenberg (2).

XXV

ORGANE DE LA MIMIQUE.

Situé immédiatement en dehors du précédent, et sur la même ligne transversale, et formant dans la plupart des cas *une proéminence en segment de sphère* (3).

Possesseurs de l'organe : les comédiens, Talma (4) et un singe, appartenant à Gall, qui aimait beaucoup à se coiffer d'une serviette (5).

XXVI

ORGANE DU SENS DE DIEU ET DE LA RELIGION.

Placé au sommet du crâne, près de la ligne médiane, et immédiatement derrière le précédent. Son grand développement donne lieu à une saillie considérable de la partie postérieure et moyenne de la moitié supérieure du frontal (6).

Preuves de l'existence de l'organe, mais, bien en-

(1) *Sur les fonctions du cerveau*, t. V, p. 325.
(2) *Ibid.*, t. V, p. 323.
(3) *Ibid.*, t. V, p. 336.
(4) *Ibid.*, t. V, p. 330.
(5) *Ibid.*, t. V, p. 336.
(6) *Ibid.*, t. V, p. 386.

tendu, d'une manière contraire : la tête du Christ (1)
et celle de Spinosa (2).

XXVII

ORGANE DE LA FERMETÉ.

Situé près de la ligne médiane, immédiatement
sur le sommet de la tête et derrière le précédent, et
formant en cet endroit une protubérance *bombée en
segment de sphère* (3). Possesseurs de l'organe : le fameux peintre Unterberger et les voleurs de grands
chemins *extrêmement endurcis* au crime (4). Un de ces
durs voleurs s'étrangla un jour dans sa prison, et
Gall regarde cette fin violente comme une acte de
fermeté. Il dit, en outre, avoir trouvé sur ce pendu les
pariétaux désunis à l'endroit où est placé l'organe
de cette faculté; et il se demande sérieusement s'il
faut attribuer cet écartement à la strangulation, ou
à la trop grande activité de l'organe (5). Comprend-on
qu'un anatomiste, un homme qui s'était tant occupé
du crâne, ait pu se faire une pareille question?

J'ai été de plus en plus court dans la mention que
je viens de faire des preuves de détail et d'apparence

(1) *Sur les fonctions du cerveau*, t. V, p. 388 et 389.
(2) *Ibid.*, t. V, p. 387.
(3) *Ibid.*, t. V, p. 403.
(4) *Ibid.*
(5) *Ibid.*, t. V, p. 404.

quelquefois un peu scientifique dont Gall a appuyé
l'établissement de chacun des organes de son système. Il ne faudrait pas croire pour cela que j'aie
omis de signaler aucune des espèces de faits qui
composent ces étranges preuves, et chaque fois, au
contraire, qu'il s'est rencontré parmi elles quelques
affirmations un peu contrôlables, je n'ai pas manqué
de les comparer à la nature. Quant à la manière assez
peu grave dont j'ai traité, la plupart du temps, les
preuves d'un autre caractère, elle découlait de ce
caractère même, et tout autre s'y fût laissé aller à
ma place. Je défie l'homme le plus sérieux, la plume
la plus retenue, de discuter, pendant deux pages, je
ne dis pas tous les travaux ni toutes les opinions de
Gall, je mentirais à la vérité, mais ses idées et ses
faits en organologie, sans que bientôt toute patience
échappe, sans que la raillerie se présente d'elle-
même, prenant la place de faits contradictoires,
qui pourtant étaient là présents. C'est là ce qui
est constamment arrivé à tous les hommes qui,
après s'être occupés, en connaissance de cause,
de l'organologie phrénologique, l'ont traitée comme
avant elle l'avait seule été la physiognomonie, en-
tendue à la manière de Porta et de Lavater.

Mais pour revenir à une allure plus sévère, je
ferme le livre de Gall. J'oublie que je viens de démontrer l'impossibilité de son organologie et d'établir l'inanité de toutes les preuves qu'il a prétendu lui
donner ; je suppose qu'il n'a cherché à en tirer au-

cune de la cranioscopie des animaux, dont il a reçu, comme nous l'avons déjà vu, et comme nous ne tarderons pas à le voir encore, de si cruels démentis ; je suppose qu'il s'en est tenu au cerveau et au crâne de l'homme, et qu'il a dit tout simplement avoir observé qu'à telle de leurs proéminences correspond telle de ses facultés. Qu'on ne s'imagine pas que, dans cette hypothèse, ce qu'il y aurait à faire pour combattre sérieusement et anéantir tous ces prétendus organes, ce serait d'accomplir pour chacun d'eux ce que j'ai accompli, dans un travail à part, pour celui de la destruction, et seulement même ce que j'ai exécuté plus haut pour celui de l'amour physique. Des travaux aussi rigoureux sont désormais fort inutiles pour démontrer *a posteriori* le néant de faits impossibles. Il suffit bien, pour cela, de l'observation journalière, faite par des hommes compétents, et dont l'attention s'est portée sur ces matières, et des faits scientifiques ordinaires qui viennent d'eux-mêmes s'y ajouter.

Ainsi, que Gall vous dise qu'il y a dans tel endroit du crâne une proéminence de telle ou telle forme, occasionnée par un organe cérébral sous-jacent, celui par exemple de la bienveillance, et que cette proéminence existe chez tous les hommes éminemment bienveillants, et manque, au contraire, chez tous ceux qui ne le sont pas. Est-ce que, si vous avez pris garde à des faits de ce genre, vous n'aurez pas à l'instant même à opposer aux cas qu'il allègue des cas de nature opposée, c'est-à-dire des cas où existe une grande bienveillance, sans qu'il y ait rien de proéminent sur le crâne vis-à-vis de l'organe de cette faculté, et des cas où il y a, au contraire, en ce lieu une assez forte saillie, sans qu'il existe aucun caractère marqué de bienveillance chez l'individu qui en est porteur?

Que Gall, réunissant les uns aux autres plusieurs organes voisins, ceux, par exemple, du sens des choses, de la sagacité comparative, de l'esprit caustique, de l'esprit métaphysique, prétende qu'un front dont la grande étendue témoigne de l'existence de ces organes témoigne aussi de celle de leurs facultés : est-ce que, tous, nous ne connaissons pas, à côté de nous, parmi nos amis, dans nos familles, des faits qui prouvent qu'un vaste front n'est pas toujours l'enseigne d'une vaste intelligence, et qu'une vaste intelligence va quelquefois sans un vaste front? C'est là un double fait que j'ai eu occasion de constater bien souvent, dans certaines grandes réunions d'élite, en y promenant les yeux sur des têtes dont la valeur et la célébrité étaient loin de se trouver en rapport avec la quantité de subsance cérébrale renfermée dans leur boîte osseuse. De même, dans des réunions bien différentes, où l'idiotisme étendait son triste niveau, il m'est arrivé plusieurs fois de rencontrer des crânes qui dans leur partie frontale eussent fait honneur aux hommes les plus justement célèbres, et où l'on eût pu trouver avec avantage

les organes de toutes les sortes d'esprit, de celui
même qui apprend à rire des mystificateurs et des
sots.

Ainsi donc, soit qu'on recherche les organes en
masse, contrairement au principe même de l'organologie, soit qu'on les recherche isolément et un à
un, ainsi que tout bon phrénologue doit le faire, ce
qui arrivera, en y mettant même beaucoup de complaisance, c'est que, dans plus de la moitié des cas,
on ne trouvera absolument rien, ou l'on trouvera
tout l'opposé de ce qu'on aurait dû trouver. Or, ce
que montre un tel résultat, c'est ce qui n'a plus
guère besoin d'être montré, c'est-à-dire qu'il n'y a
pas d'organes. Dans le rapport purement empirique
qui eût lié de tels organes à leurs facultés, la démonstration de leur existence n'eût pu résulter que d'une
corrélation constante des deux termes de ce rapport.
Un seul fait, un fait bien formel, opposé à cette corrélation, détruit l'existence des organes (1), parce
qu'il détruit le rapport empirique sur lequel seul
était fondée l'opinion de cette existence. Que sera-ce
donc lorsque, au lieu d'un seul fait de ce genre, il y
en aura des milliers?

Il est vrai que, dans la détresse occasionnée par

(1) « Le moyen de détruire la science phrénologique serait de
montrer une grande force de faculté avec absence de l'organe sans
maladie. » (*Edinburgh phrenological journal*, t. 1, n° 2,
art. 13.)

Voyez, au chapitre v de cet ouvrage, l'*Histoire de Vito Man-
giamele*.

cette foule de cas dits exceptionnels, on a, pour se
tirer d'affaire, parlé de *l'activité* des organes, et prétendu qu'elle suppléait à leur défaut de développement. Gall lui-même, par un ou deux passages de
son livre, a l'air de donner accès à ce moyen d'explication. Il semble qu'il voulût se réserver ainsi une
porte de derrière, et, comme dirait Broussais (1), *une
échappatoire,* pour tous les faits où on lui montrerait
un très-petit organe avec une puissante faculté, ou
une faculté presque nulle pour un organe d'un grand
volume. Dans le premier cas, l'organe serait peu
actif ; dans le second, il le serait beaucoup. Mais
malgré cet acte de prudence de Gall, il résulte évidemment de la lecture de son ouvrage qu'il a entendu
que, dans presque tous les cas, la masse et l'activité d'un organe marcheraient parallèlement. A
chaque instant il prend ces expressions l'une pour
l'autre, et, dans son hypothèse et son but, il ne pouvait faire autrement. Comment, en effet, Gall, ou
tout autre que lui qui eût voulu établir un rapport
nécessaire entre telle disposition morale ou intellectuelle et tel développement partiel de la surface du
cerveau, aurait-il pu en venir à cette fin, en admettant que dans la moitié des cas peut manquer la
coexistence sur laquelle est fondé ce rapport? Cela
n'eût-il pas frappé de mort à l'instant même toute
tentative d'établissement d'un tel système ? Aussi,

(1) *Cours de phrénologie,* p. 525.

dans le livre de Gall, n'est-il en réalité jamais parlé
d'exceptions à la loi qu'il pose. Partout il y est question de grands organes et de grandes facultés, *toujours, constamment, dans tous les cas*, en rapport les
uns avec les autres, et dont le développement et la
puissance sont toujours aussi regardés comme cor-
rélatifs, je dirai même comme identiques.

Au reste, cette corrélation de l'activité au volume
n'a-t-elle pas lieu essentiellement pour les vrais organes, pour ceux dont l'existence et la distinction sont
incontestables, le foie, le poumon, le cœur, les muscles et le reste? Leur puissance n'est-elle pas, presque
constamment, étroitement corrélative à leur masse?
Dans le système nerveux central lui-même, quoiqu'il
n'en soit pas tout à fait ainsi, n'existe-t-il pas, relativement à son volume, une certaine limite au-dessous de
laquelle il n'y a pas d'activité qui supplée au défaut
de la matière? Gall avait donc parfaitement raison
de vouloir qu'il en fût des organes de son système
comme des organes ordinaires, où, dans l'immense
majorité des cas, l'action est proportionnelle à la
masse, et de ne parler d'activité que pour des faits
exceptionnels, qu'il n'y avait pas moyen de passer
sous silence. Il y a plus : dans les véritables organes
considérés d'un individu à un autre, et jusque dans
le cerveau lui-même, envisagé dans sa totalité, ce
mot d'activité a un sens, car il peut être regardé
comme exprimant, chez les deux individus, des
conditions différentes de structure intime et mé-

canique, qui donneraient, si elles étaient connues, l'explication de la puissance différente de ces organes dans le cas de masses égales. Mais dans les organes phrénologiques, une telle explication n'est pas possible, et ce mot d'activité ne représente plus rien. On se demande comment un petit organe est doué d'une grande faculté, et l'on dit que c'est parce qu'il est très-actif. On ne fait que changer un mot contre un autre, un verbe contre un substantif. Pour qu'il en fût autrement, il faudrait que cette activité plus grande d'un organe phrénologique fût due à une structure différente de celle des organes voisins. Or, c'est là ce qui ne saurait avoir lieu, puisque ces sortes d'organes font partie de circonvolutions continues et de même structure, et qu'il y en a quelquefois plusieurs dans une même circonvolution.

Il faut donc, il faut de toute nécessité, et c'est là la pierre angulaire de la phrénologie, il faut que, dans presque tous les cas, un gros organe agisse beaucoup et qu'un petit agisse peu. Il le faut, et pour la solidité de la doctrine, et pour les applications qu'on prétend en faire, et pour la conformité des faits nouveaux avec les anciennes assertions du maître. Partout, en effet, au commencement comme à la fin de ses histoires de facultés monstrueuses, prises des morts et des vivants, Gall parle de vastes, d'énormes protubérances, d'éminences *bombées en segment de sphère*, allongées en *ellipse*, arrondies en *cône*, aiguisées en *pyramide*, roulées en *spirale*, relevées en *bourrelets monstrueux.* Le crâne, cette surface si égale et si lisse, se changeait ainsi sous sa baguette en une terre de nouvelle découverte, semée de collines et de vallées d'un aspect tout à fait étrange, et où il était assurément fort nécessaire, si l'on voulait s'y reconnaître, d'accepter la topographie qu'il en a tracée. Aussi ne comprends-je pas comment Gall a pu se plaindre de ce que les *bouffons anti-organologistes* lui ont faussement attribué la création de proéminences, de *bosses* saillantes comme un œuf, ou comme le poing (1). Ces proéminences, *ces bosses* c'est Gall lui-même qui les a créées ; son système n'est que le système des *bosses*, et un système des plus bouffons. J'ai fait connaître textuellement, à l'article de chaque organe, la forme particulière qu'il lui assigne, et on a pu voir si je dis vrai. Ces ellipses, ces pyramides, ces cônes, ces spirales, ces segments de sphère, qu'est-ce que c'est que cela, si ce ne sont des *bosses* ? C'est certes bien ainsi que le public a entendu la chose, et c'est bien ainsi que Gall comptait qu'il l'entendrait. La phrase où il se défend des bosses est, de sa part, une pure précaution contre les bouffons anti-organologistes qui de-

(1) *Sur les fonctions du cerveau*, t. III, p. 222.

Il est si vrai que Gall voulait qu'on crût à l'existence de bosses isolées sur le crâne, qu'il les a fait représenter dans les pl. xcviii, xcix, c, de son atlas, lesquelles forment comme la carte organologique de son système. Aucun phrénologue, il faut le reconnaître, n'a osé suivre un tel exemple.

11.

vaient un jour lui chercher querelle sur ce point.
Quant à la *bosse*, elle était pour le monde, un monde
souvent très-recommandable ; et, qu'on me permette
cette trivialité, ici d'accord avec le sujet, Gall ne
s'est pas trompé en pensant que le monde donnerait dedans.

Je viens de montrer aussi longuement, et à coup
sûr aussi rigoureusement que cela était nécessaire,
ce que c'est que le système organologique de Gall
dans son principe et dans ses détails. Après avoir
dit quelque chose de son origine et de ses débuts,
j'ai démontré son impossibilité, puis établi contra-
dictoirement la nullité de toutes ses preuves. Comment se fait-il donc que ce système ne soit pas mort
avec son fondateur, et ait pu survivre à l'examen, à
la lecture même de son ouvrage ? Comment se fait-il
qu'il ait pu trouver après Gall des continuateurs,
des élèves, et un public qui ne leur a pas encore
manqué ? Ces continuateurs, ces élèves sont donc
parvenus à démontrer à ce public la réalité de l'impossible, ou au moins ont trouvé à l'appui de l'organologie des raisons nouvelles, spécieuses, et auxquelles Gall n'avait pas songé, des raisons qui expliquent la vie actuelle du système, non-seulement
parmi de vulgaires adeptes, mais chez un grand
nombre d'hommes de science, de ceux surtout que
leur profession et leurs études eussent dû le plus
en éloigner ?

Je vais faire voir que c'est le contraire qui a eu
lieu, et que le système organologique de Gall, loin
de puiser dans les soi-disant travaux de ses élèves
une confirmation de sa vérité, ne trouverait nulle
part ailleurs de réfutation aussi directe, aussi morti-
fiante, d'annihilation aussi absolue. Je n'oserais encore dans cette tâche promettre de rester toujours
parfaitement sérieux ; mais je serais bien heureux
et bien fier si je parvenais à amener quelques phrénologues à rire avec moi de leur science, et, comme
l'oncle de la comédie, à désarmer après avoir ri.

CHAPITRE QUATRIEME.

L'organologie phrénologique, loin d'avoir été fortifiée par de nouvelles preuves et appuyée de meilleures raisons par les successeurs de Gall, n'a pas eu, en définitive, d'adversaires plus réels et plus redoutables qu'eux.

§ I.

Après Gall, Spurzheim (1), c'est de tout droit, et ce n'est peut-être pas encore assez, Spurzheim, en

(1) Ouvrages de Spurzheim.

Spurzheim a publié, en commun avec Gall :

1° *Recherches sur le système nerveux en général et sur celui du cerveau en particulier ;* mémoire présenté à l'Institut de France, le 14 mars 1808, suivi d'observations sur le rapport qui en a été fait à cette compagnie par ses commissaires ; par F.-J. Gall et G. Spurzheim. Paris, 1809;

2° *Les deux premiers volumes de l'édition* in-4 de l'ouvrage de Gall.

Il a publié seul les ouvrages suivants :

The physiognomical system of doctors Gall and Spurzheim, in-8. London, 1815.

Outlines of the physiognomical system of doctors Gall and Spurzheim, in-12. London, 1815.

Observations on the deranged manifestations of mind, or insanity, in-8. London, 1817.

Examination of the objections made in Britain, against the

effet, n'est pas seulement le disciple, le continuateur de Gall, c'est son collaborateur, son émule, l'homme qui a fait plus que l'aider dans ce qui surtout restera de lui, ses travaux anatomiques, et auquel son système de psychologie doit cette forme quelque peu

doctrines of Gall and Spurzheim, in-8. Edinburgh, 1817.

Observations sur la phrénologie, ou la connaissance de l'homme moral et intellectuel fondée sur les fonctions du système nerveux, 1 vol. in-8. Paris, 1818.

Observations sur la folie, ou sur les dérangements des facultés morales et intellectuelles de l'homme, 1 vol. in-8. Paris, 1818.

Essai philosophique sur la nature morale et intellectuelle de l'homme, 1 vol. in-8. Paris, 1820.

View of the elementary principles of education, founded on the study of the nature of man, in-12. Edinburg, 1827. — Réimprimé avec de nombreuses additions, in-8. Londres, 1828.

Une édition française a été donnée de cet ouvrage. Paris, 1822.

Phrenology, or the doctrine of the mind and of the relations between its manifestations and the body, avec 15 gravures, in-8. Londres, 1825.

A View of the philosophical principles of phrenology, in-8, Londres, 1825.

Phrenology in connexion with the study of physionomy, première partie, caractères, avec 34 planches, in-8. Londres, 1826.

The anatomy of the brain, with a general view of the nervous system, in-8, avec 11 planches. Londres, 1826.

Manuel de phrénologie, in-12. Paris, 1832.

Spurzheim publia ce dernier ouvrage au moment de son départ pour l'Amérique; c'était comme son testament phrénologique, adressé à l'Europe. Il mourut à Boston, au mois de novembre 1832, assez peu de temps après son arrivée aux États-Unis, mais pourtant après y avoir commencé quelques cours. Il était âgé de 55 ans. Gall était mort quatre ans auparavant, en 1828, à l'âge de 70 ans.

écossaise qui a permis de le placer dans les cadres
de la philosophie.

J'ai dit plus haut, à ce sujet, comment Spurzheim
ne tarda pas à s'écarter de son maître dans sa détermination et son classement des facultés primordiales. Si de ces modifications apportées à la psychologie de Gall il n'était résulté que des changements
de noms, indiquant seulement pour chaque faculté
une manière différente de concevoir ses attributions,
l'organologie n'aurait pas eu beaucoup à en souffrir,
et chaque organe eût, en somme, conservé, à la
surface du cerveau, sa position et son étendue ; mais
nous avons vu qu'il n'en avait pas été ainsi. Les nouvelles déterminations psychologiques de Spurzheim
le conduisirent en définitive, non-seulement à
changer les noms de presque toutes les facultés primitivement admises par Gall, mais encore, dans
beaucoup de cas, à modifier leurs attributions, leur
ressort, quelquefois à en confondre deux en une
seule, le plus souvent à en dédoubler une ou deux
autres, et enfin à en admettre de tout à fait nouvelles ;
ce qui porta à trente-cinq le nombre des facultés
admises et proclamées par Spurzheim et par la
phrénologie, sa filleule. Cela ne put pas se faire sans
donner lieu à quelque déplacement au préjudice des
organes primitivement établis par le fondateur de
la doctrine, sans en rapetisser un grand nombre,
sans en séparer quelques-uns dont la proximité semblait résulter d'une nécessité psychologique. Mais,

il est juste aussi de le reconnaître, il y avait à la surface du cerveau des espaces vides et inoccupés, *inania regna*, ou, pour dire la chose plus simplement, des circonvolutions sur lesquelles Gall n'avait essayé aucune détermination, n'avait inscrit aucune étiquette. Spurzheim s'en empara comme de bonne prise ; il y plaça quelques-uns de ses nouveaux organes, en ayant soin de ne pas négliger le principe de bon voisinage ; et il résulta de tout cela une topographie encéphalique dont les départements, réduits, pressés, rapprochés dans l'ordre de leurs produits, laissent désormais bien peu de place à de nouvelles délimitations.

Le cervelet, la clef de voûte de l'édifice, puisqu'il est la condition *sine .quâ non* de la perpétuation de l'espèce, conserva cette attribution capitale, et la conserva sans mélange. Il en fut de même encore de l'organe de l'amour des enfants, placé immédiatement au-dessus de lui, dans les circonvolutions qui forment le pôle occipital des hémisphères cérébraux, et devenu, dans la nomenclature de Spurzheim, l'organe de la philogéniture ; seulement, il dut abandonner à un nouvel organe une ou deux de ses sinuosités supérieures. J'ai dit, en effet, que Spurzheim n'avait pas pensé pouvoir accorder une valeur réellement psychologique à cette espèce de jeu de mots en vertu duquel Gall avait réuni dans le même organe la faculté de la hauteur morale et la faculté de la hauteur physique, celle qui porte certains animaux et même certains hommes à habiter les hauteurs de la terre. Il avait cru, en outre, que cette opinion, fût-elle vraie, n'expliquerait point la disposition de la plupart des êtres animés à habiter les plaines et les mers. Il institua, en conséquence, un organe de l'habitativité, auquel il affecta, sous le numéro 3 de la série, quelques-uns des replis de la partie supérieure ou antérieure de l'organe de l'amour des enfants. Ce nouvel organe se trouva ainsi placé entre celui de la philogéniture, celui de l'amitié, celui de la vanité, celui enfin de l'orgueil, suivant Gall, auquel il emprunta un peu de sa moelle, comme il lui avait emprunté un peu de ses attributions.

La partie antérieure et inférieure des lobes moyens du cerveau, leur pointe, leur seule partie véritablement détachée du reste de l'hémisphère, est assez nettement divisée, dans l'homme, en trois circonvolutions principales, dirigées d'arrière en avant et à peu près parallèles les unes aux autres. De ces trois circonvolutions, celle qui est placée le plus haut et le plus en dehors, c'est l'organe de la ruse. Spurzheim n'y changea et n'en retrancha rien. La circonvolution inférieure à celle-ci est l'organe de l'instinct carnassier, suivant Gall. Cette circonvolution est fort longue et se termine en avant par une sorte d'épanouissement tuberculeux très-considérable. Spurzheim pensa que sa partie postérieure pouvait suffire à la faculté carnassière, qu'il appela, d'une manière plus générale, faculté de la destruction. Quant à son épanouissement antérieur, il en fit l'organe de l'alimentation. Restait, en dedans des deux organes placés dans la circonvolution précédente, une vaste circonvolution, longitudinale comme elle, et accompagnant en dehors la corne d'Ammon. Elle était vierge et tout à fait libre. Spurzheim y plaça l'organe de l'instinct de conservation, ou de l'amour de la vie, qui est à l'individu ce qu'est à l'espèce le cervelet, organe de la reproduction. Il faut dire, avant d'aller plus loin, et par respect pour la vérité, que Spurzheim paraît ne pas avoir eu la première idée de l'établissement de ces deux derniers organes, celui de l'amour de la vie et celui de l'alimentation. Nous ne tarderons pas à voir à qui il est juste d'en rapporter l'honneur.

D'autres changements furent encore opérés par Spurzheim parmi les organes de la partie postérieure et latérale de l'encéphale, organes affectés par Gall aux instincts ou facultés appétitives. Mais ces changements ne furent qu'une affaire de classification, qui eut pour résultat de rattacher à ces organes, sous le nom d'organe de la construction, celui de la mécanique ou des arts, que Gall avait rapporté à une classe supérieure, et d'en séparer, au contraire, pour les placer plus haut, les organes de la circonspection, de la vanité et de l'orgueil, que Gall rangeait, comme nous l'avons vu, parmi ceux des qualités appétitives, toutes communes aux animaux et à l'homme. Ces quatre organes n'en conservèrent pas

moins à la surface du cerveau leur place et leur circonscription ; et cela eut lieu surtout pour l'organe
de la construction, situé dans la tempe à l'union du
lobe moyen avec le lobe antérieur du cerveau, entre
les circonvolutions affectées à l'instinct de la propriété et à la faculté du calcul.

En somme, le premier genre des facultés affectives établies par Spurzheim, ou son genre des penchants, s'enrichit de trois facultés et, par conséquent, de trois organes tout à fait nouveaux : celui
de l'habitativité, celui de l'alimentation, celui de
l'amour de la vie. Mais ce ne fut là que la moindre
partie des conquêtes organologiques du parrain de
la phrénologie.

Gall avait donné le nom de facultés intellectuelles
à toutes les facultés placées au-dessus de ce genre
de penchants, lequel correspondait à sa classe des
instincts ou qualités appétitives, et les plus élevées
de ces facultés étaient pour lui celles dont les organes sont placés à la partie supérieure du cerveau,
depuis l'organe de la bonté jusqu'à celui de la fermeté. Spurzheim renversa la hiérarchie ainsi établie
par son maître. Il rallia à son ordre premier des facultés affectives, sous le genre II, et sous le titre de
sentiments, toutes les facultés dont les organes occupent les circonvolutions du vertex, et composa son
dernier ordre, celui des facultés intellectuelles proprement dites, des facultés dont les organes occupent les circonvolutions du front ou du lobe anté-

rieur du cerveau, depuis la faculté et l'organe de la mémoire des personnes jusqu'à la faculté et à l'organe de l'esprit métaphysique. Mais là ne se bornèrent pas. les changements apportés par Spurzheim dans les organes des deux classes de facultés intellectuelles de Gall. Pour commencer par les organes des sentiments ou des facultés intellectuelles supérieures de Gall, les organes de l'esprit caustique, de la bonté et de la mimique conservèrent, dans les circonvolutions de la partie supérieure du front, et sous les noms d'organes de la gaieté, de la bienveillance et de l'imitation, leur place et leur circonscription. En arrière d'eux, et sur les circonvolutions de la ligne médiane, il en fut de même des organes de la théosophie, de la fermeté et de l'orgueil, le premier et le dernier sous les noms d'organes de la vénération et de l'estime de soi. Mais entre ces organes médians d'une part, et ceux de la poésie et de la circonspection d'autre part, Gall avait laissé à la face supérieure du cerveau de belles circonvolutions inoccupées, celles qui, à peu près particulières à l'homme, descendent presque verticalement du vertex à la tempe. Spurzheim y plaça d'avant en arrière les organes de trois facultés nouvelles, l'amour du merveilleux, l'espérance, et le sentiment de la justice. Toutefois cette occupation ne put pas se faire sans qu'il en résultât quelque déplacement dans les organes voisins et quelque diminution dans leur étendue. Ainsi l'organe de la poésie de Gall fut porté, sous le nom d'organe de l'idéalité, un peu plus haut et plus en avant qu'il n'avait été placé par le fondateur de la doctrine. Ainsi l'organe de la circonspection, en même temps qu'il perdit un peu de son ampleur, fut aussi un peu abaissé du côté des organes des instincts. Ainsi les organes de la vanité et de l'attachement subirent tout à la fois un peu d'amoindrissement et de déplacement, après avoir déjà éprouvé le même dommage lors de l'introduction de l'organe de l'habitativité parmi ceux des qualités affectives.

Après cette introduction de trois organes tout à fait nouveaux parmi ceux des facultés de sentiment représentant les facultés supérieures de Gall, Spurzheim, arrivant à ce qu'il appelait, lui, ses facultés intellectuelles proprement dites, se sentit de plus en plus en verve créatrice, et à côté des huit organes qu'il conservait du maître, il en créa six nouveaux. Il est vrai que des deux organes du langage et de la mémoire des mots, situés, l'un à la partie moyenne, et l'autre à la partie postérieure de la face inférieure du lobe frontal du cerveau, il n'en fit qu'un qu'il plaça, sous le nom d'organe du langage, dans la circonvolution de cette même face la plus voisine de la scissure de Sylvius. Et une pareille réduction arrivait ici fort à propos, car dans ces circonvolutions du lobe antérieur, en bas, en haut, en avant, sur les côtés, le terrain était précieux, toutes les places étaient occupées. En haut et en avant, les organes de la sagacité comparative, de l'esprit métaphysique,

de la mémoire des faits, conservèrent sinon toute
leur étendue, au moins le centre de leur position
primitive. Mais une division de l'organe de la mémoire des personnes en deux organes, celui de l'individualité et celui de la configuration, rejeta un peu
en haut et en dehors celui de l'organe des lieux, et
ce fut celui de la configuration, qui, prenant place
dans la circonvolution qui borne en dedans l'anfractuosité olfactive, vint se cacher derrière le sinus
frontal, dont le développement avait auparavant si
souvent été pris par les cranioscopes complaisants
ou malhabiles pour le résultat d'un développement
considérable de l'organe des localités. L'organe de
la configuration occupa la circonvolution située en
dehors du sillon olfactif. En dehors et en avant de
lui deux nouveaux organes, ceux de l'étendue et de
la pesanteur, diminuèrent beaucoup, de ce côté,
l'ampleur de l'organe du coloris, que diminua sem-
blablement, à son côté externe, la création de celui
de l'ordre, intercalé ainsi entre l'organe des couleurs et celui du calcul ou des mathématiques.
Enfin, au-dessus de tous ces organes, un dernier organe, celui du temps, organe dont Gall avait parlé,
ainsi que de celui de l'ordre, mais sans les admettre
ni l'un ni l'autre, vint se placer entre l'organe des
localités et celui des tons ou de la mélodie, prenant
un peu de cerveau à l'un et à l'autre, et les repoussant aussi un peu, l'un en avant et en dedans, l'autre en arrière et en dehors.

Tel est, d'une manière à la fois succincte et complète, le système organologique de Spurzheim, telles sont les modifications qu'il a apportées à celui de Gall. Deux organes, ceux de la mémoire des mots et du langage, réunis en un seul organe, qui porte ce dernier nom ; deux organes dédoublés, celui de la mémoire des personnes et celui de l'orgueil, pour donner lieu, le premier, aux organes de l'individualité et de la configuration, le second à ceux de l'estime de soi et de l'habitativité ; neuf organes nouveaux, ceux de l'amour de la vie, de l'alimentation, de la justice, de l'espérance, de l'amour du merveilleux, de l'étendue, de la pesanteur, de l'ordre, du temps, s'intercalant entre les anciens organes admis par Gall, quelquefois s'emparant de circonvolutions jusque-là abandonnées, mais la plupart du temps déplaçant dans un sens ou dans un autre des organes depuis longtemps en possession, et leur enlevant une partie de la circonvolution affectée à chacun d'eux : voilà la division organologique du cerveau qui, en ce moment, porte par excellence le nom d'organologie phrénologique. Mais pas plus que celle qu'avait primitivement établie Gall, elle n'a eu le privilége d'être respectée par les élèves de Spurzheim, et ce grand phrénologue n'était pas mort que déjà de nouveaux organes se présentaient à la surface du cerveau sous le patronage de crânioscopes plus ou moins célèbres, qui, dans les parties mêmes les plus divisées de ce viscère,

trouvaient encore de nouvelles localisations à opérer.

Avant de faire connaître ces additions, de plus en
plus modernes, à la science des organes, j'ai besoin
de réclamer l'indulgence du lecteur, pour l'étrange
langage qu'il m'a déjà fallu lui parler, et pour celui
qu'il me faudra lui parler encore. C'est Spurzheim,
qui, dans ses conceptions hybrides, a surtout donné
à la phrénologie ce vocabulaire sans nom qui suffirait
seul à lui assigner un rang à part parmi les sciences
de l'esprit. Mais ses disciples n'ont pas fait défaut à
son exemple; en Angleterre, en Amérique, en France
même, on ne trouverait pas un phrénologue qui n'ait
plus ou moins ajouté aux barbarismes du maître.

§ II.

L'Angleterre est devenue, comme chacun sait,
l'Éden de la phrénologie; peut-être était-elle condamnée à apprendre ainsi quel abus pouvait faire
l'empirisme des principes de son Bacon. Dans deux
au moins de ses trois royaumes, chaires, journaux,
écoles, musées, sociétés académiques, rien ne manque à l'heureuse doctrine. C'est en Angleterre que
Spurzheim, après sa rupture avec Gall, alla porter
ses pénates (1). C'est de là que, poussé par sa mau-

(1) Spurzheim se sépara de Gall en 1813, et arriva en Angleterre
au mois de mars 1814. Après des succès très-variés et très-dis-
putés, soit à Londres, soit à Édimbourg, il eut enfin la satisfac-

vaise étoile, mais sûr au moins de ce qu'il laissait derrière lui, il quitta l'Europe pour se rendre dans le Nouveau Monde, et y périr victime de son zèle pour la propagation de la foi phrénologique.

Au premier rang des phrénologistes de la Grande-Bretagne, dans une contrée qui compte tant de célébrités en ce genre, se présente M. Georges Combe, auteur d'un grand nombre d'ouvrages sur la science cranioscopique et sur ses applications (1), et qui,

tion de voir la phrénologie prendre racine dans les deux principaux royaumes de la Grande-Bretagne. En 1826, le vice-chancelier de l'Université de Cambridge mit à sa disposition une des salles destinées aux cours publics. Là il eut pour auditoire plus de deux cents personnes, et parmi elles des hommes du premier nom et de la plus grande influence dans l'Université. (*Notice sur la vie et la mort de Spurzheim*, dans le Journal phrénologique d'Édimbourg, t. VIII, n° 35, mars 1833.)

En 1834, le ministre du commerce de France eut la curiosité de demander à la Société phrénologique de Londres des documents sur l'état de la phrénologie en Angleterre. Cet état se trouva être on ne peut plus prospère. Pour ne parler que des Sociétés phrénologiques du Royaume-Uni, le nombre en allait à vingt-huit.

(1) Voici, sauf omission, les principaux ouvrages phrénologiques de M. Combe :

1° *Esquisse de phrénologie* (Outlines of phrenology), publiée dans les *Transactions de la Société phrénologique*, Londres, 1824, plus tard réimprimée à part et traduite en français, d'abord par M. David Richard dans le journal de la Société phrénologique de Paris, t. III, 1835, puis par M. Fossati, sous le titre de *Nouveau Manuel de phrénologie*, 1 vol. in-12. Paris, 1836.

2° *Éléments de phrénologie*, 1 vol. in-12, 3e édition, 1828.

3° *Système de phrénologie*, 1 vol. in-8, 3e édition, 1830.

4° *Essai sur la constitution de l'homme*, considérée dans ses

dans les revues scientifiques de l'Écosse, a engagé
plus d'une lutte de psychologie et d'organologie avec
les représentants actuels de la philosophie de ce
pays. Dans l'ensemble du système, M. Combe n'a
guère fait que suivre Spurzheim, ses déterminations
psychologiques, et sa classification. Quant au détail
des organes, on lui doit une ou deux acquisitions.
M. Combe partage d'abord, jusqu'à un certain point,
avec M. Crooke, son compatriote, et avec le docteur
Hope de Copenhague, la découverte d'un des deux
derniers organes consacrés par l'adoption qu'en a
faite Spurzheim, celui de l'alimentation. Mais une
découverte que M. Combe semble ne partager avec
personne, c'est celle qui l'a porté à regarder l'organe
de l'habitativité comme celui de la faculté de concentrer son attention, et à lui donner, en conséquence, le nom d'organe de la *concentrativité (concentrativity)*, tout en lui conservant, surtout chez les
animaux, la faculté habitative. Voici comment chez
ces derniers M. Combe comprend cette double attribution : « C'est probablement par un semblable pouvoir (celui de concentrer leur attention) que les animaux qui aiment les hauteurs, comme le chamois,
maintiennent actives toutes les facultés nécessaires

rapports avec les objets extérieurs, 1 vol. in-8, traduit en français
par R. Dumont. Paris, 1834.

5° *Leçons de phrénologie,* faites à New-York en 1839, publiées
en 1 vol. par André Boardman, secrétaire de la Société phrénologique de cette ville.

pour que, dans les lieux difficiles, dangereux, où ils broutent, ils puissent garder une position fixe, tout en évitant l'atteinte du chasseur (1). » C'est certainement une grande découverte qu'a faite là M. Combe, et c'est un organe bien partagé que celui qui réunit à la faculté tout instinctive du choix des lieux à habiter, la faculté toute philosophique de l'attention à concentrer. Il y aurait bien quelque chose à dire sur ce cumul, envisagé du point de vue psychologique, et plus encore du point de vue phrénologique, et Gall n'en eût pas été très-satisfait. Mais je veux ici m'abstenir de toute critique, et joindre mes faibles éloges à ceux qu'a provoqués dans le monde phrénologique la découverte de M. Combe.

M. Georges Combe a un frère, M. André Combe, fervent phrénologue comme son aîné, et qui, sans avoir, à son exemple, créé de nouveaux organes, a pourtant émis en phrénologie des idées qu'en France surtout on sera peut-être bien aise de connaître (2). Ainsi M. André Combe a constaté que les Français, qui ont beaucoup d'*individualité* et de *constructivité*, ne sont propres qu'à faire des babioles, tandis que les Anglais, qui ont beaucoup de *causalité*, sont des hommes profonds, qui posent des principes, par

(1) *Journal de la Société phrénologique de Paris*, t. III, p. 153.

(2) *Phrenological Essay*, par Andrew Combe, lu à la Société de médecine d'Édimbourg, le 21 novembre 1823. (*Edimburgh phrenological journal*, t. I, nᵒ 3, art. 1, p. 337.)

exemple, les principes de la phrénologie. Les Français, au dire de M. André Combe, manquent de l'organe de la *prudence*, les Anglais l'ont très-développé. Les Français, en vertu de leur organisation cérébrale, ne sont, ne peuvent être que *vaniteux ;* les Anglais seuls ont de l'*orgueil*. Ces derniers ont beaucoup de *fermeté* et de *persévérance ;* les Français en manquent complétement (1). Ceux-ci, en somme, ont un cerveau dont le volume ne peut pas soutenir la comparaison avec celui du cerveau de leurs voisins d'outre-Manche. C'est là ce qui explique leur infériorité générale relativement à l'Angleterre. M. André Combe est très-sûr de ce qu'il avance, et il a fait, sur ce sujet, des observations fort nombreuses, non-seulement à Paris, mais dans nos provinces. Je ne suppose pas qu'il en ait publié le résultat en témoignage de reconnaissance du bon accueil que nous faisons à ses compatriotes, lorsque leur *prudence* les force à venir chercher en France un peu de ce bien-être que refuse à des millions

(1) Nous aimons à croire que M. A. Combe vit encore, sans en rien savoir pourtant ; car nous ne nous occupons plus guère de la phrénologie et des phrénologues. Si la doctrine de Gall a eu le bonheur de conserver M. Combe, nous ne doutons pas que, depuis l'alliance de son pays et du nôtre et la prise de Sébastopol, cet illustre cranioscope n'ait conçu une meilleure opinion de la fermeté française, et ne soit en mesure de lui assigner dans le cerveau quelque vaillant organe. C'est comme cela qu'on fait à la fois de bonne phrénologie et de bonne politique.

Note de la deuxième édition.)

d'entre eux la *fermeté persévérante* des grands sei-
gneurs de leur pays.

Je ne quitterai pas l'Angleterre, sans faire mention
de quelques autres conquêtes organologiques ou
modifications psychologiques, opérées par des docteurs moins célèbres de la phrénologie du Royaume-
Uni. Ainsi M. Simpson, homme pourtant considérable dans cette science, divise l'organe de la pesanteur, organe déjà si petit et si resserré par ses
voisins, en deux organes désormais aussi primitifs
que ceux qui le sont le plus, l'organe de la résistance
et celui de l'impulsion (1). M. Richard Edmondson,
sans trop tenir compte de cette nouveauté, est d'avis
que c'est au moyen de l'organe de la pesanteur qu'on
apprécie et qu'on établit bien la perpendicularité des
objets (2). M. R. Cox pense qu'il faut appeler la combativité esprit d'opposition, *opposiveness*, pour que
cette faculté comprenne dans son domaine et les oppositions morales et les oppositions physiques (3).
Suivant M. Scott, d'Édimbourg, l'esprit caustique de
Gall, l'esprit gai de Spurzheim n'est, en réalité, ni
gai, ni caustique, mais il a surtout pour fonction
d'apprécier les différences qui existent entre les
choses. Suivant M. Hewet-Watson, au contraire, cet

____

(1) *Edinburgh phrenological journal*, décembre 1834.

(2) *Observations sur l'organe de la pesanteur.* (Edinburgh phre
nological journal, décembre 1834.)

(3) *Observations sur la combativité.* (Même journal, même numéro.)

esprit prend connaissance de la nature intrinsèque de ces mêmes choses, nature que Kant et bien d'autres ont pourtant regardée comme assez positivement inaccessible. Enfin, suivant M. Schwartz de Stockholm, dont plusieurs travaux phrénologiques ont été publiés par les Revues anglaises, cette faculté considère les objets en tant que moyens pour arriver à un but, et M. Schwartz appelle en conséquence son organe, organe de la faculté de combinaison (1).

Ce n'est certainement pas là, à beaucoup près, tout ce qu'on pourrait mentionner avec distinction des cranioscopes de la Grande-Bretagne. J'en passe et des meilleurs. Mais il faut savoir s'imposer des limites, et ce que j'ai dit de la phrénologie anglaise suffit bien pour montrer avec quelle assurance et quel succès elle marche dans la voie de réforme ouverte par Spurzheim, et pour faire pressentir tout ce qui doit résulter de ces innovations pour l'affermissement de l'organologie. J'aurais à signaler le même esprit chez les phrénologues du Danemark, de l'Amérique, de l'Inde, afin de tirer plus tard les mêmes conséquences de la diversité de leurs découvertes et de la divergence de leurs opinions ; mais je craindrais, par cela même, de lasser la patience du lecteur et de m'en voir abandonné dès le début de ces voyages. Je regrette pourtant de ne pas lui faire faire

______

(1) M. Vimont, *Traité de phrénologie humaine et comparée,* t. II, p. 387 et 388.

un peu connaissance avec la phrénologie du Nouveau Monde, de ne pas lui montrer l'Union américaine près de se couvrir d'établissements phrénologiques, aussi nombreux et aussi variés que ceux qui font l'orgueil de sa sœur de l'ancien continent. Je lui aurais fait voir, dans cette exposition, le vieux professeur Caldwel, ce vénérable pionnier de la phrénologie américaine, occupé, depuis plus de vingt ans, à semer de ses brochures toute l'immense vallée du Mississipi. Je lui aurais montré Georges Combe venant, à travers les mers, reprendre avec un religieux courage la mission cranioscopique interrompue par la mort de Spurzheim. J'aurais cherché à le transporter, en esprit, sur les bords naguère sauvages du lac Érié, dans l'ancien empire des Iroquois, et à l'y faire assister avec moi aux séances de la Société phrénologique, fondée depuis quelques années à *Buffalo.* Je lui aurais signalé alors, parmi les productions les plus considérables de la phrénologie de l'Union, deux ouvrages, dont l'un est dû à la plume du secrétaire de cette honorable compagnie (1), et dont l'autre, infiniment plus original, est l'œuvre de son président (2). J'aurais, dans l'examen de l'ouvrage de ce dernier, insisté particulièrement sur l'importante découverte d'un organe de la *chimicalité*

(1) R. W. Haskins, *History and progress of phrenology.* 1 vol. in-12. Buffalo et New-York, 1839.

(2) J. Stanley Grimes, *A new system of phrenology,* 1 vol. in-12. Buffalo et New-York, 1839.

(chemicality) ou de la gourmandise, organe que l'auteur a reconnu à une certaine saillie sur le buste antique d'Anacréon (1), et qu'il ne pourra manquer de rencontrer aussi sur ceux de Comus et de Bacchus, ces deux gourmands de la mythologie. Mais, outre ma crainte des redites, j'ai hâte de repasser l'Atlantique et de rentrer en France. J'y ai laissé de grands phrénologistes, et à leur tête, sinon par ordre de date, au moins par droit de renommée, un homme qui, par les liens de son passé, eût semblé ne devoir jamais revêtir un pareil titre.

§ III.

Ce ne fut pas, en effet, sans quelque surprise qu'on vit Broussais, vers la fin de sa carrière, se faire le disciple de Gall, qu'il avait assez malmené jadis, le proclamer un homme de génie (2), en dire autant de Spurzheim (3), et mettre au service de la phrénologie le prestige de sa vieille gloire et les derniers bouillons de sa bile. Mais, en y regardant de près, cette conversion de Broussais n'a plus rien qui étonne, et l'on comprend, au contraire, qu'elle était comme une nécessité de la nature plastique de ses

(1) «Chemicality gives fullness to the bones under the eye, and length from the ear to the nose. See Anacreon, plate ii. » *Loc. cit.,* p. 115.

(2) *Cours de phrénologie,* p. 128.

(3) *Ibid.,* p. 387.

idées et une conséquence des opinions de toute sa
vie. Broussais, devenu philosophe, devait finir par
être phrénologue. Le même esprit qui l'avait porté,
en médecine, à localiser toutes les maladies, et jusqu'aux plus générales et aux plus indéterminées,
devait, en philosophie, le conduire fatalement à ma-
térialiser les facultés. Des facultés sans organes devaient être pour lui comme des fièvres sans inflam-
mations. Il ne pouvait pas plus vouloir de cette
ontologie que de l'autre, et devait tout tenter, au contraire, pour leur faire subir le même destin. La phrénologie lui parut donc être la *médecine physiologi-*
que de la philosophie, le moyen d'abattre ce qu'il
appelait l'ontologie des psychologues. Il s'en saisit,
mais d'une main affaiblie par l'âge, et on le vit, on
vit Broussais, l'intraitable réformateur en médecine,
l'homme de ses idées, et l'ennemi des idées des autres, loin de rien réformer, de rien attaquer en phrénologie, s'y faire, le dirai-je? éclectique, suivre
l'ornière battue, prenant de toutes mains, sans aucun esprit de contrôle, et se rangeant, en définitive,
aux idées et à la classification de Spurzheim. Son
amour des animaux, et surtout de leurs espèces em-
plumées, le porta cependant à leur accorder des
facultés que n'avaient pas remarquées en eux les
deux fondateurs de la doctrine : la gaieté (1), l'a-

(1) *De l'irritation et de la folie,* 2ᵉ édition, 2 vol. in-8. Paris,
1839, t. I, p. 266.

mour de l'approbation, la fermeté, l'esprit de causalité, le sentiment de la vénération, et jusqu'à celui
de la conscience (1). Pour ce qui est de l'homme, qui
n'a rien à désirer sous le rapport de toutes ces qualités supérieures et des organes qui leur correspondent, Broussais eût bien voulu lui découvrir sous le
crâne quelques organes d'une nature tout opposée,
celui, par exemple, du plus désagréable et du moins
intellectuel de nos besoins. Mais une pareille assignation n'est pas, dit-il, chose facile à faire (2), et il
ne se sentit pas de force à la tenter. Jadis il avait été
plus hardi pour un autre besoin d'un caractère encore plus nécessité, celui de la respiration, et il
avait proposé d'en placer l'organe dans le cervelet,
en compagnie de ceux de quelques autres facultés
viscérales (3).

Un phrénologiste lyonnais, M. Imbert, ne fut pas
content de cette affectation. Il proposa, sous le titre
d'organe de la respirabilité, un organe destiné à
nous avertir particulièrement du besoin de respirer,
et il en plaça le siége à la pointe du lobe moyen du
cerveau, à l'origine d'une des racines du nerf olfactif, en avant et un peu en dedans de l'organe de
l'alimentivité, mais dans la même circonvolution que
cet organe et que celui de la destruction (4).

<hr>

(1) *Cours de phrénologie*, p. 301, 331, 363, 378, 677.
(2) *Ibid.*, p. 140.
(3) *Cours de pathologie et de thérapeutique générales*, t. IV,
p. 79.
(4) *Lettre de M. le docteur Imbert sur un nouvel organe céré-*

Cet organe de la respiration, qui, au dire de M. Imbert, juge les odeurs comme celui du coloris juge les couleurs, comme celui de la musique juge les rapports des sons, comme l'alimentivité juge les saveurs, se trouve donc ainsi former le quatrième organe interne des sens extérieurs, l'organe du sens de l'olfaction. Il manquait un cinquième organe de ce genre, un sens interne de la sensation externe du tact, et c'est cet organe que M. le docteur Fossati, ancien et illustre président de la société phrénologique de Paris, a institué sous le titre d'organe de la tactilité. Il est disposé à en placer le siège dans la région de la tempe, au-dessus et un peu en arrière de l'organe de la constructivité, au-dessous de celui de l'idéalité, et au-devant du sens de la propriété (1).

Qu'on me permette ici une courte remarque, que je n'aurai peut-être pas occasion de placer ailleurs. La phrénologie, dans l'institution de deux des organes internes des sensations externes, le sens interne de l'olfaction et celui du goût, a suivi une sorte de logique, et a, tant bien que mal, placé ces organes le plus près possible de l'origine des nerfs de ces sens. Mais Gall et Spurzheim n'en avaient pas fait de même à l'occasion des sens du coloris et de la musique, qui sont assurément situés fort loin des points

bral, *qu'il propose de nommer organe de la respirabilité.* (Journal de la Société phrénologique de Paris, t. III, p. 239)

(1) *Nouveau Manuel de phrénologie,* par G. Combe, trad. par le docteur J. Fossati. Paris, 1 vol. in-12, p. 174 et 175.

d'origine des nerfs optique et acoustique. Je crois bien que si la phrénologie avait à déterminer à nouveau la place de ces deux derniers sens internes, loin de les laisser où les a mis son fondateur, elle les rapprocherait du mésocéphale, ce rendez-vous à peu près commun des nerfs des cinq espèces de sensations. Mais il n'y avait pas à revenir là-dessus. Quant à la place qu'assigne M. Fossati à l'organe de la tactilité, loin de la moelle encore, et au voisinage des premiers sens internes institués par son maître, on ne peut le blâmer d'en avoir agi ainsi pour la localisation de ce nouveau sens. C'est de sa part une marque de respect pour l'homme dont il a été le plus intime et le dernier élève.

Broussais aussi comptait au premier rang parmi ses élèves, un homme d'une grande simplicité scientifique, et qu'on a vu longtemps assis à sa droite, dans les beaux jours de son système. Cet homme, c'était feu Sarlandière, dont on possède, entre autres travaux, un ouvrage posthume sur l'anatomie du système nerveux (1). Sarlandière, lors de la défection de Broussais, poussa la fidélité à son chef jusqu'à passer avec lui dans le camp phrénologique, et il y employa si bien ses loisirs qu'il finit, après les

----

(1) *Traité du système nerveux dans l'état actuel de la science*, 1 vol. in-8, avec 6 planches. Paris, 1840.

Dans cet ouvrage, qui est au moins le fruit d'un long travail, la foi phrénologique de Sarlandière se montre fort affaiblie, et c'est à peine si le nom de Gall y est prononcé. (Voir les pages 230, 239, 240, 241.)

tentatives les plus opiniâtres, par inventer un casque craniométrique, destiné à évaluer le développement des organes, et avec lequel il n'est pas possible d'en laisser échapper le plus petit (1). Ce casque figura d'une manière très-distinguée à une exposition des produits de l'industrie française. Le roi et la famille royale le remarquèrent, et son auteur, *qui se trouvait là par hasard*, put expliquer tout à l'aise aux augustes curieux le mécanisme et l'utilité de son instrument. C'est ce qu'il fit dans une conversation que nous a conservée, dans toute sa candeur, le Journal de la Société phrénologique de Paris, et dont je veux citer la fin. « Non-seulement, « a dit l'auteur au roi, on devra préciser avec cet « instrument le système d'éducation propre à chaque jeune sujet, mais on organisera ainsi le système de répression, le système pénitentiaire, et « peut-être arrivera-t-on à l'abolition de la peine de « mort. Le roi, *qui écoutait l'auteur avec beaucoup* « *d'attention*, s'est cependant fait répéter ces dernières paroles, et a répondu : Ce serait une chose « bien désirable, et cet instrument aurait rendu un « grand service aux hommes. On ne peut douter « d'après cela, dit le rédacteur du *Journal de* « *la Société phrénologique*, de l'intérêt que le roi « porte au sort de la phrénologie et de son désir

---

(1) *Considérations sur les mesures du crâne humain*. (Journal de la Société phrénologique de Paris, t. II, 1833.)

« de voir un jour abolir la peine de mort (1). »

La peine de mort n'est pourtant pas encore abolie. Mais ce n'est sûrement pas la faute du roi, qui ne fait pas tout ce qu'il veut ; et si la couronne prend un jour sur ce point l'initiative, peut-être le devrat-on au crânomètre de feu Sarlandière. Ce n'est cependant pas à cette utile invention que se bornèrent les travaux de ce crânioscope. Il existe de lui un système phrénologique où les facultés sont réparties en dix cercles, un cercle de plus qu'il n'y a de cercles de damnés dans l'enfer de Dante : cercle de l'attachement, cercle de l'aversion, cercle de l'égoïsme, cercle de la conscience, cercle de la bienveillance, cercle de la connaissance, cercle des aptitudes, cercle des créations, cercle des raisonnements (2). Du reste, tous ces cercles ne renferment pas autre chose que les facultés définitivement admises par Spurzheim. Elles y sont seulement différemment rapprochées, et purgées en outre de ces dénominations en *ivité*, que Sarlandière a la hardiesse de trouver *barbares, ridicules, impropres, inadmissibles*. Et il ne s'en tient pas là ; après les changements de mots, viendront les changements de choses.

(1). *Le crânomètre de M. le docteur Sarlandière*. (Journal de la Société phrénologique de Paris, t. II, p. 401.)

(2) *Examen critique de la classification des facultés cérébrales adoptées par Gall et par Spurzheim et des dénominations imposées à ces facultés, précédé de quelques considérations sur les études phrénologiques*. (Journal de la Société phrénologique de Paris, t. I, 1832, p. 311 et suiv.)

Cet organe de l'amour de la vie ou de la conservation, ce dernier-né de la phrénologie, placé dans la circonvolution la plus interne de la pointe du lobe moyen, Sarlandière en fait l'organe de la haine ou de l'opiniâtreté dans le mal-vouloir. Cet organe, dit-il, correspondant précisément à la cavité glénoïdale, refoule en bas, quand il est très-développé, et cette cavité, et l'os maxillaire inférieur, qui s'articule avec elle. De là la forme proéminente de menton qu'on a nommée *menton de galoche*, indice assuré d'un esprit mordant et d'un mauvais caractère (1). Mais si Sarlandière a ainsi donné à l'organe de l'amour de la vie des attributions aussi peu aimables, en revanche il en a attribué de fort louables à celui de la persévérance ou de la fermeté. Au lieu de le laisser s'appliquer indifféremment au bien ou au mal suivant l'opinion phrénologique vulgaire, il le regarde comme exclusivement consacré à aider les bonnes facultés et à contre-balancer l'esprit haineux. C'est ainsi que, dans un sentiment bien respectable, il s'empresse de fermer d'une main la plaie qu'il avait faite de l'autre (2).

Dans les deux facultés précitées, Sarlandière, comme on a pu le remarquer, laisse subsister l'or-

(1) *Examen critique,* etc., p. 330, 331; *Comment on peut procéder à la découverte des organes situés à la base du cerveau.* (Journal de la Société phrénologique de Paris, t. I, 1832, p. 266.)

(2) *Examen critique,* etc., p. 321; *Comment on peut procéder,* etc., p. 267.

gane, mais il change ou modifie la fonction. Dans une troisième, il conserve la fonction, mais il change l'organe, ou le transporte d'une partie de l'encéphale à une autre. Et quel est l'organe avec lequel Sarlandière en use avec aussi peu de ménagement ? C'est celui qui ouvre le catalogue de Gall, et nous a valu de sa part de si belles histoires, l'organe sans lequel l'espèce humaine ne serait pas encore sortie du domaine des idées archétypes, c'est, en un mot, l'organe de l'amour physique et de l'instinct de reproduction. Une telle faculté, un tel but avaient paru aux fondateurs de la doctrine réclamer, en toute propriété, une partie considérable et tout à fait déterminée de la masse nerveuse encéphalique, et le cervelet lui avait été en conséquence exclusivement affecté. Rien ne semblait pouvoir changer cette destination, qui était le premier article du *Credo* phrénologique, quand Sarlandière, son casque en tête, vint attaquer de ce côté l'infaillibilité du symbole, et transporter du cervelet au cerveau l'instrument de la perpétuation de notre espèce. Il accueillit cette remarque déjà souvent faite par des anatomistes adversaires de la phrénologie, qu'il y a surtout dans le bas de l'échelle animale des espèces dont le vif instinct reproducteur est loin d'être en rapport de développement avec le petit volume de leur cervelet (1). Il s'inscrivit en faux contre cette

(1) *Comment on peut procéder à la découverte des organes situés à la base du cerveau*, p. 272.

assertion de ses confrères les phrénologues, que les
nègres, dont la salacité passe aussi pour très-grande,
offrent une proportion considérable de cette même
partie de l'encéphale (1). Enfin, de quelques faits
pris dans son observation particulière, il se crut au-
torisé à conclure que l'organe de l'amour physique
siége dans les circonvolutions de la face inférieure
de la pointe postérieure des lobes cérébraux (2).
D'après lui, c'est l'ampleur de ces circonvolutions
qui, en déprimant la tente du cervelet et ce dernier
organe lui-même, peut lui faire faire saillie à la nuque, faire croire à tort à son développement dans le
cas pourtant d'une énergie considérable de l'instinct
de reproduction, et à tort aussi, comme on le voit,
faire prendre ce développement imaginaire pour la
condition organique de cet instinct (3).

En somme donc, deux anciens organes recevant
de nouvelles facultés, une ancienne faculté recevant
un nouvel organe, voilà les acquisitions que doit à
feu Sarlandière l'organologie phrénologique. Le lecteur pressent, de plus en plus, je ne dirai pas ce que
valent, mais ce que signifient de pareilles acquisitions, et j'aurai à m'en expliquer bientôt. Il me reste
à faire connaître auparavant tout ce qu'ont accompli, dans cette voie, deux des hommes qui ont consacré à l'exaltation et à la défense de la phrénologie le

(1) *Comment on peut procéder*, etc., p. 272.
(2) *Ibid.*, p. 270, 271.
(3) *Ibid.*, p. 271.

plus de savoir et de dévouement : je veux parler de
M. Vimont et de feu Bailly de Blois.

§ IV.

M. Vimont (1), par sa science anatomique, autant
que par sa foi aux idées de Gall, est certainement le
disciple le plus considérable de ce dernier. Il est
aussi son admirateur, bien que cette admiration, il
faut l'avouer, ne se manifeste pas toujours sous des
formes parfaitement respectueuses.

Mais cette admiration que professe M. Vimont pour
le créateur de la phrénologie, il s'en faut qu'il ait
cru pouvoir l'étendre à l'homme qui, après avoir été
le collaborateur de Gall, a fini par donner à la science
qu'ils ont presque fondée en commun le nom qu'elle
porte aujourd'hui. Le sentiment que M. Vimont
éprouve pour Spurzheim, est, ce me semble, tout
autre chose que de l'admiration, et du reste il ne
prend guère la peine d'en dissimuler la nature.
M. Vimont paraît ne voir dans ce grand phrénologiste qu'un simple disciple de Gall, mais un disciple

(1) J'ai déjà eu occasion de citer souvent son *Traité de phrénologie humaine et comparée*, Paris, 1835, 2 vol. in-4, avec atlas
in-folio.

Antérieurement à ce grand travail, M. Vimont avait, en 1827,
présenté à l'Institut de France, pour le prix de physiologie, un
important mémoire phrénologique, ayant pour pièces à l'appui
un nombre immense (2,500) de têtes d'animaux. Cela ne convertit
pourtant pas l'Institut à la phrénologie.

qui a gâté l'œuvre du maître, et qui de plus a empêché la filiation phrénologique d'aller en droite ligne de Gall, l'inventeur de la doctrine, à l'auteur du
traité de phrénologie comparée. Ces fâcheuses dispositions de M. Vimont à l'égard de Spurzheim se
trahissent dès le début de son livre.

Gall, tout en exposant les facultés de son système
dans un ordre ascendant qui conduisait des plus brutales aux plus intellectuelles, n'avait pas été tellement fidèle à cet ordre, qu'il n'eût placé au-dessus
ou à la suite des facultés réflectives, apanage plus
particulier de notre espèce, des sentiments dont
quelques-uns, de son propre aveu, nous sont communs avec quelques animaux, de telle sorte que sa
philosophie de l'homme se trouvait avoir pour clef
de voûte la faculté qui caractérise plus particulièrement certain quadrupède d'un assez mauvais renom
d'esprit, le sentiment de l'opiniâtreté. Spurzheim, il
faut lui rendre cette justice, avait fait une classification plus étudiée et réellement plus scientifique,
dans laquelle, s'élevant des besoins aux sentiments,
et de ceux-ci aux aptitudes de plus en plus intellectuelles, il arrivait, en terminant, aux facultés de
la raison et de la parole, qui sont l'attribut exclusif
et comme la couronne de l'humanité. Cette classification, qui est généralement admise par la phrénologie des deux hémisphères, n'a pas satisfait M. Vimont, et voici comment il s'exprime et sur elle et sur
son auteur.

« Après un examen réfléchi de la classification de
« ce médecin (Spurzheim), je me suis vu forcé de
« l'abandonner. Plus je l'ai étudiée, plus elle m'a
« paru *vicieuse par le fond et par la forme,* par les di-
« visions et subdivisions des facultés, et par *la ma-
« jeure partie des expressions ridicules* employées
« pour les désigner. J'ai peine à concevoir comment,
« avec un esprit d'observation *assez* remarquable,
« Spurzheim n'a pas été frappé lui-même du vice de
« sa nomenclature. J'ai vu avec plaisir que les mé-
« decins les plus distingués de France n'ont jamais
« pu condescendre à recevoir les mots sécrétivité,
« merveillosité , langage prétentieux , de mauvais
« goût, et qui figurerait à merveille dans la comédie
« des *Précieuses ridicules* ou des *Femmes savantes* (1).

Il n'y a pas moyen de ne pas partager un peu la
colère de M. Vimont contre ce qu'il appelle le langage de Spurzheim. Mais ce langage n'est ni prétentieux, ni de mauvais goût, comme le croit l'honorable physiologiste ; il est tout simplement phrénologique, et ne saurait *figurer* ailleurs que dans des
livres de phrénologie. Je suis pourtant forcé de le
faire figurer dans celui-ci, et j'en demande encore
une fois pardon au lecteur, qui me tiendra compte,
je l'espère, de cette triste nécessité.

En conséquence de son opinion sur la classification phrénologique de Spurzheim, M. Vimont en a

______

(1) *Ouvrage cité,* t. II, p. 105.

élaboré une, où, refaisant un peu plus mal ce par quoi Gall avait commencé, il sépare les sentiments des penchants, dont quelques-uns pourtant sont déjà des sentiments, fort empreints même de moralité ; intercale, entre les uns et les autres, d'abord les facultés perceptives, en partie communes aux animaux et à l'homme, ensuite les facultés réflectives particulières à notre espèce ; enfin couronne le tout par trois facultés qu'il appelle des sentiments, l'amour du merveilleux, l'esprit poétique, et, tout en haut, le sens des arts, qui se trouve produire, suivant l'occasion, la Transfiguration, la Cène, ou les serrures de sûreté.

Cette classification une fois établie, M. Vimont passe au détail des organes, la chose qui nous importe le plus ici. M. Vimont n'en a inventé que six ; mais cette addition aux créations de Spurzheim n'en forme pas moins un total de quarante-deux organes, et M. Vimont n'en restera peut-être pas là.

Le premier des organes inventés par M. Vimont, c'est celui de la conservation ou de l'amour de la vie. Nous savons déjà où est placé cet organe, et nous en avons parlé à propos des conquêtes phrénologiques accomplies par Spurzheim. Mais, suivant M. Vimont, ce serait à tort qu'on ferait honneur de sa découverte au collaborateur de Gall. C'est à lui, M. Vimont, à lui seul, qu'il faut l'attribuer, et nous pensons avec Broussais que la vérité de son affirmation ne saurait être l'objet d'un doute (1).

Un second organe créé par M. Vimont, c'est celui qui *force une faculté à continuer son action*. Mais il est juste de remarquer que si M. Vimont a créé cet organe, il n'en a pas découvert la fonction. Cette découverte est due à M. G. Combe. Ce dernier, comme nous l'avons déjà vu, avait pensé que l'organe de l'habitativité, indépendamment de la faculté que lui attribue le barbarisme de Spurzheim, en a encore une autre, celle d'une concentration de l'attention sur les actes des autres facultés ; et, regardant sans doute ce nouvel attribut comme bien supérieur au premier, c'est de celui-là seul qu'il avait tenu compte pour donner à cet organe bicéphale le baptême d'un nouveau barbarisme, *concentrativity*. M. Vimont a voulu qu'il y eût deux organes là où il y avait deux facultés. Pour la faculté et l'organe de l'habitativité, il s'en réfère à peu près à Spurzheim. Quant à la faculté de concentration, après avoir traduit, pour la dénommer, la désignation écossaise par la phrase que j'ai citée, il en place l'organe vis-à-vis de l'angle postérieur et interne du pariétal, au-dessous de l'organe de l'habitativité, lequel lui abandonne un peu de ses circonvolutions, et, pour lui faire place, se retire aussi vers le vertex, déplaçant, par le même mouvement, l'organe de l'orgueil, qui lui est immédiatement supérieur (2).

(1) *Cours de phrénologie,* p. 237.
(2) *Traité de phrénologie humaine et comparée,* t. II, p. 210.

Un troisième organe, dont la découverte est due à M. Vimont, c'est celui qu'il appelle de l'*attachement à la vie* ou du mariage. Ce phrénologiste a pensé que cette espèce d'union exclusive de deux individus de sexe différent ne pouvait, soit dans notre espèce, soit dans les autres espèces animales, s'expliquer par l'action simple ou combinée d'aucun de ses quarante et un organes. En conséquence, il en a trouvé un quarante-deuxième, placé immédiatement à côté et en dehors de celui de l'amour des enfants, qui lui abandonne en bon frère un peu de sa matière cérébrale.

Nous franchissons un intervalle considérable, et nous arrivons avec M. Vimont aux facultés intellectuelles perceptives. Une de ces facultés est *celle de l'étendue*, et M. Vimont *ne croit pas qu'on puisse la confondre avec celle de percevoir la distance* (1). Il crée donc un organe de la distance, et le place au-dessus de l'orbite, dans une partie du cerveau où il y en avait déjà un grand nombre, et beaucoup plus que de circonvolutions. Aussi le nouvel organe, pour se loger entre celui de l'étendue et celui de la pesanteur, est-il obligé de les repousser un peu tous les deux, l'un en dedans, l'autre en dehors, non toutefois sans leur avoir emprunté un peu de leur substance grise et blanche. C'est toujours le même procédé, et cela doit donner confiance dans ses résultats.

(1) *Ouvrage cité*, t. III, p. 290.

A côté de l'organe de la distance, M. Vimont en a découvert un autre, celui du *sens géométrique ;* ce mot n'a pas besoin d'explication. Mais ce n'est pas, comme on pourrait le croire, sur le cerveau ou le crâne des grands mathématiciens du temps présent ou du temps passé (1), que M. Vimont a trouvé cet organe. Il l'a découvert sur le crâne des canards sauvages, qui volent en formant *un triangle* (2), sur le crâne des lemmings, qui voyagent par *ordre de bataille* (3), sur celui enfin des harengs, qui nagent et viennent se faire mettre à la saumure par *bandes assez régulières* (4). La démonstration embrasse comme on le voit, le ciel, la terre et les eaux, et il ne semble pas qu'il soit possible d'y rien ajouter. J'oubliais de dire que cet organe de la géométrie des harengs et des canards est situé entre l'organe de la distance, qui est en dedans, et celui de la pesanteur, qui est en dehors ; c'est comme une section de l'Institut.

Le dernier organe découvert jusqu'à présent par M. Vimont, c'est l'organe du *sens du beau dans les arts,* qu'il a donné pour couronnement à son édifice organologique. On a déjà tant parlé du beau, que le meilleur moyen de rajeunir ce sujet c'était peut-être de le considérer du point de vue phrénologique, qui est au moins un point de vue original. Mais pour cela

(1) *Ouvrage cité,* t. II, p. 295.
(2) *Ibid., ibid.,* p. 293.
(3) *Ibid., ibid.,* p. 294.
(4) *Ibid., ibid.,* p. 294.

il n'était pas nécessaire, ce me semble, de créer un
nouveau sens, d'imposer un nouvel organe à ces lobes
antérieurs du cerveau déjà si surchargés d'organes de perception, de composition, de réflexion, de
philosophie. En envisageant convenablement l'action
combinée des anciens sens de la construction, de la
configuration, de l'idéalité, de l'imitation, de l'individualité, du merveilleux, etc., un phrénologue quelque peu ami des arts eût certainement pu dire sur
le beau des choses qui ne seraient jamais venues à
l'esprit de Winckelmann ou de Lessing.

Quoi qu'il en soit, le nouvel organe a pris place à
la partie externe du front, entre ceux du talent musical, de l'esprit de discrimination (nous verrons tout
à l'heure ce que c'est que cet esprit-là), de l'esprit
poétique, et enfin du talent de la construction, organes dont chacun lui a donné, suivant l'usage, un
peu de sa matière en même temps qu'un peu de
son esprit. C'est un sens qui, comme on le voit,
est tout à la fois assez bien pourvu et assez bien
avoisiné.

Tels sont les six nouveaux organes introduits par
M. Vimont dans le catalogue du système. Mais ce
n'est pas là, à beaucoup près, tout ce que lui doit la
phrénologie. M. Vimont semble avoir eu l'intention
de renouveler la face de la science. Principes, facultés, organes, il a touché à tout, pour tout recon-
struire, et si Gall et Spurzheim revenaient à la vie, je
veux dire à la crânioscopie, ils auraient peine à se re-

connaître dans le nouveau palais que M. Vimont a élevé à leur doctrine.

M. Vimont, s'attaquant d'abord aux principes, commence par reprocher à ses maîtres, à Gall aussi bien qu'à Spurzheim, d'avoir donné aux facultés de leur système des caractères généraux incapables de particulariser chacune d'elles (1), ce qui est pourtant, dans toute science, le fait des caractères généraux. Après ce reproche, peut-être un peu inattendu, et dont on pourra lire le développement dans l'ouvrage de M. Vimont, ce phrénologiste en articule un autre, bien plus grave, et que je citerai textuellement.

« Quelle était la première chose que devaient faire « Gall et ceux qui ont écrit sur la phrénologie ? « C'était, après l'exposition de la théorie des fonc- « tions du système nerveux cérébral, de donner une « espèce de carte où le siége des organes fût indiqué « rigoureusement. *Eh bien! je puis affirmer que jus-* « *qu'à ce jour on n'a rien produit de bon à cet égard.* « L'ouvrage *de Gall,* sauf QUELQUES *organes* ASSEZ *bien* « *indiqués, est plutôt propre à induire en erreur qu'à* « *donner une juste idée du siége des organes* (2). »

Et si vous croyez que Gall n'a fait que se tromper dans presque toutes ses déterminations organologiques, vous vous tromperiez beaucoup vous-même ; car Gall, nous l'avons déjà vu, a mis, suivant M. Vi-

(1) *Ouvrage cité,* t. II, p. 94 et suiv.
(2) *Ibid.,* t. II, p. 112.

mont, beaucoup d'adresse (1) dans sa manière de présenter les faits, surtout en phrénologie comparée. Mais, qu'il y ait de la part de Gall erreur ou adresse, cette adresse dont tout le monde devine le vrai nom, il est certain qu'au dire de M. Vimont, il n'y a pas grand compte à faire de presque toutes les déterminations de son *illustre maître*, soit en phrénologie comparée, soit même en phrénologie humaine.

« Ainsi, suivant M. Vimont, tout ce que Gall a dit
« sur le siége de l'organe de la destruction chez les
« oiseaux est extrêmement vague ou inexact ; il con-
« fond cet organe avec celui qui préside au choix des
« aliments. Dans le cormoran, il prend l'organe de
« l'alimentation pour celui du penchant à détruire ;
« de là ces différences de place suivant les es-
« pèces (2). »

« Sur la figure 2 de la planche XIV de son atlas,
« Gall, dit encore M. Vimont, indique la région de
« l'organe qu'il appelle instinct carnassier, exacte-
« ment sur la partie qui se trouve correspondre à
« celui de la circonspection (3). »

« Si l'on cherchait avec Gall, dit toujours M. Vi-
« mont, le siége de l'organe de la ruse chez les
« oiseaux dans la même région que chez les quadru-
« pèdes, c'est-à-dire sur l'os pariétal, et que l'on
« choisît pour exemple un crâne de coq pour faire

(1) *Ouvrage cité*, Introduction, p. 14.
(2) *Ibid.*, t. II, p. 191.
(3) *Ibid.*, *ibid.*

« l'application, on tomberait juste sur une partie du
« crâne où l'on ne voit pas de cerveau (1). »

Quant à l'organe du courage, « Gall en indique le
« siége chez le cheval dans un point où il ne se ren-
« contre pas non plus de cerveau, erreur que repro-
« duit Spurzheim en copiant le dessin de Gall (2). »

« Gall indique, d'une manière on ne peut plus
« inexacte, le siége de l'organe de l'amour des petits
« chez les oiseaux. Cet organe, d'après ce qu'il en
« dit, s'étendant depuis la ligne médiane jusqu'à
« l'organe de l'ouïe, comprendrait toute la partie
« postérieure de l'hémisphère cérébral ; or, cette ré-
« gion contient plusieurs parties cérébrales affectées
« à diverses fonctions (3). »

On voit que M. Vimont a reconnu, comme moi et
avant moi, le procédé en vertu duquel Gall prend
successivement, chez les animaux qui ont un petit
cerveau, toute une partie de ce viscère pour les organes de cinq ou six facultés différentes.

Je continue à citer.

« Pour ce qui est du même organe (celui de l'a-
« mour des petits) chez les quadrupèdes, Gall est
« tout aussi inexact. Il en place le siége dans le che-
« vreuil ailleurs que dans le bœuf, et l'organe a la
« même place dans les deux espèces (4). »

(1) *Ouvrage cité*, t. II, p. 198.
(2) *Ibid.*, t. II, p. 201.
(3) *Ibid.*, t. II, p. 253.
(4) *Ibid.*, t. II, p. 255.

« Gall s'est trompé en prétendant que la région
« pariétale moyenne correspond à l'organe de la cir-
« conspection chez les animaux (1). »

« Il a fort mal indiqué le siége de l'organe de la
« mélodie chez les oiseaux (2). »

« Suivant lui, l'organe des localités est très-difficile
« à distinguer chez les petites espèces d'oiseaux
« voyageurs, et l'on pourrait même l'y confondre
« avec l'organe de l'amour de la progéniture. C'est
« absolument, dit là-dessus M. Vimont, comme si
« l'on prétendait qu'il est possible de confondre les
« yeux avec les oreilles (3). »

« Gall, enfin, a eu tort d'indiquer chez le hamster,
« la marmotte, le castor, chez tous les rongeurs, le
« siége de l'organe de la construction au-dessus et
« en avant de l'arcade zygomatique, car c'est là que
« se trouvent, sous l'os temporal, les organes de la
« destruction et de l'alimentation (4). »

Voilà de la part de Gall, en phrénologie comparée,
bien des erreurs ou bien des tours d'adresse, et l'on
conçoit très-bien que M. Vimont ait pu dire que
toutes les applications faites par Gall de ses déterminations organologiques aux têtes d'animaux sont
très-inexactes ; que lui M. Vimont, se *verrait forcé
de l'abandonner* ENTIÈREMENT, *quand il serait question*

(1) *Ouvrage cité*, t. II, p. 275.
(2) *Ibid.*, t. II, p. 371.
(3) *Ibid.*, t. II, p. 307.
(4) *Ibid.*, t. II, p. 361.

d'appliquer la phrénologie aux vertébrés (1), *et qu'il feraît connaître combien est grande l'imperfection des travaux de Gall sur plusieurs points essentiels de la physiologie du cerveau* (2).

Spurzheim, suivant M. Vimont, est loin aussi d'être à l'abri de tout reproche en phrénologie comparée, lui qui, par exemple, place l'organe de la douceur chez le chien à l'endroit même où se trouvent d'énormes sinus frontaux (3), et qui, chez le même animal, indique l'organe du courage au point d'insertion des muscles postérieurs du cou (4). Il n'est pas même, non plus que Gall, exempt d'erreur et même d'adresse en organologie de l'homme. M. Vimont, comme je l'ai déjà dit, les accuse l'un et l'autre d'avoir exagéré, dans le portrait qu'ils ont donné de Rubens, la saillie que forme dans l'arcade sourcilière le grand développement de l'organe du coloris (5). Ils se sont aussi trompés ensemble, mais sûrement dans ce cas il n'y a eu qu'erreur, dans le siége qu'ils ont assigné à l'organe de l'attachement. Ils l'ont marqué trop haut et trop près de la ligne médiane (6). Il faut dire ici que M. Vimont ne pouvait manquer de les accuser de cette méprise, lui qui, plaçant en dedans et en haut de l'organe de l'attachement un

(1) *Ouvrage cité*, t. II, p. 280.
(2) *Ibid.*, t. II, p. 281.
(3) *Ibid.*, Introduction, p. 27.
(4) *Ibid.*, t. II, p. 117.
(5) *Ibid.*, t. II, p. 349.
(6) *Ibid.*, t. II, p. 227.

organe que Spurzheim lui-même n'admettait pas,
celui de la concentration, repousse, par cela même,
en dehors et en bas le premier de ces deux organes (1). C'est la même raison qui a fait dire à M. Vimont que Gall avait placé l'organe de l'orgueil trop
bas ou trop en arrière (2), et que Spurzheim aurait
dû rapprocher davantage du front celui de l'espérance (3), dont pourtant il est l'inventeur.

Gall et Spurzheim étaient à la fois d'avis que le
cervelet est dans sa totalité l'organe de l'instinct de
reproduction. M. Vimont, il est bon que je le répète
ici, pense que les masses latérales de cet organe
pourraient bien être seules affectées à cette faculté,
tandis que sa partie centrale serait l'organe de la
locomotion, l'organe de l'agilité, de la sûreté du pied
chez les animaux (4). C'est oublier, comme je l'ai
aussi fait remarquer, que chez nombre d'espèces
très-reproductives de vertébrés inférieurs, cette partie centrale est tout ce qui subsiste du cervelet.

L'amour de la propriété, l'instinct du vol, de Gall,
se liait, dans son grand développement, à un grand
développement de cette proéminence cérébrale,
placée par lui sous la partie antérieure de la tempe.
M. Vimont dit *qu'il n'est pas vrai que, comme le prétend son maître, tous les voleurs présentent un grand*

(1) *Ouvrage cité*, t. II, p. 210.
(2) *Ibid.*, t. II, p. 403.
(3) *Ibid.*, t. II, p. 422.
(4) *Ibid.*, t. II, p. 242.

développement de cet organe, et il ajoute, contre lui encore, qu'il arrive quelquefois que la partie du pariétal sous lequel il siége soit déprimée, bien que l'organe lui-même offre un assez haut degré de développement (1). Cette assertion est un trait de prudence crânioscopique dont nous avons déjà vu un exemple dans Gall à l'article de l'organe du courage.

Voilà déjà bien des bouleversements et des ruines dans le champ de la phrénologie. Douze ou quinze organes sur le carreau, c'est-à-dire mal déterminés par les deux crânologues qui passent pourtant pour en avoir fait la découverte, un pareil résultat aurait pu, ce semble, contenter les plus exigeants. Il n'a pourtant pas contenté M. Vimont. Après le tour des organes, vient celui des facultés, et il n'en est presque pas une qui lui échappe sans meurtrissure. J'ai dit avec quel profond mépris il traite les noms que leur a imposés Spurzheim. Ceux que leur avait donnés Gall ne trouvent guère plus grâce devant sa plume, et il est rare qu'il les conserve sans amendement. Et ces changements de nom, loin d'être chez M. Vimont chose oiseuse, se lient au contraire, dans sa manière de voir, à un changement dans la nature des facultés; je veux dire que M. Vimont attribue au plus grand nombre d'entre elles des caractères très-différents de ceux que leur avaient assignés leurs inventeurs.

(1) *Ouvrage cité,* t. II, p. 266, 267, 268.

La première de toutes ces facultés, celle de la conservation, a, suivant lui, dans son domaine, une partie des manifestations affectives que Gall et Spurzheim avaient rapportées à l'action, soit isolée, soit combinée, des instincts de la ruse et de la circonspection. Ainsi la peur, dit M. Vimont, n'est ni une affection de l'organe du courage, comme le prétend Gall, ni une affection de celui de la circonspection, comme au contraire l'établit Spurzheim ; mais elle est exclusivement une affection du sens de la conservation (1). Les phrénologues, comme on le voit, n'auront ici que l'embarras du choix.

L'instinct d'alimentation reçoit, dans la manière de voir de M. Vimont, un supplément d'attributions qui soulèvera peut-être quelques doutes. « Un fait, « dit ce phrénologue, auquel j'étais loin de penser « d'abord, et qui m'a cependant été confirmé par « une multitude d'observations, c'est que l'organe « de l'instinct d'alimentation est généralement assez « prononcé chez les personnes qui aiment beaucoup « à fumer. Personne, ajoute M. Vimont, n'avait fait « avant moi cette remarque (2). » Je crois, en effet, que ce n'est que d'après lui qu'elle a été émise par deux autres phrénologistes (3). J'ai omis de dire,

(1) *Ouvrage cité*, t. II, p. 160 et 205.

(2) *Ibid.*, t. II, p. 173.

(3) MM. Ombros et Th. Penthélite : *De l'alimentivité ou du sens de la faim et de la soif*: journal de la Société phrénologique de Paris, t. III, 1835, p. 430.

quand il a été question des organes admis, rectifiés ou rejetés par M. Vimont, que le siége de celui de cette faculté a été, à ce qu'il assure, *mal indiqué par tous les auteurs qui en ont traité, y compris même le docteur* Hope, *à qui* pourtant *l'on en doit la découverte,* y compris par conséquent G. Combe et Spurzheim, qui n'en ont parlé que d'après ce dernier (1). Le lecteur trouvera peut-être cette affirmation bien hardie, et surtout un peu compromettante pour la détermination organologique qu'elle concerne.

Mais ce qui, dans les idées de M. Vimont, me semble d'une hardiesse beaucoup moins rassurante encore, c'est la manière dont il a envisagé l'instinct carnassier ou du meurtre de Gall, l'instinct de destruction de Spurzheim (2). Pour le fondateur de la phrénologie, cet instinct était tout simplement celui qui porte à faire souffrir un être ayant vie, à le tuer, et à se nourrir de sa chair. Spurzheim avait un peu étendu ce triste domaine. Son instinct de destruction ne poussait pas seulement à tuer, mais à détruire avec colère ce qui même n'a ni sensibilité, ni vie ; et jusque-là au moins restait le sentiment fondamental d'une impulsion violente et funeste. M. Vimont a trouvé la généralisation trop étroite. C'est un acte de destruction, a-t-il dit, que la section d'une touffe d'herbe par la dent paisible d'un mouton ; et son

_____

(1) *Ouvrage cité,* t. II, p. 178.

(2) Voir, sur ce point, mon mémoire sur l'*Organe phrénologique de la destruction chez les animaux,* in-8, Paris, 1835.

instinct de la destruction a tout embrassé, le meurtre d'un homme et le repas d'une brebis (1). Broussais a pris cette assimilation sous son patronage (2), et elle constitue présentement un des principaux dogmes phrénologiques. Ce que ce nouvel article de foi a de contraire à la logique et à la grammaire, je ne m'arrêterai pas à le faire voir; mais ce que tout le monde m'accordera, et, je l'espère, M. Vimont lui-même, c'est que le sentiment essentiel de ce nouvel instinct n'est plus en aucune façon celui de l'instinct carnassier de Gall, celui même de l'instinct de destruction de Spurzheim, et c'est pour le moment tout ce qui m'importe.

Amour des petits, amour des enfants, ce sont là des désignations que M. Vimont trouve mauvaises. Il faut appeler, dit-il, l'instinct qui représente cette sorte d'amour, instinct de conservation du produit de la conception, *parce que ce n'est point à des petits qu'ils ne connaissent pas encore, mais bien à ce produit de la conception,* (qu'ils ne connaissent pas davantage) *que s'adressent les préparatifs de réception, la confection des nids, par exemple, que font certains animaux à l'époque de leurs amours* (3). Les lobes postérieurs du cerveau sont, comme on sait, dans leur pointe, l'organe phrénologique de cet instinct. Mais suivant

(1) *Ouvrage cité,* t. II, p. 188 à 192.

(2) *Cours de phrénologie,* p. 218 et suiv. — *De l'irritation et de la folie,* 2ᵉ édition, t. I, p. 198, 363 et suiv.

(3) *Ouvrage cité,* t. II, p. 250.

M. Vimont, Gall a eu tort de dire que chez les femelles ces lobes sont plus développés que chez les
mâles, et il s'inscrit nettement en faux contre cet
axiome organologique (1). Suivant lui encore, Gall
a prétendu à tort que la castration chez les quadrupèdes et les gallinacés donne lieu à un *développement*
accidentel de l'organe de l'amour des petits. Je ne
comprends pas, dit M. Vimont, comment un pareil
effet pourrait se produire (2) ; et huit lignes plus bas
seulement, il avance que chez le chapon le même
organe, celui de l'amour des petits, a pu *entrer en
action* par l'effet même de la castration (3). Je ne sais
pas si M. Vimont comprend mieux ce dernier effet.
Mais entrer en action et se développer, d'après les
règles de la physiologie la plus vulgaire, et d'après
celles surtout de la phrénologie, ne sont-ce pas deux
degrés de la vie d'un organe, et l'un ne conduit-il
pas à l'autre ?

J'ai déjà dit de quelle manière M. Vimont a répri-
mandé son maître, au sujet du développement de
l'organe de la propriété. Il le traite avec tout aussi
peu de mesure à l'occasion de la faculté elle-même.
Gall, relativement à l'essence de cette faculté, avait
comme posé en principe qu'on ne vole que pour voler, c'est-à-dire par amour de soi et du bien des autres, et cela, la plupart du temps, sans but plus éloigné

(1) *Ouvrage cité*, t. II, p. 252.
(2) *Ibid.*, t. II, p. 260.
(3) *Ibid.*, t. II, p. 261.

et plus réfléchi. Ce n'est ni ainsi, ni pour cela qu'on dérobe, dit M. Vimont : on dérobe pour manger, par exemple, ou dans le but de la satisfaction de toute autre faculté. Les hommes ont cela de commun avec les animaux (1). Cette nouvelle manière de voir de M. Vimont est dans tous les cas plus honorable pour notre espèce que les anciennes idées de son maître, et il y a d'autant moins d'inconvénient à l'adopter qu'elle rend à peu près inutile une des principales facultés admises par la phrénologie.

Arrivant aux facultés perceptives, M. Vimont s'exprime ainsi : « Tout ce que Gall a dit sur les facultés « ainsi appelées par les métaphysiciens me paraît « souvent très-vague, et je me vois forcé de l'abandonner (2). » En conséquence, il faut, suivant M. Vimont, appeler perception ou conscience des objets ce que Gall a appelé mémoire des choses, mémoire des faits, éducabilité, perfectibilité, toutes expressions à rejeter. Et d'ailleurs, continue M. Vimont, qu'est-ce que c'est que cette éducabilité que Gall, dans tel endroit de son ouvrage, accorde avec raison au renard, et qu'il lui refuse quelques pages plus loin? Qu'est-ce que cette perfectibilité, dont le même Gall place l'organe tantôt dans une partie très-restreinte du cerveau, tantôt dans la totalité du front (3)? Je suis parfaitement d'accord avec M. Vimont sur

(1) *Ouvrage cité*, t. II, p. 257, 268.
(2) *Ibid.*, t. II, p. 280.
(3) *Ibid.*, t. II, p. 281, 282.

toutes ces contradictions de Gall, et je regrette sincèrement que ce savant anatomiste n'en ait pas tiré la conclusion qu'elles renferment.

Le sens de la pesanteur avait reçu ce nom de Spurzheim, et c'était là, au dire de M. Vimont, une dénomination très-défectueuse (1). M. G. Mackensie, d'Édimbourg, a donc bien fait d'appeler ce sens, sens de la résistance. C'est ce sens qui, suivant M. Vimont, fait les bons joueurs de billard, les beaux danseurs, les beaux patineurs, enfin les pigeons culbutants (2) !

Gall avait rattaché à deux facultés distinctes la mémoire des mots et la faculté du langage. Spurzheim n'y avait vu, au contraire, que deux points de vue d'une même faculté, et M. Vimont est de son avis. Mais il le blâme d'avoir dit que le talent de la philologie n'est qu'un mode du jugement de la mémoire verbale. Ce genre de talent ou de mémoire n'est, suivant lui, que le résultat de l'heureux développement des facultés intellectuelles supérieures (3), et par conséquent, il ne saurait avoir pour signe essentiel les yeux pochetés, ou à fleur de tête (4). Cette dernière dénégation est fort grave ; elle compromet le système dans son origine même. On sait que c'est à l'observation de ces gros yeux, de ces *yeux de bœuf,*

(1) *Ouvrage cité,* t. II, p. 295.
(2) *Ibid.,* t. II, p. 296.
(3) *Ibid.,* t. II, p. 340.
(4) *Ibid.,* t. II, p. 342.

signes prétendus de la mémoire des mots, que Gall dut la première idée de ses recherches ; ce fut pour lui la pomme de Newton. M. Vimont nie également que le perroquet ait la faculté du langage. Le perroquet, dit-il, n'imite la voix humaine que parce qu'il est doué à un haut degré du talent d'imitation, talent que M. Vimont appelle encore faculté du langage d'expression (1). Il semblerait donc fort douteux que Gall ait pu trouver chez le perroquet l'organe d'une faculté que, suivant M. Vimont, cet oiseau ne possède pas.

Je passe sur les idées de ce phrénologue au sujet de la faculté de comparaison, qu'il nomme appréciation de l'état des choses (2). Il n'a pas tort d'être mécontent de ce qu'en dit Gall ; mais je ne voudrais pas en conclure qu'il en a mieux parlé que lui. Je note seulement qu'il en a parlé autrement, et qu'en outre il blâme Gall de ne pas avoir reconnu cette faculté chez les animaux (3).

Je note de même, et ce sera ma dernière remarque, que l'esprit caustique de Gall, l'esprit de gaîté de Spurzheim, n'ont plus, suivant M. Vimont, le mot pour rire. M. Vimont a rendu cette faculté tout à fait grave et supérieure. Il l'appelle esprit de discrimination, ou de combinaison. Enchérissant sur ce qu'en ont dit avant lui trois grands phrénologues étrangers, M. Scott d'Édimbourg, M. Hewet-Watson,

(1) *Ouvrage cité*, t. II, p. 375.
(2) *Ibid.*, t. 2, p. 382.
(3) *Ibid.*, t. II, p. 383.

M. Schwartz, il dit que cette faculté a pour objet de réagir sur les impressions produites par les autres facultés (1), et qu'elle a une tout autre nature que celle que lui ont attribuée Gall et Spurzheim (2). En conséquence, dit-il, Spurzheim a commis une double erreur, en plaçant cette faculté au nombre des sentiments, et en la considérant comme la cause de la gaîté (3).

Je viens de donner une grande place aux idées et aux découvertes de M. Vimont en phrénologie humaine et comparée. La haute réputation phrénologique de cet auteur, l'importance et le format de son ouvrage, le magnifique atlas qui l'accompagne, tout me faisait une loi d'en agir ainsi à son égard. Mais il était surtout nécessaire que je fisse connaître tout ce qu'il y a de réellement nouveau dans ses travaux phrénologiques, et les différences qui existent entre les déterminations psychologiques et organologiques qu'il a effectuées et celles qui appartiennent aux deux fondateurs de la doctrine. J'aurais pu sur ce dernier point être beaucoup plus long encore que je ne l'ai été. Mais j'aurais alors dépassé toutes les bornes. J'en resterai donc là pour le moment sur le fait de ces différences, et ce ne sera que plus tard que j'en tirerai les conclusions qu'elles renferment, et que le lecteur doit pressentir.

(1) *Ouvrage cité*, t. II, p. 386.
(2) *Ibid.*, t. II, p. 387.
(3) *Ibid.*, t. II, p. 386.

§ V.

Après M. Vimont, qui reconnaît, comme on vient de le voir, quarante-deux organes, tandis que Gall n'en avait admis que vingt-sept, et Spurzheim que trente-cinq ; qui prétend que ses deux maîtres, ou au moins ses deux prédécesseurs, n'entendaient pas grand'chose en phrénologie, soit humaine, soit comparée, qu'ils se trompaient sur les principes, se trompaient sur les applications, usaient d'adresse dans leur façon de présenter les faits, et étaient si peu exercés au manuel même de leur système, qu'ils numérotaient des organes sur des endroits de la tête qui ne correspondent pas au cerveau ; après une telle autorité s'en présente une autre, non moins grande, qui, tout en ayant l'air et véritablement la volonté de revenir purement et simplement à Gall et à sa méthode, est peut-être de l'un et de l'autre l'adversaire le plus redoutable. Ce dangereux ami, cet ennemi, on peut le dire, intime, c'est feu Bailly de Blois, auteur laborieux et exact de plusieurs mémoires d'anatomie avant tout phrénologique, et d'idées qui ne le sont pas moins (1).

(1) Bailly de Blois a aussi publié un *Traité anatomico-pathologique* (comme on disait dans ce temps-là) *des fièvres intermittentes simples et pernicieuses*, 1 vol. in-8, Paris, 1825.

Quant à ses travaux sur le système nerveux et plus particulièrement sur la phrénologie, en voici les principaux :

Recherches d'anatomie et de physiologie comparées du système nerveux dans les quatre classes d'animaux vertébrés. (Analysé

De tous les phrénologistes c'est celui dont les opinions m'ont paru porter la plus mortelle atteinte aux principes mêmes de la doctrine, et c'est pour cela, que je lui ai réservé la dernière place.

Feu Bailly a d'abord, sur la nature même de la phrénologie, une manière de voir tout à fait à lui, et qui en ferait remonter loin l'histoire. Il parle d'une phrénologie des premiers âges du monde, comme Brucker traite de leur philosophie. « Les mêmes or- « ganes, dit-il, qui ne sont que rudimentaires chez « les mammifères (et l'homme fait partie de ces « animaux-là), sont là comme *souvenir des premiers* « *temps de la création* (1). »

dans *Archives générales de médecine*, janvier 1824, et *Bulletin universel* de Férussac, même année.)

De l'existence de Dieu et de la liberté morale, démontrées par des arguments tirés de la doctrine du docteur Gall; in-8 de 56 pages, Paris, 1824.

Essai sur les moyens de faire faire des progrès à la phréno- logie ; avantages, insuffisance et abus de la cránioscopie. (Journal de la Société phrénologique de Paris, t. III, 1825.)

Mémoire sur l'anatomie phrénologique des tubercules quadri- jumeaux, du ruban gris des mammifères (circonvolutions laté- rales de la moelle épinière des poissons cartilagineux), et des faisceaux longitudinaux de la moelle épinière. (Journal de la Société phrénologique de Paris, t. III, 1833.)

Second mémoire d'anatomie phrénologique. (Journal de la So- ciété phrénologique de Paris, t. III, 1835.)

Gall avait une considération toute particulière pour feu Bailly, qui lui avait rapporté de Rome le plâtre du crâne du Tasse. Parmi les travaux de ce phrénologue, il y en a de purement ana- tomiques dont Cuvier avait tenu compte.

(1) *Second mémoire d'anatomie phrénologique.* (Journal cité, t. III, p. 458.)

14.

On s'est quelquefois moqué d'Empédocle, à propos de la prétention qu'on lui attribue d'avoir été tour à tour arbre, poisson, et enfin lui-même. Il y avait pourtant, dans cette ambitieuse idée du thaumaturge d'Agrigente, le germe et comme la divination de la théorie moderne de la transformation des espèces. Après ce qu'ont dit sur ce sujet Lamarck et d'autres célèbres partisans de cette sorte de palingénésie, comment douter que nos ancêtres n'aient habité successivement les eaux, les airs et les forêts, et que tel, qui dans son orgueil de race se dirait volontiers issu d'un des rois du siége de Troie, ne se trouvât être tout simplement, en remontant un peu plus haut, le descendant incontestable de quelque hôte des anciennes mers ?

Notre cerveau, suivant feu Bailly, témoigne de la vérité de ce système. Nous y avons encore les organes qui servaient à nos pères à être poissons. Ces organes, ce sont les tubercules quadrijumeaux et les éminences mamillaires, parties qui, chez les poissons, *ont toute l'importance des organes* ¦*cérébraux les plus développés* (1), mais qui chez nous ne servent pas à grand'chose, attendu qu'heureusement pour nous, nous ne ressemblons pas beaucoup à nos ancêtres. Nos facultés ont donc changé avec nos organes, quelques-uns de ces derniers ne sont véritablement là

(1) *Second mémoire d'anatomie phrénologique*, p. 458, 461.

que pour mémoire, et *l'on se tromperait fort en s'i-maginant que les instincts des animaux inférieurs ont leur siége dans les mêmes organes où ont le leur les in-stincts des animaux mieux organisés* (1).

Le lecteur doit être content de ces idées, et j'en suis fort content moi-même. Mais je suis forcé de lui faire observer qu'elles ôtent absolument toute valeur à la grande majorité des faits qui ont servi à établir l'organologie, à ceux, en un mot, qui ont été pris par ses fondateurs des facultés et des cerveaux des animaux. Que M. Vimont dise que, dans cette partie de leurs travaux, Gall et Spurzheim n'ont véritable-ment fait que battre la campagne, et que c'est à lui seul, M. Vimont, qu'appartient la gloire d'avoir donné à la phrénologie la base de l'encéphalotomie compa-rée, cela n'est sûrement pas très-obligeant pour la mémoire de ses deux maîtres, ni très-rassurant pour la solidité de leur édifice. Mais ce que dit feu Bailly va plus haut, et a bien une autre conséquence. De par Empédocle et Lamarck, il interdit absolument à tout phrénologue, à M. Vimont comme à Gall, toute recherche de phrénologie comparée, et surtout il ne leur permet en aucune façon de placer l'organe de l'amour physique dans le cervelet du requin, ni même celui de la prudence dans le cerveau du ten-tateur.

Après un pareil début, on doit s'attendre de la

---

(1) *Second mémoire d'anatomie phrénologique*, p. 455.

part de feu Bailly à des conceptions qui ne ressemblent à celles d'aucun autre phrénologue, et cette physionomie à part est en effet ce qui caractérise les idées de ce regrettable élève de Gall. Jusqu'ici on s'était imaginé que la crânioscopie, c'est-à-dire l'art de reconnaître par les proéminences du crâne les organes du cerveau, non-seulement avait été le moyen de fonder l'organologie, mais que c'était encore celui de la consolider, de la perfectionner, et d'en faire des applications précieuses à l'éducation, à la science des rapports des hommes entre eux, aux grandes questions de la responsabilité des actions, de leur mérite ou de leur démérite, et aux détails journaliers de la justice criminelle. C'est là une idée, vraie ou fausse, qui domine non-seulement dans les livres et les actes de Gall et de Spurzheim, mais encore dans tous ceux de leurs successeurs, en France, en Angleterre et ailleurs ; une idée qui a fait et qui fait encore la fortune de la phrénologie, et qui se résume dans ces paroles du disciple le plus cher à Gall et son plus sûr interprète, M. le docteur Fossati : « La crânioscopie est la partie la plus éton-
« nante de la science phrénologique. Elle est fondée
« sur des bases certaines. Elle peut être regardée
« comme un véritable livre, rempli d'instruction,
« d'agrément et d'avertissements utiles pour ceux
« qui savent le déchiffrer, en ce qu'elle fait connaître
« les dispositions innées d'un individu, son aptitude
« pour les différentes facultés propres à notre es-

« pèce, ainsi que la portée et la moralité de son in-
« telligence (1). »

Eh bien ! pour feu Bailly la crânioscopie n'est
rien de tout cela. Sans doute, « elle a été d'une
« grande utilité à Gall (2). Elle lui a servi à fonder la
« science des organes (3). Par elle, au moyen d'*un
« très-petit nombre de têtes*, il a découvert *toutes* les
« facultés de la phrénologie (4) ; mais il l'a presque
« complétement exploitée, et il en a tiré tout ce
« qu'elle pouvait lui donner (5). Aussi, depuis lui, pas
« une faculté nouvelle n'a été ajoutée à celles qu'il a
« établies ; et, bien que la crânioscopie se soit pro-
« pagée dans toutes les parties du monde, rien de
« nouveau n'est sorti de ce moyen d'expérimenta-
« tion (6). » Ceci est dur pour les crânioscopes de
toutes les parties du monde, M. Dumoutier à Paris,
M. Deville à Londres, M. Hope à Copenhague,
M. Caldwell aux États-Unis, et bien d'autres. Mais
ce n'est rien encore que ces assertions générales ;
ce sont les détails qu'il faut entendre, les arguments
dont feu Bailly accable cette pauvre crânioscopie,

(1) *Observations crânioscopiques*, dans le journal de la Société
phrénologique de Paris, t. II, p. 64, 72, 73.

(2) *Essai sur les moyens de faire faire des progrès à la phrénologie ; avantages, insuffisance et abus de la crânioscopie.*
(Journal de la Société phrénologique de Paris, t. III, 1835, p. 290.)

(3) *Ibid.*, p. 293.

(4) *Ibid.*, p. 295.

(5) *Ibid.*, p. 294.

(6) *Ibid.*, p. 301.

les blasphèmes qu'il prononce au sujet de ses applications.

Quels sont d'abord les moyens qu'emploient certains crânioscopes pour l'appréciation simultanée des dimensions et des formes du crâne? Le mètre, le compas, les chiffres, prétentieux et mensonger appareil, qui ne peut nullement faire connaître le développement particulier des organes (1). Qu'est-ce que donnent, en effet, les mesures du crâne prises suivant tel ou tel diamètre, de haut en bas, d'avant en arrière, ou dans le sens transversal? L'épaisseur du cerveau dans ces différents sens. Eh bien ! est-ce que cette épaisseur n'est augmentée que par un grand développement des circonvolutions de la surface convexe du viscère? Est-ce qu'elle ne peut pas l'être aussi par le développement de sa partie centrale, par celui des circonvolutions de sa base ou de la face

(1) « Les mêmes développements des mêmes parties du crâne, les mêmes mesures de tous ses différents diamètres, les mêmes distances des différents points que l'on peut établir à sa surface, peuvent coexister avec le développement de facultés tout à fait différentes dans toutes ces différences. » (*Loc. cit.*, p. 281.)

« De sorte que deux têtes exactement et mathématiquement semblables pour toutes les mesures que l'on voudra établir sur tous les points de la surface, et de quelque manière que ce soit, pourront appartenir à des individus entièrement différents par la nature et par l'énergie de leurs facultés.

« Une semblable proposition annoncerait chez un autre que moi une incrédulité complète sous le rapport de la phrénologie. » (*Loc. cit.*, p. 282.)

Dans ce que j'extrais et abrége de Bailly, tout, absolument tout, est de cette force. Que le lecteur veuille bien s'en souvenir.

interne de ses deux lobes (1)? Vous aurez constaté, par exemple, au moyen du compas d'épaisseur, la proéminence des tempes. Vous vous imaginerez, en conséquence, avoir affaire à la saillie des circonvolutions placées sous cette partie de la tête. Il n'en sera rien, et vous aurez attribué mal à propos à cette saillie un élargissement du cerveau, produit par une ampleur considérable des circonvolutions de la face interne de ses hémisphères (2).

Laissez-vous de côté le compas, ce moyen rigoureux d'appréciation dont n'a jamais eu à se louer la phrénologie ? N'avez-vous recours qu'à votre main, au palper crânioscopique? Si vous êtes encore aux prises avec un développement général et uniforme de telle ou telle région du crâne, vous n'en serez pas plus à l'abri de l'erreur. Vous ne pourrez pas vous assurer davantage si la prédominance de tel ou tel diamètre du cerveau est due, ou non, à celle de ses parties intérieures (3). De plus, et la remarque est capitale, le toucher ne vous donnera, en aucune façon dans ce cas, les moyens de reconnaître un à un les organes. *La même partie du crâne ne répondant jamais aux mêmes circonvolutions (4), lorsqu'une région de la tête est lisse ou uniformément bombée, il n'existe, ni dans la crânioscopie, ni dans la céphalométrie, aucun*

(1) *Loc. cit.*, p. 285, 286, 287.
(2) *Ibid.*, p. 286, 287.
(3) *Ibid.*, p. 285, 286, 287.
(4) *Ibid.*, p. 285.

*moyen de constater les développements partiels des or-
ganes cérébraux qu'elle renferme* (1).

Il n'y a qu'un cas, un seul cas, où il soit possible
de reconnaître à l'extérieur l'existence des organes
découverts par Gall. C'est celui où, dans leur développement isolé (2), ils affectent ces formes particulières, *toujours les mêmes pour chacun d'eux* (3), et qui
ne permettent pas de douter de cet état de développement; quand, par exemple, on aperçoit dans
toute sa splendeur, au-dessus de l'angle externe de
l'œil, cette espèce de *pyramide* qui renferme, comme
une nouvelle Rhodope, la circonvolution de la musique (4); lorsqu'on remarque à la racine du nez
cette *proéminence ovalaire*, qu'y détermine l'organe
de la mémoire des lieux (5); quand celui de la bonté
arrondit au sommet de la tête son *dos d'âne* accou-
tumé (6); quand celui des visions forme, avec celui
du côté opposé, son *croissant* caractéristique (7);
lorsqu'enfin l'organe de la propriété étend sa *côte* de
melon depuis le lobule de l'oreille jusqu'à l'angle
externe de l'œil (8). Alors vous êtes sur un terrain
solide, et vous pouvez vous prononcer. Mais pour

(1) *Loc. cit.*, p. 285.
(2) *Ibid.*, p. 282, 283.
(3) *Ibid.*, p. 282.
(4) *Ibid.*, p. 284.
(5) *Ibid.*, p. 284.
(6) *Ibid.*, p. 284.
(7) *Ibid.*, p. 284.
(8) *Ibid.*, p. 284.

peu que deux ou trois organes voisins l'un de l'autre, et d'un caractère souvent malheureusement analogue, soient développés simultanément, dans ce cas ne vous prononcez plus. Leurs circonvolutions se confondent ; leurs formes, si *constantes* d'ailleurs, *disparaissent* (1). Vous ne pouvez plus savoir si la partie de la surface cérébrale qui constitue chacun d'eux est réellement développée, et, en voulant être affirmatif dans des cas où vous ne pouvez pas l'être, vous vous exposeriez à porter de dangereux diagnostics. Vous vous mettriez dans le cas de prendre *un grand mécanicien pour un grand voleur, un grand critique pour un grand fourbe* (2), et d'attribuer de même, à tort et à travers, les organes de la justice, de la fermeté, des grandeurs, de la ruse, de la destruction, de la propriété, à des têtes qui n'auraient ni ces organes, ni, ce qui pis est, leurs facultés (3).

Aussi gardez-vous bien de vous rendre au désir des curieux quand ils vous demandent de leur donner *une description du caractère ou des talents, d'après l'inspection seule de la tête de la personne qui vous est soumise,* ET DONT ON VOUS CACHE AVEC SOIN LES QUALITÉS ET LES ACTIONS (4). *C'est un conseil que le docteur Gall a toujours donné à ses élèves* (5). Et quant à cette supposi-

(1) *Loc. cit.*, p. 282, 283.
(2) *Ibid.*, p. 283
(3) *Ibid.*, p. 287.
(4) *Ibid.*, p. 292.
(5) *Ibid.*, p. 292.

tion, que le phrénologiste peut reconnaître, d'après l'inspection du crâne, les hommes qui ont de mauvais penchants très-développés, et qu'il finira par être officiellement appelé à éclairer les magistrats sur la plus ou moins grande culpabilité des accusés, c'est là une des plus *absurdes conséquences* (1) qu'on puisse faire découler de la phrénologie, et il y aurait *plus que de la stupidité* (2) à prétendre arriver à ce résultat (3).

Le lecteur doit trouver que je lui ai tenu parole, et il ne s'attendait, j'en suis persuadé, à rien de pareil à ce que je viens de lui citer. Pour mon compte, je dois l'avouer, lorsque je lus cet *Essai*, qui est véritablement un coup de maître, et en extrayant ces ci-

(1) *Loc. cit.*, p. 293.

(2) *Ibid.*, p. 306.

(3) « L'inspection des têtes des profonds scélérats et des suppliciés a servi à faire la science ; elle a servi à localiser les facultés et les penchants ; elle servira encore à former la conviction des incrédules ; mais jamais elle ne devra entrer dans la législation comme moyen d'absolution ou de condamnation. *Les juges qui réclameraient un tel secours, les médecins qui consentiraient à le donner, ne comprendraient ni les uns ni les autres leur véritable mission.* » *Loc. cit.*, p. 293.

J'engage le lecteur à rapprocher cette déclaration de Bailly de Blois, insérée dans le journal de la Société phrénologique de Paris, du récit tout admiratif que fait le même Journal (t. II, 1833) de la détermination cranioscopique de la tête d'une vieille femme, la veuve Houet, assassinée plusieurs années avant l'époque de cet examen. Cette détermination, au dire du rédacteur du Journal de la Société phrénologique, avait été provoquée par M. le doyen de l'École de médecine et par M. le procureur du roi

tations, que j'aurais pu rendre dix fois plus nombreuses, je me demandais si je n'étais pas le jouet de
quelque hallucination, et si je ne venais réellement
pas de relire quelque vieux feuilleton d'Hoffmann,
ou l'article *Cranioscopie* de Bérard et Montègre,
dans le grand Dictionnaire des sciences médicales.
Aussi ne suis-je pas fâché de revenir un peu sur ces
idées de feu Bailly ; elles contiennent surtout, sur
la valeur et la certitude de la cranioscopie, un aperçu
tout nouveau et auquel je n'avais pas pensé, j'en con-
viens, avant d'avoir lu son travail. Il est, en effet,
parfaitement vrai que la proéminence du cerveau
dans un sens ou dans un autre, en hauteur, en longueur, en largeur, ne prouve absolument rien pour
la proportion des organes placés à sa surface, aux
extrêmes limites de ces différents diamètres. L'élargissement de ce viscère, par exemple, peut tenir
uniquement au développement excessif des circonvolutions de la face interne de chacun de ses hémisphères, développement qui chasserait en dehors
toute la masse de ces derniers, et avec elle les organes situés sous la tempe, sans que ces organes
fussent pour cela plus considérables. En vérité, s'il
en est ainsi, on aura beau apprécier cet exhausse-
ment, cet allongement, cet élargissement du cerveau,
soit par la vue seule, soit par le compas, cette appréciation, loin de rien apprendre sur le développement
des organes de sa surface, ne conduira qu'à des
erreurs. Cette conséquence est surtout fâcheuse pour

les phrénologues qui regardent la cranométrie comme
une des nécessités de leur science. Il ne faut pas
croire, en effet, que tous les mesureurs de crâne sont
des adversaires de la phrénologie. La phrénologie
compte, au contraire, parmi ses plus illustres partisans, les mesureurs de crânes les plus confiants dans
la bonté de cette méthode. Sans rappeler feu Sarlandière et son armet, qu'a admiré une auguste famille.
il y a en France M. Voisin et plusieurs phrénologues
de notre connaissance, qui mesurent, sinon avec
beaucoup de succès, au moins avec pleine assurance.
En Angleterre, il y a les deux Combe, le grand et le
petit, Ajax Télamonien, Ajax d'Oïlée, il y a Deville,
Ross, et bien d'autres, qui soumettent le crâne humain
à des mesures si variées, que je ne saurais les rappeler de mémoire. M. G. Combe, par exemple, a en-
voyé à la Société phrénologique de Paris un tableau
vraiment homérique de celles qu'il emploie pour
apprécier le degré de développement des organes (1).
La confiance dans l'emploi de ce moyen est même
portée si loin en Angleterre, qu'un de ses phrénologues est allé jusqu'à tracer un tableau fictif des mesures qu'on eût dû pouvoir prendre sur les crânes,
du reste parfaitement ignorés, de Louis XI et de
Charles le Téméraire (2) ! Je ne connais rien de cette
force de ce côté-ci du détroit; et un autre phréno-

(1) *Journal de la Société phrénologique de Paris*, t. I 2e tri-
mestre.
(2) *Edinburgh phrenological journal*, t I, no 2.

logue de la Grande-Bretagne a eu parfaitement raison d'avancer, ainsi que l'avait déjà fait l'honorable
M. André Combe, que ses compatriotes l'emportent
de beaucoup sur leurs voisins de France, par le
volume du crâne, et bien entendu par celui des idées.
Il se fonde particulièrement, à cet égard, sur ce que
l'art des classifications en botanique n'exigeant pas
une grande puissance philosophique, et les têtes des
botanistes n'étant pas aussi volumineuses que celles
des hommes livrés à de fortes études, les Français
le cèdent aux Anglais pour la grosseur de la tête, et
ne l'emportent sur eux qu'en botanique (1). Je n'ai
pas l'honneur de connaître l'auteur de ces remarquables inductions, et je crois qu'il n'a pas signé
l'article d'où je les ai extraites. Tout ce que je sais,
c'est que c'est un grand phrénologue, et d'après ses
propres principes, je soupçonne fort, ou je suis bien
trompé, que c'est aussi un grand botaniste.

Pour en revenir à feu Bailly, voilà donc la phrénologie, d'après lui, bien convaincue de ne pouvoir
saisir les organes, soit par le compas, soit par la
main seule, dans le cas où ils ont l'air d'être développés par larges masses. Elle ne le pourrait, comme
nous l'avons vu, que quand ils affectent ces formes
caractéristiques que j'ai déjà mentionnées d'après
Gall, et auxquelles il me semble que Bailly en a ajouté
une très-jolie, que je n'ai pas rencontrée dans les

(1) *Edinburgh phrenological journal and miscellany*, vol. VIII.
n° 35, march., 1833.

descriptions de son maître, la forme en *côte de melon* de l'organe du vol. Sur ce point, plus encore que sur le premier, je partage tout à fait l'avis de feu Bailly. Je le partage d'autant plus que si la phrénologie n'a à saisir, à la surface du crâne, que des organes ainsi conformés, elle n'aura rien à y saisir du tout, et elle-même deviendra fort insaisissable ; car on sent bien, comme je l'ai déjà fait observer, que toutes ces pyramides, ces croissants, ces demi-lunes, ces segments de sphère, ces cônes, ces bourrelets, qui feraient de la surface du crâne un véritable plan en relief, sont une très-mauvaise plaisanterie ; sans quoi il faudrait admettre que les têtes que Gall dit avoir observées à Vienne n'étaient pas de même espèce que celles qu'il venait mystifier à Paris.

Mais je suppose qu'au lieu de tous ces reliefs à figure bizarre, il y ait tout simplement à la surface du crâne certaines proéminences adoucies, dont le développement isolé ait pu fournir à Gall quelque apparence de raison de fonder l'organologie, pourquoi donc, dans ce cas, l'anathème désormais prononcé par Bailly contre les investigations cranioscopiques ? Pourquoi les cranioscopes de notre époque ne continueraient-ils pas, sur les traces de leurs maîtres, des recherches qui peuvent avoir pour résultat de donner, de jour en jour, de nouvelles preuves à la science des organes ? Est-ce que, par hasard, il en serait de l'organologie du dix-neuvième siècle comme de celle des premiers temps de la création ?

Est-ce qu'elle aurait déjà fait place à une autre? Est-ce que de Gall à feu Bailly, les organes auraient déjà perdu et leurs monstrueuses saillies et leurs formes caractéristiques? Est-ce que nous serions menacés d'avoir bientôt des enfants qui nous ressemblent aussi peu que nous ressemblons aux poissons nos ancêtres? J'ai quelque peur qu'il n'en soit ainsi ; car de nos jours, on ne rencontre plus guère sur le crâne de ces formes et de ces saillies que Gall observait en si grand nombre à la fin du siècle dernier et au commencement de celui-ci. Si cela était, les phrénologues de France et d'Angleterre, qui maintenant cherchent à saisir des masses, et, autant qu'ils peuvent, seulement des masses, sauraient assez bien ce qu'ils font, et peut-être au fond n'ont-ils pas été fâchés de voir feu Bailly, tout en reconnaissant que les pyramides, les croissants et les côtes de melon avaient merveilleusement servi à la fondation de la doctrine, engager à ne plus les chercher.

Je crois pourtant qu'il y a un point sur lequel ils ne seront pas d'accord avec lui, et où ils le trouveront même assez mauvais confrère ; je veux parler de son opinion sur l'application de la cranioscopie à la science des rapports de la vie, aux prévisions de l'éducation, aux avis à donner à la justice criminelle. Je ne pense pas que certains d'entre eux descendent, à sa voix, du trépied phrénologique, ni qu'ils ne lui gardent pas un peu rancune d'avoir traité de *stupi-*

dité absurde leur prétention de mesurer au compas ou à l'œil le degré de culpabilité des actions. Et certainement, s'ils vivaient encore, ils ne manqueraient pas de lui demander où il a pris ce prétendu conseil de Gall à ses élèves, et que pour leur compte ils n'ont jamais entendu, *de ne pas porter de jugement sur les crânes qu'on voudrait leur faire tâter dans le monde, de peur de faire des mécontents ou des incrédules* (1). En ce qui me regarde cependant, je ne voudrais pas mettre en doute la sincérité du témoignage d'un homme qui ne peut plus me répondre, et je serais assez disposé à croire que Gall, ici comme ailleurs, a soufflé le chaud et le froid. Mais ce qu'il y a de sûr, c'est que, s'il a donné à feu Bailly le conseil de s'abstenir de toute divination cranioscopique, c'est tout simplement qu'il ne le jugeait pas assez habile pour en suivre un autre ; car, pour lui, il ne s'est pas fait scrupule de tenir une conduite opposée. Son livre est tout rempli d'histoires où il raconte que, dans le monde, et à la demande des amateurs, il a porté sur des têtes, dont, il est vrai, on ne lui avait, *peut-être pas caché avec assez de soin les qualités et les actions,* les jugements les plus merveilleux ; témoin celui qu'un jour, après boire, chez le prince de Schwartzenberg, qui voulait tâter la doctrine, il exprima, de compte à demi avec Spurzheim, sur un

(1) *Essai sur les moyens de faire faire des progrès à la phré nologie,* etc. (Journal de la Société phrénologique de Paris, t. III. p. 292.)

jeune mécanicien auquel s'intéressait le prince (1) ;
témoin la description qu'il fit à l'avance de la tête
du fameux ingénieur Lindner, après qu'on lui eut
parlé de son talent, description qui se trouva de
tout point exacte (2) ; témoin, enfin, ce qui lui
arriva *dans une société nombreuse, où on lui demanda,
pour mettre l'organologie à l'épreuve, ce qu'il pensait
d'un petit homme* (le cordonnier François, auteur
d'un poëme sur le siége de Palmyre) *qui était assez
éloigné de lui,* et sur le crâne duquel, *bien qu'il fit
sombre, et qu'on ne distinguât pas bien les objets, il dis-
tingua pourtant très-bien l'organe de la poésie qui était
extrêmement développé !!!* (3)... Ce sont toutes ces
prodigieuses histoires qui ont enflammé l'imagination de ses élèves, et les transformant, à l'envi l'un
de l'autre, en véritables nécromants, leur ont fait
étendre jusque dans la tombe leurs diagnostics
cranioscopiques.

§ VI.

J'ai avancé, en commençant ce chapitre, que de
tous les adversaires de la phrénologie, aucun ne lui
a porté des coups aussi terribles que ses enfants les
plus chers et les plus célèbres, et qu'on ne trouverait nulle part une réfutation de sa doctrine organo-

(1) *Sur les fonctions du cerveau,* t. V. p. 179.
(2) *Ibid.,* t. V, p. 178.
(3) *Ibid.,* t. V, p. 249.

logique aussi démonstrative et aussi poignante que celle qui résulte explicitement de la seule comparaison de leurs écrits. Le lecteur doit, ce me semble, être maintenant de mon avis ; mais il me permettra, je l'espère, d'ajouter à sa conviction, en lui présentant à la fois la substance et les conclusions de la longue exposition qui précède.

Lorsque Gall eut inventé ce système de psychologie cranioscopique, le *nec plus ultra,* suivant lui, des efforts de l'esprit humain et le dernier mot de la philosophie ; lorsqu'il eut achevé la constitution de ce sénat de vingt-sept organes, installés au pourtour du cerveau, celui-ci dans un segment de sphère, celui-là dans un cône, cet autre dans une demi-lune, son voisin dans une pyramide ; lorsque les attributions de ces pères conscrits de la pensée eurent été définitivement consacrées dans les trois formats de ses dix volumes et dans l'in-folio de son atlas ; ce qu'il eût fallu faire alors, c'eût été de proclamer à tout jamais la fin de la révolution phrénologique, et d'accepter sans amendement la charte que Gall avait tracée de ses principes. C'eût été d'admettre avec lui, et du point de vue d'une détermination rigoureuse, vingt-sept organes, ni plus ni moins, pour autant de facultés ; de ne discuter ni l'essence de ces dernières, ni même leurs dénominations ; de laisser, bien ou mal, les organes là même où Gall les avait placés : de ne jamais les chercher que là, et surtout de les y retrouver toujours, même dans les animaux chez

lesquels il les a numérotés par inadvertance sur un
endroit de la tête au-dessous duquel il n'y a pas de
cerveau. Il fallait, en un mot, faire pour l'organologie ce qu'on fait pour un édifice ruineux qu'il n'est
pas même possible d'étayer, et dans lequel on se
garde bien de remuer ni une poutre, ni une pierre.
Mais les continuateurs de Gall n'ont pas été aussi avi-
sés. Ils ont, au contraire, touché à tout dans le domaine créé par leur maître. Organes, facultés, principes généraux, applications, cranioscopie; il n'y a
si petit coin du champ phrénologique qu'ils n'aient
retourné, bouleversé dans tous les sens, à ce point
que souvent eux-mêmes ils ne savent où y poser le
pied.

Au lieu des vingt-sept organes de Gall, ils en ont
admis jusqu'à quarante-deux et plus, et chaque jour
en voit éclore de nouveaux. Il y avait bien, il est vrai,
à la surface du cerveau, et surtout vers sa partie postérieure, quelques places vacantes, quelques circonvolutions inoccupées. Spurzheim y planta son pavillon,
je veux dire le pavillon de quelques nouveaux organes.
Mais ces circonvolutions encore sans destination n'é-
taient pas assez nombreuses pour la foule des nouveaux arrivants, et pour pourvoir ces derniers, il fallut
bientôt mettre à contribution tous les organes depuis
longtemps établis. On les écarta les uns des autres, on
les repoussa, on les rapetissa, quelquefois même on
les coupa en deux, de telle façon qu'à l'heure qu'il
est, il n'y a peut-être pas un seul organe qui ait

conservé la forme, la place, l'étendue que Gall lui
avait primitivement attribuées. Et pourtant tous ces
organes, qui ne sont réellement plus ceux que Gall
avait fondés, qui ne se trouvent plus aux lieux où il
disait en avoir constaté le développement, conser-
vent, comme démonstration de leur réalité, toutes
les preuves de fait qui ne peuvent se rapporter qu'au
point précis du cerveau et du crâne où Gall prétendait avoir observé chacun d'eux. Comparez, à cet
égard, entre eux trois cerveaux ou trois crânes mar-
qués, l'un d'après la topographie de Gall, l'autre d'a-
près celle de Spurzheim, le troisième suivant celle
de M. Vimont(1), et vous vous demanderez, à coup
sûr, comment ceux d'entre les phrénologistes qui ont
mis un peu de raison à étudier l'organoscopie ne se
sont pas bientôt aperçus qu'un tel déplacement des
organes détruisait à l'instant même toutes les preuves
antérieures de leur existence (2).

Mais il y a un fait qui conclut bien davantage en-

(1) Voyez, à la fin du volume, deux planches que j'y ai placées, non sans quelque hésitation. Elles donneront au moins les
moyens de comparer entre elles la carte organologique de Gall et
celle de Spurzheim, en même temps qu'elles soulageront la mémoire ou l'attention du lecteur, en lui mettant sous les yeux les
détails de leurs deux systèmes. Si j'avais voulu lui présenter de
la même façon les diverses topographies de leurs successeurs, ce
ne sont pas seulement deux planches, mais quinze ou vingt, qu'il
m'eût fallu faire exécuter.

(2) « L'histoire de ces variations n'est pas seulement une chose
plaisante, c'est une preuve nouvelle, je ne dirai pas de l'instabi-
lité, mais de l'inanité de cette prétendue doctrine phrénologique » (Dubois d'Amiens, loc. cit., p. 267.)

core à l'annihilation de toutes ces preuves ; ce
sont les changements qu'ont apportés, à qui mieux
mieux, dans l'essence de presque toutes les facultés,
les principaux successeurs de Gall. C'est Spurzheim
qui ouvrit cette voie malheureuse qui conduisait inévitablement au renversement du système. Parmi des
modifications purement nominales il en introduisit
d'autres qui, attaquant la faculté dans son essence,
faisaient d'elle une faculté différente ; et cependant,
chose merveilleuse, cette faculté réellement nouvelle
conservait son ancien organe et toutes les preuves
de fait que Gall et Spurzheim lui-même avaient
données de son existence, quand elle était une autre
faculté.

C'était là, il faut le dire, un fâcheux, un fatal
exemple, et malheureusement il porta ses fruits. M.
G. Combe, M. Sarlandière, M. Vimont, et après eux,
comme le dirait ce dernier, toute la *populace phrénologique* (1) de la France et de la Grande-Bretagne, se
jetèrent à corps perdu dans cette voie, et comme ce
lieutenant du calife sur le rivage de la Mauritanie, ils
ne s'arrêtèrent que quand le terrain leur manqua. Le
cerveau n'offrant plus guère de place pour la création
de nouveaux organes, on s'en prit aux facultés. On
leur ôta leurs noms, leurs titres, on les déshabilla

(1) « La cranioscopie a été confondue jusqu'à ce jour par la
populace phrénologique avec la science dont elle ne forme qu'une
fraction. » (*Traité de phrénologie humaine et comparée*, t. II,
p. 111.)

du haut en bas, on leur fouilla les entrailles ; et
nous avons vu dans quel curieux esprit d'analyse, de
quel ton de conviction profonde, M. Vimont, en particulier, accuse ses maîtres de n'avoir su saisir l'essence d'aucune d'elles, et dans ses déterminations
vraiment neuves, renverse, à la fois, sans avoir l'air
de s'en douter, tout le système des organes et tout
celui des facultés.

Après avoir ainsi montré la pauvre doctrine abat-
tue sur ses deux étais, l'invariable détermination
des organes, l'invariable détermination des facultés,
par les hommes mêmes qui s'étaient imposé le lourd
fardeau de la soutenir, rappellerai-je toutes les autres dissidences qui règnent entre eux sur les points,
après ceux-là, les plus importants de leur science ?
Répéterai-je que les uns voudraient qu'on s'en tînt
tout simplement aux vingt-sept organes et aux vingt-
sept facultés de Gall, mais qu'on laissât là la cranioscopie, et surtout la phrénologie comparée, parce
qu'elle n'est pas compatible avec la théorie de la phrénologie antédiluvienne ? Dirai-je que d'autres veulent
bien de la cranioscopie et surtout de la phrénologie
comparée, pourvu qu'on leur accorde que Gall s'est
très-souvent trompé en phrénologie humaine, et
qu'il n'a rien entendu du tout à la phrénologie des
animaux ? Parlerai-je de ceux dont la conviction accommodante ne recule ni devant la phrénologie
comparée, ni devant la phrénologie du déluge, ni
devant aucune phrénologie imaginable, et qui ad-

mettront autant d'organes qu'on leur en présentera.
mais à une condition expresse, c'est qu'il leur sera
toujours loisible de les reconnaître à travers le crâne.
et qu'ils auront par-dessus tout le privilége de la
foire et des tréteaux? Ajouterai-je que, pour quelques-uns, toute la force de la phrénologie est dans
son armure, dans son casque, son mètre, son compas, tandis que, suivant quelques autres, qui repous-
sent avec horreur ces moyens empruntés aux sciences exactes, la phrénologie, au contraire, ne doit
relever que d'elle-même, et a tout son avenir au
bout de ses doigts? Tout cela certainement est bon à
rappeler, et je prie le lecteur d'en tenir note; mais
néanmoins, cela ne vaut pas les divergences contradictoires des maîtres actuels de la doctrine sur la
place et la distribution des organes et sur la nature
de leurs attributions, divergences qui font de la phrénologie une organologie sans organes et une psychologie sans facultés.

CHAPITRE CINQUIÈME.

**Histoires organologiques édifiantes, tirées des propres
annales de la phrénologie.**

Je pourrais m'arrêter ici ; mais je ne veux pas le
faire encore, parce que je suis persuadé que le lecteur a une dernière question à m'adresser. J'admets
comme vous, me semble-t-il lui entendre dire, que
l'organologie phrénologique est une science impossible, à laquelle Gall, au lieu d'en établir l'existence,
a ajouté un autre impossibilité, celle du ridicule ;
j'admets que les élèves et les successeurs de ce grand
maître, loin d'appuyer sa doctrine de meilleures
preuves, n'ont fait, par leurs innovations contradictoires, que mieux en montrer le néant. Qu'est-ce
donc alors que ces récits tout nouveaux d'une divination cranioscopique où semblent revivre les anciens oracles ? Qu'est-ce que ces récentes histoires
de cervelles et de facultés si bien d'accord dans leur
corrélation avec les lois de l'organologie ? Ces faits,
où la phrénologie moderne a si merveilleusement
reconnu le génie ou l'imbécillité, la bonté ou la mal-
faisance, tous les jours encore elle les enregistre dans

ses annales, et en expose la preuve sur ses tablettes. Et ce ne sont plus ces mauvais contes du livre de Gall, sans aucun caractère de vérité, sans indication de lieu, de nom, de date, et dont la plupart, au contraire, portent le cachet évident de la malhabileté et du mensonge. Les faits dont il est ici question sont des faits presque scientifiques, où rien ne manque de ce qui peut en garantir la réalité ; ce sont des observations authentiques relatives à des malfaiteurs fameux, dont nous avons pu étudier les crimes et dont nous pouvons encore analyser les têtes, ou des biographies incontestables d'hommes célèbres, nos contemporains, nos amis, et dont le crâne, ou le plâtre, moulé sur l'original, est soumis à tous les contrôles.

A ces questions j'aurais bien des réponses à faire. et le lecteur, j'en suis persuadé, en pressent déjà quelques-unes. Je pourrais répondre d'abord que, nombre de fois pour ma part, j'ai essayé des horoscopes ou des oracles de ce genre, et je n'ai pas besoin de faire connaître quel résultat j'ai obtenu de ces tentatives. Je pourrais dire qu'autant et plus que la phrénologie, j'ai, depuis douze ou quinze ans, contrôlé au point de vue cranioscopique les crânes de ces grands assassins, dont je lui ai plusieurs fois donné les moyens de mouler les têtes, et que je n'y ai jamais rencontré ce qu'elle a prétendu au contraire y avoir rencontré toujours. Je pourrais citer, en preuves de cette dernière assertion, les crânes de deux ou trois misérables, dont on n'a peut-être pas

encore tout à fait oublié les noms, Avril, Lacénaire,
Fieschi, et les articles anti-organologiques que j'ai
publiés sur leur compte dans les feuilles quotidiennes
du temps. Je pourrais ajouter enfin que j'ai soumis
mon propre crâne à l'examen de mains consacrées et
habiles, et que l'organe dont elles y ont constaté
l'absence est justement celui dont elles ne pouvaient
à l'avance connaître en moi la faculté, celle qui fait
que les petits enfants, dans ce cas meilleurs physio-
nomistes que les phrénologues, viennent me demander des caresses qu'ils se sentent bien sûrs d'obtenir.

Je pourrais, quant à ces rapports de la physiognomonie à la cranioscopie, dire que, pour reconnaître
ainsi à l'extérieur du crâne de l'homme des organes qui, de l'aveu même de plus d'un phrénologiste, ne sauraient y être reconnus, les cranioscopes
en crédit usent, à leur insu peut-être, de plusieurs
moyens accessoires que déjà ne négligeait point le
fondateur de la doctrine. Leurs plus brillantes réus-
sites sont celles pour lesquelles ils peuvent disposer
de quelques renseignements fort utiles, tels, par
exemple, que la connaissance du caractère, des
écrits, de certaines actions, quelquefois même de
la vie tout entière des sujets de leurs prophéties. A
défaut de ces renseignements, l'examen même le
plus vulgaire de la physionomie du sujet, une appréciation tant soit peu intelligente de quelques frag-
ments de conversation, suffisent, dans la plupart des

cas, pour donner quelque probabilité aux points capitaux du prononcé phrénologique. Feu l'amiral Dumont d'Urville, dans sa foi à la phrénologie, me témoignait un jour son étonnement de ce que le grand cranioscope de Londres, Deville, lui avait découvert sur le crâne l'organe de la fermeté. Or, pour qui a connu Dumont d'Urville, pour qui a encore présents à la mémoire sa haute et puissante stature, sa figure contenue et déterminée, tout l'ensemble en un mot de sa physionomie, une chose qui serait bien plus étonnante, c'est qu'un phrénologue un peu habile eût pu ne pas noter sur son crâne l'organe de la faculté qui chez lui dominait tout le reste, et à laquelle il a dû sa gloire d'intrépide marin. Si l'organologie était quelque chose de sérieux, et au point où nous en sommes arrivés, nous pouvons bien lui refuser ce caractère, pour se livrer légitimement à l'espèce d'investigation sur laquelle elle se fonde, il faudrait que cette investigation fût faite en dehors de toute connaissance des sujets qui y seraient soumis, en l'absence de tout renseignement sur la nature de leur esprit ou sur les actes de leur vie ; il faudrait enfin qu'elle eût lieu d'après l'inspection seule du crâne, et non point consécutivement aux indications de la physionomie, qui devrait être soigneusement voilée. Or, si toutes les appréciations cranioscopiques avaient été faites dans ces conditions, et avec une bonne foi aussi sévère, je n'ai pas besoin de dire quels résultats elles auraient donnés, et moins besoin en-

core d'ajouter que je n'aurais pas eu à écrire cet ouvrage.

Mais au lieu d'insister sur toutes ces raisons, qui
peuvent déjà pourtant mettre le lecteur sur la voie,
je préfère prendre dans les propres annales de la
phrénologie, et en quelque sorte dans ses magasins,
quelques-uns des faits qu'elle y tient victorieusement
consignés, les disséquer une fois dernière, et montrer
comment cette science accommodante entend la sta-
tistique, comment elle tire un horoscope, comment
elle trouve sur ses plâtres l'opposé même de ce qu'on
y remarque, comment enfin, sur la mensongère promesse d'un nom, elle dénombre sur le premier crâne
venu tous les organes qu'y eussent rendus nécessaires les facultés de son possesseur supposé. Dans cet
intéressant spicilége, que pourtant je veux rendre
court, je ne choisirai point au hasard; et passant du
léger au grave, je terminerai par deux histoires que
la phrénologie connaît bien, et qu'il m'est agréable
de lui rappeler, l'histoire du crâne de Napoléon et
celle du crâne de Raphaël : le roi des rois, le roi des
arts ! La phrénologie, je l'espère, ne se plaindra pas
qu'on lui emprunte des faits sans authenticité et
sans grandeur.

I

M. G. COMBE ET LES ALIÉNÉS DE RICHEMONT (1).

Le fameux docteur G. Combe, pour prouver l'excellence de la cranioscopie, prend un jour la résolution d'aller la mettre en pratique sur les aliénés de l'asile de Richemont, à Dublin. Il se fait accompagner durant cette visite par M. Crawfort, médecin suppléant de l'établissement, par le ministre M. Grace, par le major Edgeworth, directeur de l'École de commerce, par le docteur Cumming et le docteur Mollan. On ne pouvait mettre à cette importante opération une plus grande solennité. M. G. Combe se livre donc à l'examen de vingt-trois malades, et compose sur chacun d'eux son thème organologique ; puis ce thème est confronté avec l'histoire de chaque malade, histoire tracée antérieurement par le médecin de l'établissement et consignée sur ses registres. Ce sont ces thèmes et ces histoires qui sont rapportés textuellement dans le journal phrénologique d'Édimbourg, où j'en ai pris connaissance.

Au dire du rédacteur de l'article, M. Combe aurait rencontré juste dans 15 de ces 23 cas, c'est-à-dire

(1) *Application des connaissances phrénologiques au diagnostic de la folie*, par G. Combe. (Edinburgh phrenological journal and miscellany, n° 21.)

que le développement des organes y aurait été en rapport avec le caractère de la folie, ou les prédispositions qui paraissaient y avoir donné lieu. A admettre cette proportion, et à supposer, ce qui serait certainement une supposition exorbitante, que M. Combe n'ait pas été mis sur la voie des facultés et des organes par la nature du délire et l'aspect de la physionomie, un tel résultat n'aurait rien de bien extraordinaire, et cette proposition de 15 faits phrénologiques pour 8 autres qui ne l'auraient pas été, n'est assurément pas de nature à établir cette coexistence constante, condition indispensable de l'établissement d'un rapport empirique. Mais, comme je le disais tout à l'heure, j'ai moi-même examiné le thème organologique et l'histoire psychologique de chacun des malades soumis à l'examen de M. Combe; j'ai regardé, pour chacun d'eux, jusqu'à quel point concordaient le thème et l'histoire, et je puis assurer que cette concordance est loin d'offrir le caractère que lui attribue l'historien de la visite de l'honorable phrénologue. Trois surtout des cas qu'il présente comme démonstratifs de la vérité de la cranioscopie auraient pu parfaitement être réunis aux huit cas dans lesquels M. Combe n'avait pas eu la main heureuse. C'est pour la justesse de son diagnostic une proportion de moitié, c'est-à-dire une proportion qui établit précisément le contraire de ce que la phrénologie entend prouver par ses statistiques.

II

UNE VISITE AU BAGNE DE TOULON (1).

En France, M. le docteur Voisin, jaloux peut-être
de la gloire anglaise de M. Combe, se rend au bagne
de Toulon pour y tenter, sur les forçats qu'il renferme, quelque diagnostic cranioscopique analogue
à celui qu'a opéré le phrénologue écossais sur les
aliénés de Dublin. M. Voisin sentait toute la gravité
de sa détermination ; il ne se dissimulait point qu'il
allait se placer dans une de ces occasions solennelles
d'où dépend l'avenir d'une doctrine, et il nous décrit ses angoisses à l'approche du moment décisif.
Or, le diagnostic que veut exécuter M. Voisin consiste à reconnaître, parmi les 350 criminels de toute
sorte que contient le bagne de Toulon, 22 forçats
qu'il sait y être renfermés par suite d'une condamnation pour viol. Le moyen qu'il doit employer pour
cela, c'est, bien entendu, l'inspection de la nuque,
qui doit faire connaître l'ampleur du cervelet. Déjà
pourtant, à l'époque où M. Voisin faisait son voyage
organologique, plusieurs phrénologues, et des plus
considérables, ne regardaient plus cette partie de
l'encéphale comme l'organe dont l'action désor-

(1) *Une visite au bagne de Toulon*, par M. le docteur Félix
Voisin ; Mémoire lu à la séance annuelle de la Société phrénologique de Paris, le 24 août 1834 (*Journal de la Société*, t. III.)

donnée pousse au viol et conduit au bagne. En outre,
suivant un de ces phrénologues, M. Sarlandière, la
largeur de la nuque ne peut absolument rien faire
préjuger sur le volume total du cervelet. Cette dernière opinion, qui est tout à fait fondée, suffisait
seule pour rendre à l'avance illusoires les résultats,
quels qu'ils fussent, qu'allait obtenir M. Voisin. Cet
honorable phrénologiste se met néanmoins à l'œuvre;
mais sa bonne volonté et ses efforts ne sont point,
hélas ! couronnés de succès. Sur les 22 forçats condamnés pour le crime que je viens de dire, M. Voisin,
sur la largeur de leur nuque, n'en devine que 13, et
non-seulement il ne devine pas les 9 autres, mais il
prend pour eux 9 forçats qui ne s'étaient pas rendus
coupables du crime dont semblait les accuser sa main.
C'étaient 18 cas d'erreur pour 13 cas de réussite.
Pour pallier un tel résultat, qui ne lui paraît pas à
lui-même fort concluant (1), et qui est en effet, plus
mauvais encore que celui qu'en une autre occasion
avait obtenu G. Combe, M. Voisin se livre à des considérations psychologiques et morales d'une grande
force, et que j'engage à lire dans le journal où elles
sont consignées. Mais enfin il faut bien qu'il en re-
vienne à ces 9 forçats qui avaient un gros cervelet,
et qui n'avaient pas été condamnés pour avoir cri-

(1) « Jugez vous-même de la valeur de la doctrine : voyez si l'on
peut s'en rapporter à de pareilles observations, et si l'on a tort de
s'élever contre un système qui conduit à d'aussi fausses applications. » (M. Voisin, p. 33 du *Récit de sa visite.*)

minellement usé de cet organe. M. Voisin ne doute
pas qu'ils n'aient dû ou pu, le cas échéant, être
punis pour cette faute ; mais peut-être, dit M. Voisin,
qu'ils n'avaient pas que ce *tyran-là dans la tête* (1).
D'autres tyrans avaient pu les entraîner dans une
foule de directions différentes, et neutraliser la mauvaise influence du premier (2). Ceci, n'en déplaise
à M. Voisin, est dans l'espèce une pure hypothèse :
car il ne lui a pas été possible de constater dans ces
9 forçats, soit par l'état des organes, soit par l'état
des facultés, l'existence de ces tyrans contraires, qui
les auraient empêchés de s'abandonner à l'énergie
désordonnée de l'amour physique, pas plus qu'il
n'a constaté, de la même façon, dans les 13 forçats
chez lesquels le crime de viol lui a paru explicable
par l'existence d'un gros cervelet, si quelques autres
tyrans, en bien plus grand nombre et d'une bien
autre puissance, n'eussent pas dû les détourner du
crime pour lequel ils se trouvaient pourtant au
bagne. M. Voisin a donc fait là, évidemment, un
voyage inutile, et, si la chose en valait la peine, ce
serait une visite à recommencer.

(1) **M. Voisin**, p. 38 du *Récit de sa visite.*
(2) *Ibid.*

III

LE PLATRE DE CHAMPOLLION (1).

La phrénologie a moulé après sa mort la tête de Champollion le Jeune, comme elle a moulé celles de tant d'autres modernes célébrités. Or, Champollion, l'homme pour qui apprendre une langue n'était qu'un jeu, qui a déchiffré, le premier, sur les granits de l'ancienne Égypte, les peintures de sa langue sacrée, Champollion, on peut le dire avec la phrénologie, était l'incarnation du talent philologique. Ce talent a, comme on le sait, son organe placé au-dessus du plafond orbitaire, et quand cet organe est très-développé, comme il devait l'être chez Champollion, il pousse le globe oculaire en avant et en bas, et le fait, pour ainsi dire, sortir de la cavité osseuse qui le contient. Eh bien, le plâtre de Champollion a les yeux enfoncés dans les orbites. C'est la phrénologie elle-même qui le dit : seulement elle attribue cette contrariante disposition, ou à la maladie qui a amaigri Champollion, et lui a fait rentrer les yeux dans la tête, ou à la maladresse du mouleur, qui n'a pas pris assez de précaution pour leur conserver leur saillie; car il est de fait, prétend-elle,

(1) *Observations phrénologiques sur Champollion le Jeune*, par Hubert-François Janin, docteur en médecine. (Journal de la Société phrénologique de Paris, t. II, 1833, p. 241.)

que Champollion avait de gros yeux, des yeux à fleur
de tête, et que c'est là ce dont Gall lui-même s'est
assuré en examinant Champollion chez un honorable géologue, lorsque le futur lecteur d'hiéroglyphes
n'avait encore que quinze ans. Gall paraît, en effet,
s'être livré à cet examen, et avoir poussé, à l'aspect
du jeune philologue, une exclamation qui semblait
être un présage de son avenir. Mais il est plus que
probable qu'en se permettant cette exclamation,
Gall ne s'aventurait guère, et qu'il fondait son diagnostic sur de tout autres raisons que des raisons
cranioscopiques. Le seul signe de ce genre qui eût
pu le motiver, c'eût été la forte saillie des globes
oculaires. Or, non-seulement cette saillie n'existe
pas sur le plâtre de Champollion moulé après sa
mort, mais elle n'existe pas non plus sur des portraits de lui qui ont été peints de son vivant, et elle
n'existait pas davantage sur sa tête. Ces deux derniers faits résultent pour moi des renseignements
les plus précis et les plus certains.

Indépendamment de cet organe, que Champollion
devait avoir, et que son plâtre n'offre pas, il y en a
un qu'au dire de la phrénologie, il devait posséder
aussi, et qu'en effet présente son plâtre. Cet organe, c'est celui de l'habitativité, c'est-à-dire l'organe qui fait qu'on tient à son pays, au pays où l'on
est né ou qu'on a habité dès l'enfance, et qu'on
n'aime pas à changer de lieu. Or, savez-vous pourquoi, suivant la phrénologie, Champollion avait cet

organe? c'est parce qu'il était voyageur cosmopolite,
ou, en d'autres termes, parce que tous les pays lui
étaient bons! C'est par une distraction du même
genre que Broussais donne, comme une preuve de
l'existence de l'organe de l'amour des enfants, son
absence chez deux misérables qui avaient tué leur
mère (1). Et Broussais et l'auteur de la notice sur le
plâtre de Champollion n'ont fait en ceci que suivre
l'exemple de Gall, leur maître. Voici ce que raconte ce dernier : « Dans une scène d'exorcisme
que représentèrent plusieurs voleurs rusés, pour
escroquer à leurs dupes à peu près la somme dont
ils promettaient de les mettre en possession, celui
d'entre eux qui était doué d'*un grand développement
de l'organe de la théosophie*, se chargea du rôle de
prêtre pour conjurer le diable (2). » L'histoire n'est
pas plus longue que cela, et n'offre absolument aucune indication qui donne les moyens de remonter
à la source d'où Gall l'a extraite. Acceptons-la donc
telle qu'elle est, et raisonnons d'après elle. Assurément, s'il y avait un de ces *voleurs rusés* qui dans
leur *scène d'exorcisme* eût dû ne pas se charger du
rôle de prêtre, c'était celui qui, au dire de Gall, était
doué de l'organe de la théosophie, celui qui, dans
son hypothèse, devait avoir le sentiment de la sainteté de la religion, et être saisi d'horreur à l'idée
seule de tout ce qui pouvait tendre à la profaner.

(1) *Cours de phrénologie*, p. 196.
(2) *Sur les fonctions du Cerveau*, t. IV, p. 246.

En conséquence, si ce voleur déguisé en prêtre, et faisant d'une profanation un moyen d'escroquerie, offrait un grand développement de la partie du cerveau attribuée par Gall à la théosophie ou à l'esprit de religion, c'est que cette faculté et cet esprit n'ont aucun rapport à cette partie cérébrale. Ce prétendu fait, loin donc de pouvoir compter parmi ceux qui semblent avoir trait à la vérité de la phrénologie, est évidemment à joindre à ceux qui en montrent la fausseté.

IV

NOTICE BIOGRAPHICO-PHRÉNOLOGIQUE SUR BIGONNET,

Par le docteur Beunaiche-Lacorbière, membre de la Société phrénologique de Paris (1).

Bigonnet, je le rappellerai aux lecteurs qui pourraient l'avoir oublié, était membre du conseil des Cinq-Cents, et ce fut lui qui, au 18 brumaire, dans un esprit d'opposition aux projets de Bonaparte, fit rendre le décret qui avait pour but d'instruire le Directoire que les conseils étaient constitués. M. Lacorbière a examiné phrénologiquement la tête même de Bigonnet, et il a placé les résultats de son examen en regard des facultés qu'il attribue à cet ancien membre de nos assemblées législatives, d'après ce

(1) *Journal de la Société phrénologique de Paris*, t. II, 1823, p. 247 et suiv.

qu'il paraît en avoir appris personnellement, mais
surtout d'après une notice que Bigonnet a écrite sur
lui-même. J'aurais pu, en vertu d'informations aussi
très-personnelles, contrôler les résultats de cette
partie biographique du travail de M. Lacorbière,
mais j'aime mieux les accepter tels que les donne ce
phrénologue. Leur comparaison avec le degré de
développement des organes cérébraux chez le feu
membre des Cinq-Cents, donnera lieu à des conclusions d'autant plus incontestables que j'y aurai
moins mis du mien.

M. Lacorbière a donc successivement parcouru,
en regard l'un de l'autre, chacun des trente-cinq
organes et chacune des trente-cinq facultés inscrits
au catalogue de Spurzheim, en procédant, bien entendu, du numéro 1 au numéro 35. Que le lecteur
n'aille pas croire que je ne lui ferai grâce d'aucun
numéro, j'aimerais mieux en rester là de ma critique. Je me bornerai à ceux qui ont le plus de rapport avec ce que M. Lacorbière regarde comme les
traits distinctifs du caractère et de l'organisation de
son héros, et où l'accord entre l'organe et la faculté
offre des résultats plus intéressants.

L'organe du courage était fort développé chez
Bigonnet, et la preuve, suivant son biographe, que
chez lui aussi cette qualité était fort saillante, c'est
qu'un jour, au plus fort de la Terreur, Bigonnet se
voyant sur le point d'être arrêté par l'ordre de deux
représentants du peuple, essaya de se faire d'un

coup de pistolet ; on eut beaucoup de peine à l'en empêcher (1). Je crois qu'on eût pu donner à cette tentative un autre nom que celui de courage ; mais nous avons déjà eu souvent l'occasion de voir que si la phrénologie a d'autres idées que tout le monde, elle a aussi un autre vocabulaire.

L'organe du meurtre ou de l'instinct carnassier était aussi très-développé chez Bigonnet (2). Or, véritablement rien de ce qu'on sait de lui et de ce qu'en dit son historien, ne prouve que Bigonnet ait jamais montré en ce genre aucune fâcheuse disposition : aussi M. Lacorbière se borne-t-il à dire que son héros était susceptible. Pour un tel développement d'un tel organe, susceptible, ce n'est pas assez. Bigonnet, il eût mieux valu l'avouer, a véritablement menti à son organe, et par cela même son organe a menti à la phrénologie.

L'organe de la ruse était encore fort développé chez Bigonnet (3). Cependant il n'y a pas moyen de voir dans la vie de ce législateur rien qui ressemble à de la ruse. Il faisait partie de ces probes républicains du temps qui ne savaient combattre qu'à la lumière, et qui ne s'aperçurent qu'on leur escamotait leur république que lorsque le tour était fait. M. Lacorbière convient encore de cette candeur de son héros, et si elle fait honneur au caractère de ce

(1) *Loc. cit.*, p. 263.
(2) *Ibid.*, p. 264.
(3) *Ibid.*

dernier, elle ne fait peut-être pas le même honneur à la vérité de la phrénologie.

Bigonnet avait encore l'organe de la construction très-développé (1); et comme il n'a jamais rien construit, qu'il n'était en aucune façon artiste, M. Lacorbière est obligé de dire qu'il en a été empêché par la nature de ses travaux; à quoi, en bonne phrénologie, on pourrait répondre que c'est l'organe de la construction qui aurait dû déterminer la nature des travaux de Bigonnet.

Bigonnet possédait à un haut degré l'organe de la vanité (2), et c'est ici que triomphe son biographe. Le désir de l'approbation était, suivant M. Lacorbière, le fond du caractère de Bigonnet. Tout cependant, dans la notice même sur sa vie, annonce que c'était un homme simple et modeste. Après son expulsion du conseil des Cinq-Cents, il cessa de paraître sur la scène politique, où pourtant sa vanité aurait pu trouver encore à se satisfaire.

L'organe de la bienveillance n'était pas, il faut en convenir, très-développé chez Bigonnet (3). C'est là ce que dit M. Lacorbière ; et pourtant, de son propre aveu, et suivant ses propres expressions, la vie de Bigonnet *fut une suite continuelle de sacrifices, un plaidoyer constant en faveur des grands intérêts de l'humanité, une sorte de sacerdoce, qu'il s'attachait à remplir*

<hr>

(1) *Loc. cit.*, p. 26..
(2) *Ibid.*, p. 268.
(3) *Ibid.*, p. 270.

sans cesse et de toutes les puissances de son âme. Voilà, il faut l'avouer, un très-singulier accord entre l'organe et la faculté !

L'organe de la vénération, qui fait croire à Dieu et à la religion, ceux de l'espérance et du merveilleux, qui lui viennent en aide dans cette tâche, étaient très-développés chez Bigonnet (1). Bigonnet pourtant était si peu religieux, qu'il ne voulut pas être enseveli avec les honneurs du culte ; il s'y opposa même par un codicille exprès de son testament (2). M. Lacorbière, que cela embarrasse, se tire de là en disant que, chez Bigonnet, la croyance au merveilleux avait une direction complétement philosophique (3). C'est sans doute la première fois qu'une telle croyance a pris une telle direction.

Bigonnet enfin avait l'organe des localités très-développé, aussi bien que ceux de l'ordre et de la pesanteur ; aussi Bigonnet aimait-il beaucoup le jeu de billard, dont il connaissait les finesses, et excellait-il au *doublé* (4). Je ne fais point de réflexion sur cette dernière *faculté*. Le lecteur, pas plus que moi sans doute, ne l'avait encore rencontré dans un cadre de psychologie. Je le prie seulement de vouloir bien se rappeler que la notice biographico-phrénologique sur Bigonnet est un de ces faits démonstra-

(1) *Loc. cit.*, p. 270, 273.
(2) *Ibid.*, p. 256.
(3) *Ibid.*, p. 274.
(4) *Ibid.*, p. 271.

tifs que la doctrine enregistre glorieusement dans ses
annales, et qu'elle oppose, en preuve de sa vérité et
de l'infaillibilité de la cranioscopie, aux rieurs qu'elle
appelle ses détracteurs.

V

HISTOIRE PHRÉNOLOGIQUE ET MATHÉMATIQUE DE VITO MANGIAMÈLE (1).

Je suppose qu'on se rappelle encore ce jeune pâtre
de Sicile, qui promettait de donner à la patrie d'Archimède un successeur de ce grand géomètre. Je
veux parler de ce petit Vito Mangiamèle, un enfant
âgé de dix ans à peine, qui étonna, il y a quelques
années, les hommes les plus versés dans les calculs
mathématiques, et jusqu'à l'Académie des sciences
elle-même, par son incroyable aptitude à résoudre,
séance tenante, sans le secours de la plume, les pro-
blèmes les plus difficiles de l'arithmétique et de l'al-
gèbre. Une telle disposition était bien faite pour atti-
rer sur Mangiamèle l'attention des psychologistes et
sur son crâne surtout celle de la phrénologie. Si, d'a-
près les principes les plus exprès du fondateur de la
doctrine, il existe une faculté qui puisse être regardée comme innée, et comme entièrement distincte

(1) *Le jeune Vito Mangiamèle,* par M. Dumoutier. (*La phrénologie,* journal des applications de la physiologie animale à la physiologie sociale par l'observation exacte. T. I. 1837, n° 6.)

des facultés même les plus voisines, c'est assurément celle des nombres ; et l'âge auquel on l'a vue se produire chez les enfants célèbres en ce genre semblerait autoriser la phrénologie à regarder ses principes de délimitation absolue des facultés comme réellement fondée en ce qui concerne celle-ci. Si par conséquent il y a une faculté phrénologique qui ait droit à un organe tout à fait particulier, tout à fait isolé des autres organes, et se trahissant par une de ces formes originales que Gall a affectées à quelques-uns d'entre eux, c'est certainement la faculté du calcul. Si, en outre, il y a un organe qui, à raison de sa position dans l'endroit le plus saillant peut-être et le mieux délimité du front, l'angle externe de l'orbite, doive être très-facilement appréciable, c'est encore indubitablement celui de cette faculté. Si enfin il y avait un cerveau, un crâne sur lequel cet organe dût être visible, énorme, et, dans ce cas particulier, d'un aspect véritablement caractéristique, c'était incontestablement le cerveau ou le crâne du petit calculateur sicilien.

Or, cependant, s'il y a un cerveau ou un crâne sur lequel manque complétement, profondément, et avec la plus pleine évidence, l'organe de la faculté du calcul, c'est celui de ce petit calculateur.

C'était là un fait qui eût semblé de nature à déconcerter un peu la phrénologie, et sur lequel ses docteurs auraient au moins dû garder le silence. C'es pourtant ce qu'ils n'ont pas fait. Ils ont trouvé d'a-

bord que sur cette tête, dont j'ai actuellement le
plâtre sous les yeux, à cet endroit où mon doigt suit
une sorte de gouttière transversale, il y avait encore
un développement assez notable de l'organe du
calcul, et que le tiers externe de l'arcade sourcilière,
qui, dans la réalité, décrit chez Vito une ligne tout à
fait horizontale, était chez lui, au contraire, passa-
blement relevé (1). Mais cependant comme ils se
sont bien doutés qu'il n'y avait pas moyen de faire
prendre le change sur une absence aussi complète
d'organe, les voilà qui se sont mis à prétendre, contrairement à leurs propres principes, que la faculté
du calcul, portée au degré auquel elle existait chez
Mangiamèle, demandait en outre un grand développement des organes de la configuration et de l'étendue, et surtout de ceux de la sagacité comparative
et de l'esprit d'induction philosophique (2). Et comme
les deux premiers de ces organes sont placés au-
dessus de 'angle interne de l'œil, et suivant eux,
écartent les yeux l'un de l'autre, ils ont trouvé, contrairement à la réalité, que tel était en effet, et à un
très-haut degré, l'écartement des yeux chez Mangiamèle. Mais ils ont trouvé surtout qu'il possédait à
un bien plus haut degré encore les organes de la sagacité comparative et de l'esprit philosophique (3).
Cette dernière assertion passe toute croyance. J'ai

(1) *Loc. cit.*, col. 5, 6.
(2) *Ibid.*, col. 4, 5.
(3) *Ibid.*, col. 3, 4.

là sous les yeux le plâtre du petit calculateur. Son front n'est remarquable que par son peu de développement à l'endroit même où la phrénologie place l'organe de ses deux facultés réflectives, la comparaison et la causalité. Ce front est étroit, bien plus étroit, bien plus resserré dans son diamètre bi-orbitaire que ne l'est celui des enfants de cet âge, dont la tête dans cette partie est loin encore d'avoir perdu tout l'énorme développement cérébral qui caractérise la première enfance. Tous ces caractères se rencontrent à un tel point sur le front du petit Mangiamèle, que bien des personnes, étrangères même à la physiologie, m'ont demandé, en le voyant, si cette tête n'était pas celle d'un de ces imbéciles qui composent une partie du service médical dont je suis chargé. Ce qui ajoute encore à cet effet produit par l'aspect du front de Mangiamèle, c'est son nez camus, ce sont ses lèvres épaisses et proéminentes, singuliers caractères d'une physionomie que les phrénologues sont parvenus à trouver spirituelle et intelligente. Et pourtant, malgré toutes ces affirmations, qui n'ont peut-être pas d'autre but que de sauver les apparences, et pour prendre leurs sûretés contre un fait embarrassant pour eux et écrasant pour la doctrine, ils n'ont pas pu s'empêcher de convenir que le front de Vito *n'a pas encore acquis tout le développement dont il est susceptible* (1), *et qu'il a fallu à ses organes cérébraux*

____

(1) *Loc. cit., col.* 6.

une grande puissance d'activité (1), qui suppléât sans doute à leur volume, et qui permît à une faculté déjà née d'attendre un organe encore à naître.

Après un tel exemple de parti pris phrénologique, le lecteur se sentira-t-il encore retenu dans une sorte de doute par ces triomphantes histoires, qu'il avait peine à s'expliquer, et se les explique-t-il maintenant? Mais je lui ai promis quelque chose de mieux encore, et je vais tenir ma parole.

VI

LA PHRÉNOLOGIE ET NAPOLÉON (2).

Tel est le titre d'un long et solennel article, inséré au journal de la Société phrénologique de Paris, dans le temps qu'il y avait à Paris une société phrénologique, et que cette société avait un journal.

La Phrénologie et Napoléon ! Pourquoi cette alliance irrespectueuse de deux noms assurément si étonnés de se trouver ensemble? Qu'avaient de commun la doctrine de Gall et l'homme extraordinaire, qui l'un des premiers l'avait traitée suivant ses mérites? Ce rapprochement était-il dû, comme le prétend l'auteur de l'article en question, à ce que la phrénologie est la découverte la plus féconde des

(1) *Loc. cit.*, col. 6.
(2) *La phrénologie et Napoléon*, par M. David Richard. (Journal de la Société phrénologique de Paris, janvier 1835.)

temps modernes, et Napoléon leur individualité la
plus puissante, et qu'*entre le grand homme et la
grande découverte* il y avait eu *lutte et guerre* (1)?
Lutte et guerre entre Napoléon et la phrénologie !
Comme si Napoléon, après quelques paroles de dé-
dain prononcées contre elle, se fût, durant tout le
cours de son prodigieux règne, souvenu seulement
une seule fois que la phrénologie existât ! Aussi
n'était-ce point là la raison d'un rapprochement aussi
étrange ; et il tenait tout simplement à ce que le
moule d'une partie de la tête de Napoléon, pris à
Sainte-Hélène par le docteur Antomarchi, donnait
le plus éclatant démenti aux principes et aux localisations de la phrénologie, démenti qu'avait exprimé
dans toute sa netteté une plume qu'elle ne connaissait pas encore (2).

Tout le monde sait ce qu'était devenu, sous le ci-
seau des statuaires, sous le pinceau des peintres,
sous le burin des graveurs, et jusque sous la plume
des poëtes, le crâne impérial de Napoléon : quelque
chose de vraiment monstrueux, qui eût donné lieu
dans l'avenir à de non moins monstrueux commentaires de la part des phrénologues de ce temps-là,
si ce temps-là doit voir encore des phrénologues.
L'idée qu'eut le docteur Antomarchi de mouler,
après sa mort, la figure de son auguste malade,

(1) *Loc. cit.,* p. 42.

(2) M. Peisse, dans la *Gazette médicale de Paris,* n⁰ˢ du 12, du
19 juillet et du 30 août 1834.

est heureusement venue leur épargner ce danger, mais elle a mis ceux de nos jours dans un bien cruel embarras. Comment avouer, en effet, que la plus grande intelligence de notre âge avait un crâne d'une ampleur assez ordinaire, et que sur ce crâne manquent essentiellement les organes de ses plus éminentes facultés? Je crois bien que, si on eût laissé passer la chose, la phrénologie n'eût pas réclamé. Mais le gant était jeté, jeté d'une main habile et vigoureuse ; le moyen de ne pas le relever?

La tête de Napoléon avait, suivant Antomarchi (1), 20 pouces 10 lignes de circonférence, et le plâtre de la partie qui a été moulée par ce médecin prouve que cette évaluation est exacte. C'est là, au dire du rédacteur du journal de la Société phrénologique, un développement considérable, et la moyenne du développement de cette circonférence n'est en général, suivant lui, que de 19 à 20 pouces au plus (2). J'en demande bien pardon à l'honorable écrivain ; mais, d'après des moyennes prises sur un très-grand nombre de faits et avec toute la rigueur que comporte un genre d'observation très-facile, j'ai prouvé, et d'autres ont constaté après moi, que le chiffre moyen de la grande circonférence du crâne chez des hommes de tous les degrés d'intelligence est, à 2 ou 3 lignes près, celui de la grande circonférence de la

____

(1) *Mémoires du docteur Antomarchi, ou les derniers moments de Napoléon*, 2 vol. in-12, Paris, 1825, t. II, p. 158.

(2) *Loc. cit.*, p. 61.

tête de l'empereur Napoléon (1). Le rédacteur du journal phrénologique voudrait bien agrandir un peu la courbe de cette embarrassante circonférence. Pour cela, il n'est aucun moyen auquel il n'ait recours. Napoléon, dit-il, était déjà vieux quand le docteur Antomarchi a moulé son crâne (2). Vieux à cinquante-deux ans ! C'est de bonne heure, et des recherches que j'ai aussi faites sur le développement du crâne et de la taille, considérés dans leurs rapports réciproques et dans leur relation avec la décroissance occasionnée par l'âge, ont prouvé que, jusqu'à cinquante ans au moins, la taille et l'ampleur du crâne n'ont pas encore commencé à décroître (3). Mais au moins, dit l'auteur en son embarras, Napoléon était amaigri par la maladie (4). Amaigri ! Du corps, des membres, peut-être ; mais les hommes qui connaissent la composition et le peu d'épaisseur

(1) *Du développement du crâne, considéré dans ses rapports avec celui de l'intelligence.* (Gazette médicale de Paris, juillet 1837.)

(2) *Loc. cit.,* p. 70, 86. — Un autre phrénologue a avancé que chez Broussais, au contraire, le cerveau avait pris de l'ampleur de l'âge de cinquante-six ans à celui de soixante. Il est vrai, ajoute-t-il, que Broussais avait continuellement exercé cet organe depuis sa nomination à l'Académie des sciences morales et politiques. (*Journal de la Société phrénologique de Paris,* t. II, p. 400.)

(3) *Recherches pour servir à la détermination de la taille moyenne de l'homme en France.* (Gazette médicale de Paris, 7 août 1841.)

(4) *Loc. cit.,* p. 70, 71, 86.

des parties molles qui revêtent le crâne, savent bien que c'est à peine s'il faut parler de la possibilité même de leur amaigrissement. Eh bien ! dit le phrénologue, de plus en plus empêché, voici un fait qui prouve que M. Antomarchi a peut-être évalué un peu bas l'ampleur du crâne de l'empereur. Le chapeau que portait ce dernier à Sainte-Hélène offre à l'intérieur une circonférence de **22** pouces **1** ligne, **3** lignes de plus qu'il n'en est coté pour la circonférence de sa tête, et il faut remarquer, en outre, que Napoléon ramenait son chapeau sur le front, de manière à laisser l'occiput à découvert ; sans quoi, c'est-à-dire s'il eût porté son chapeau comme tout le monde, suivant le grand axe du crâne, il lui en eût fallu un plus large encore (1). Il est vrai que par l'effet d'une bonne foi, dont on ne trouvera pas mauvais que je profite, l'auteur du parallèle de la phrénologie et de Napoléon, avoue que M. Marchand, le valet de chambre de l'empereur, brisait et élargissait les chapeaux neufs de son maître, pour qu'ils ne lui blessassent pas la tête (2) ; de telle sorte que la mesure de la grande circonférence du crâne impérial, prise par Antomarchi, est, suivant toute apparence, aussi exacte qu'on puisse le désirer.

Il me paraît donc positivement établi que, relativement à son ampleur générale, la tête de Napoléon n'avait rien que de très-ordinaire, rien qui fût en

(1) *Loc. cit.*, p. 62.
(2) *Ibid.*, p. 62.

rapport avec la supériorité intellectuelle de l'homme à qui elle appartenait. C'est là un fait assez fâcheux pour ceux d'entre les phrénologistes qui, faisant trop bon marché des organes, auraient grande envie d'établir quelque rapport bien exact entre le développement total du cerveau et celui de l'intelligence. Les bons phrénologues eux-mêmes, tout en déclarant que ce dernier rapport n'est point pour eux un article de foi, le notent avec empressement quand ils le rencontrent, et ils auraient bien voulu pouvoir conclure des mesures du crâne de Napoléon, à un encéphale aussi volumineux que celui de Cuvier, aussi volumineux que l'étaient, dit-on, ceux de Cromwell et de Byron. Mais c'était là une joie qui ne leur était pas réservée. Il ne leur était pas réservé davantage de pouvoir déduire de ces mesures un grand développement antérieur ou frontal du cerveau de Napoléon, développement qui, rapproché d'une grande intelligence, d'une raison profonde et réfléchie, eût touché de plus près, et même d'une manière assez étroite, aux détails mêmes de la doctrine.

J'ai démontré ailleurs, et ces mesures ont été confirmées par les recherches d'autres observateurs, que la grande circonférence du crâne se divise, au-dessus et au niveau de l'orifice du conduit auditif externe, en deux demi-circonférences, dont l'antérieure, celle qui mesure la base de la partie frontale du crâne, surpasse l'autre, la postérieure ou occipitale, de 8 ou 10 millimètres seulement (1). La grande circonférence de la tête de l'empereur était, comme nous l'avons vu d'après Antomarchi, de 20 pouces 10 lignes. Ce médecin n'a pas donné le chiffre de la partie antérieure ou frontale de cette circonférence, mais on peut l'avoir d'après le plâtre qu'il a moulé. Je mesure donc la demi-circonférence antérieure du plâtre impérial, comme j'ai mesuré celle du crâne des *sujets* qui m'ont servi à établir mes moyennes, et je trouve qu'elle est de 11 pouces. En déduisant ce chiffre de celui de 20 pouces 10 lignes de la circonférence totale, on aura, pour le chiffre de la demi-circonférence postérieure, 9 pouces 10 lignes. D'où il résultera que la demi-circonférence antérieure de la tête de Napoléon n'en surpassait la demi-circonférence postérieure que de 14 lignes tout au plus, c'est-à-dire de 5 ou 6 lignes de plus que la quantité dont la première de ces deux courbes surpasse l'autre dans la moyenne des cas les plus ordinaires. Voilà pour l'appréciation de la base du front de l'empereur. Voulez-vous avoir maintenant le développement en hauteur, en rectitude, de ce front intellectuellement si puissant ? Mesurez d'abord son angle facial ; vous trouverez qu'il ne dépasse pas 75 degrés, ce qui est encore une proportion fort modeste. Enfin, prenez, au moyen d'un ruban métrique, la demi-courbe antérieure ou

(1) *Mémoire cité* ci-dessus.

frontale de ce crâne, suivant un plan vertical, depuis le niveau de l'arcade surcilière jusqu'à celui d'un plan transversal qui passerait par le conduit auditif externe, et vous trouverez que cette demi-courbe antérieure-supérieure du front de l'empereur est de 175 millimètres, c'est-à-dire qu'elle reproduit exactement le chiffre moyen de cette même demi-courbe, tel que je l'ai établi d'après un très-grand nombre de faits.

Je demande pardon au lecteur de tous ces détails cadavéreux, si inutilement appliqués à l'évaluation organique de la plus puissante pensée des temps modernes. J'y suis forcé par la nature de cette discussion et pour faire sortir une bonne fois du charnier phrénologique la relique auguste qui en fait le sujet. C'est à peine, du reste, s'ils étaient nécessaires pour prouver que la partie antérieure ou frontale du crâne de l'empereur n'avait point une ampleur remarquable. La vue seule eût suffi à cela ; et à l'aspect de ce front, j'ai entendu des phrénologues, conséquents aux principes de leur doctrine, dire que c'était bien là la tête d'un homme d'un jugement assez médiocre, et que sa chute ne les étonnait pas.

Après avoir ainsi montré que ni le développement général du crâne de l'empereur, ni son développement antérieur ou frontal, ne représentent, au point de vue de la matière, le puissant génie qui animait son cerveau, il me reste à faire voir quel démenti

17.

bien plus positif encore donnent à la phrénologie les formes particulières de cette boîte osseuse, mises en regard des facultés les plus saillantes de son glorieux possesseur.

Lorsque l'on contemple, pendant quelques instants, le plâtre de la tête de Napoléon, et qu'écartant la foule des autres sentiments nés de cette contemplation, on parvient à n'être devant cette grande image qu'un adversaire de la phrénologie, la première chose qu'on se dit, c'est que cette voûte, si égale et si harmonieusement arrondie, outre qu'elle achevait de donner à la physionomie de l'empereur le caractère de beauté le plus élevé, réunissait toutes les conditions de solidité nécessaires pour préserver de toute atteinte l'organe d'une pensée qui avait le monde à ébranler. Mais ce qu'on se dit surtout, c'est que sur cette voûte, d'une facture si solide et d'une courbure si uniforme, il serait véritablement impossible de reconnaître des organes distincts, des organes dont le développement isolé pût se prêter le moins du monde aux commentaires de la phrénologie. Or, ce sont pourtant ces organes que la phrénologie y a reconnus. Sur ce plâtre, dont elle a complété dans son imagination toute la partie postérieure, qui manquait à partir des oreilles, elle a trouvé et noté, comme *grands* ou *très-grands*, 30 organes, ni plus ni moins, les 7 autres n'étant à peu près là que pour mémoire (1). De ces 30 organes,

(1) *Loc. cit.*, p. 73.

10 ou 11 appartiennent à la partie restaurée du crâne. La phrénologie les marque de son crayon avec la même assurance que ceux de la partie réellement existante. Je n'ai pas même à les citer. Quant aux autres, je ne parlerai, comme on le sent bien, que de ceux dont les facultés rappellent à la manière phrénologique les traits saillants du caractère ou du génie de l'empereur. Ce sont ces organes que la phrénologie eût bien voulu pouvoir noter sur son crâne, ou qu'elle affirme y avoir trouvés.

Or, le premier de ces organes est naturellement celui qui, au dire de la phrénologie, est le vrai génie de la guerre, c'est l'organe du meurtre ou de la destruction. La phrénologie affirme que chez Napoléon cet organe était *très-grand*. Gall avait déjà dit la même chose dans un passage que je cite en note, et qu'il n'eût jamais dû écrire, dans le cas même où l'on n'eût pas eu à en rapprocher celui dont je le fais suivre (1). Gall était devenu Français par l'adop-

(1) « Je connais encore une tête qui, quant à l'organe du meurtre, se rapproche du crâne de Madeleine Albert et de la Bonhours ; seulement la nature l'a exécutée sur une plus grande échelle. Voir souffrir est pour cet homme la plus grande jouissance ; qui n'aime pas le sang est méprisable à ses yeux ; dans la colère, ses lèvres tremblent et écument ; il foule son chapeau aux pieds. La ruse, l'astuce, le parjure, l'assassinat, ne lui ont jamais coûté pour arriver à ses fins. Les maisons détruites, les villages et les villes en cendres, la terre inondée de sang et couverte de cadavres, voilà pour lui le spectacle le plus sublime ! Arracher le fils des bras de sa mère, le dernier soutien de la veuve et du vieillard ; condamner les filles au célibat ; conduire à la bou-

tion que notre pays avait bien voulu faire, sinon de
ses idées, au moins de sa personne, et il aurait dû

cherie tous les ans la fleur de la jeunesse de son malheureux
pays ; dépeupler des provinces entières ; faire périr des millions
de ses semblables ; anéantir l'opulence et le bonheur domestique
des nations ; tout cela n'est rien pour lui, pourvu qu'il ait la gloire
d'être nommé le plus grand capitaine du monde. » (T. III, p. 259
de l'édition in-4 de l'ouvrage de Gall, 1818.)

Voilà un morceau d'éloquence qui fait honneur à la plume de
Gall, et il n'est pas probable, on doit le croire pour la gloire de
notre pays, que M. Demangeon, M. Eyriès, ou tout autre de nos
compatriotes, l'ait aidé dans la rédaction de ce charmant petit
paragraphe. Mais si cette imprécation, d'une facture tout à fait
Cornélienne, témoigne dans Gall d'un bien beau talent en ce
genre, elle ne donne peut-être pas une aussi haute idée de son
courage et de son caractère. C'est en 1818 qu'il publiait cette dia-
tribe, à l'époque où Napoléon, tombé du trône, vivait encore,
mais vivait enchaîné au rocher de Sainte-Hélène ; et le volume
qui la contient est dédié à M. de Metternich, un des hommes qui
avaient la main sur les fers du glorieux captif. Mais Gall n'avait
pas toujours tenu ce langage, et voici ce qu'il écrivait dans le
même ouvrage, en 1812, lorsque le grand capitaine, qu'il devait
outrager ainsi quelques années plus tard, courbait du plat de son
épée les têtes les plus élevées des monarchies européennes, à
commencer par celles de l'empereur François II et de son premier
ministre Metternich.

« Même dans les beaux temps de la Grèce, les artistes représen-
taient Périclès couvert d'un casque, pour cacher la grosseur de sa
tête. Les poëtes athéniens se moquaient de cette tête, parce qu'ils
la trouvaient peu proportionnée avec le corps de Périclès. Ils
l'auraient admirée, s'ils avaient connu les secrets de l'organisation
et les résultats qu'elle produit. *Une autre faute encore plus grande*
contre la nature est celle que commettent nos artistes quand ils
laissent *la tête du plus grand de nos contemporains* dans sa
grandeur naturelle, mais en la plaçant sur un corps colossal, afin
d'établir entre la tête et le corps des proportions qu'ils disent être
conformes aux règles de la beauté. Ne vaudrait-il pas mieux

laisser à la phrénologie anglaise le triste soin de trouver sur le crâne du martyr de Sainte-Hélène l'organe qui fait les assassins (1). Ai-je besoin d'ajouter, du reste, que Gall et la phrénologie, sa fille, ont menti tout à la fois au goût et à la vérité, en attribuant aux tempes aplaties et calmes de la tête de Napoléon une saillie qui n'existe que dans leur fantaisie, et dans la haine imbécile et aveugle du peuple à qui l'ogre de Corse a fait si peur?

Après l'organe de la destruction, viennent ceux de la circonspection et de la ruse, et l'on s'imagine bien qu'au dire de la phrénologie, un général aussi habile, un diplomate aussi fin que l'était Napoléon, devait, comme le serpent, on se rappelle cette comparaison, offrir sur son crâne la saillie formée par les organes de ces deux facultés ; et, comme on se l'imagine bien aussi, sur ce crâne aux contours si purs, il n'y a pas plus de saillies formées par les organes de la ruse et de la circonspection , qu'il n'y en a sur le crâne des serpents, remontât-on

se conformer aux proportions qui existent, et laisser à *cette tête auguste toute sa grandeur ?* » (T. II, p. 22 de l'édition in-4, 1813.)

Pour ne faire sur ce dernier passage qu'une remarque purement phrénologique, on voit que Gall croyait aussi, ou feignait de croire à un grand volume absolu du crâne de Napoléon. Cette opinion, comme je viens de le montrer ci-dessus, n'était pas plus fondée que celle de l'élargissement de ce crâne dans la région des tempes. La flatterie ne valait pas mieux que l'injure.

(1) *Edinburgh phrenological journal*, t. I, 1823. (Journal de la Société phrénologique de Paris, t. I, p. 203.)

jusqu'à ceux de la phrénologie antédiluvienne.

Le troisième organe que la phrénologie note comme grand sur le plâtre impérial, c'est celui de l'amour de la propriété, amour qui porte à prendre la propriété des autres, et elle rapporte cet organe à la faculté qui fait à la fois les voleurs de grand chemin et les conquérants. Sans rechercher ce qu'il y a de faux ou de vrai dans ce rapprochement qui, depuis et avant Despréaux, court le monde, on peut affirmer que Napoléon, à envisager son crâne d'un point de vue uniquement phrénologique, n'eût dû avoir aucune disposition à détrousser les souverains. Ses tempes sont plates à l'endroit de cet organe comme ailleurs ; et cet aplatissement se prolonge jusqu'au delà de deux organes, dont l'existence aurait pourtant bien accommodé la phrénologie.

Ces deux organes sont ceux de la mécanique et du calcul. Napoléon, qui, en fait d'aptitudes spéciales et d'un caractère scientifique, n'avait à un degré un peu remarquable d'autre aptitude que celle du calcul, Napoléon n'avait pas l'organe du calcul. Napoléon, le membre de l'Institut de France dans la section de mécanique, ingénieur et artilleur au moins passable, n'avait pas non plus, loin de là, l'organe de la mécanique. La phrénologie a beau se retourner dans tous les sens, essayer de faire croire qu'on a dû prendre sur le crâne de Napoléon l'absence de l'organe de la musique, talent que ce grand homme, en effet, ne prisait que médiocrement, pour celle de l'organe du calcul, science qui lui fut un peu plus utile (1), elle-même est forcée de noter ce dernier comme étant d'une grandeur moyenne, et enfin, en désespoir de cause, d'avouer en propres termes, *qu'on peut être un très-grand mathématicien sans avoir un grand développement de l'organe du calcul* (2), ce qui est tout à fait mon avis.

Quant à l'organe des localités, qui eût été bien nécessaire à la phrénologie pour expliquer, dans l'empereur, cette science de la géographie guerrière, cette sûreté de coup d'œil dans les batailles, dont les journées de Rivoli furent un si magnifique exemple, le crâne de Napoléon ne le présente pas non plus. La saillie qu'il offre à la partie interne de l'arcade surcilière est, de toute évidence, formée par le développement du sinus frontal, et, loin d'accuser une proéminence du cerveau en cet endroit, elle en trahit une dépression.

Au reste, et il faut lui rendre cette justice, la phrénologie a bien senti que, dans quelque sens qu'elle retournât le crâne de Napoléon, qu'elle l'envisageât dans tout son développement, qu'elle le considérât seulement dans sa moitié antérieure, qu'elle le prît enfin par les organes en particulier, elle n'avait pas grand'chose de bon à en tirer ; et elle s'est mis l'esprit à la torture pour expliquer com-

(1) *Loc. cit.*, p. 64.
(2) *Ibid.*, p. 65.

ment ce qu'elle cherchait sur ce crâne ne s'y trouvait pas, et comment Napoléon était un grand homme, avec une tête d'une ampleur moyenne, qui n'avait pas de grands organes. Napoléon, a-t-elle dit, était né d'une famille *distinguée*, où il avait reçu *une bonne éducation*, et il avait eu l'avantage d'assister à l'aurore de la révolution de 89, ce qui n'avait pu manquer de l'émouvoir et de l'inspirer (1). Mais il y a bien des gens qui ont eu l'avantage d'assister à cette aurore, après avoir eu également celui de naître d'une bonne famille et d'avoir été fort bien élevés, et qui, malgré tout cela, et avec une plus grosse tête que celle de Napoléon, ne sont pas parvenus à lui ressembler. Napoléon, ajoute la phrénologie, était d'un tempérament bilioso-nerveux, et l'on sait que ce tempérament est particulièrement celui des grands hommes (2). Mais d'abord Gall n'aimait pas trop qu'on parlât de tempérament, cela lui semblait opposé aux vrais principes de l'organologie, qu'il devait connaître mieux que personne. Ensuite, nous connaissons tous des hommes à tempérament bilioso-nerveux qui n'ont assurément aucune prétention à la qualification de grand homme, et il y a certainement de ces hommes-là parmi les phrénologues eux-mêmes. Napoléon, poursuit toujours la phrénologie, était de petite taille, comme Voltaire, Rousseau, Alexandre; et l'on sait qu'une telle

(1) *Loc. cit.*, p. 67, 68.
(2) *Ibid.*, p. 68.

stature, qui rapproche le cerveau du cœur, est éminemment favorable au développement de l'intelligence et à sa grande activité (1). Je ne crois pas, je l'avoue, avec la phrénologie, qu'il existe un bien étroit port entre la petitesse de la taille et l'élévation de l'intelligence, entre la grande activité de cette dernière et une moindre distance du cœur au cerveau. J'ai, en effet, prouvé ailleurs (2) que, chez les idiots, les imbéciles, la taille est notablement plus petite qu'elle ne l'est chez le commun des hommes, ce qui rapproche dans la même proportion leur cœur du cerveau, sans donner, bien loin de là, plus d'activité à leur intelligence. J'ai montré, en outre, que, chez la plupart d'entre eux, le crâne, proportionnellement à leur taille et quelquefois même d'une manière absolue, offre un développement moyen, soit général, soit même frontal, presque égal à celui du crâne de Napoléon.

On le voit donc, toutes les raisons que donne la phrénologie pour mettre d'accord avec ses principes l'ampleur médiocre du crâne de ce grand homme, ne sont pas très-satisfaisantes : aussi en avait-elle une autre, qu'elle réservait pour la dernière, et qui mérite bien cet honneur-là. Il est vrai, dit-elle, la tête de Napoléon n'était pas aussi grande qu'elle eût pu l'être ; mais aussi ce n'était pas une tête comme

(1) *Loc. cit.*, p. 69.

(2) *Mémoire sur le développement du crâne, considéré dans ses rapports avec celui de l'intelligence.*

celle de tout le monde, et dans laquelle il fût besoin de beaucoup de matière. Elle en aurait contenu moins encore, que cela n'aurait que mieux valu. Dans des cervelles comme celle-là, il se fait de l'intérieur à l'extérieur, quand elles se mettent à agir, un *rayonnement magnétique* qui les *agrandit* et les *illumine* (1). *Ce rayonnement, dont on rira peut-être* (2), *et qui pourtant n'est pas une figure, mais bien une réalité* (3), rendait, dans certains moments, Napoléon et sa tête *plus grands* que nature (4). C'est en vertu d'un semblable privilége que *Moïse avait toujours au haut du front deux rayons lumineux partant des organes de l'idéalité et de la merveillosité* (5). *Ce rayonnement magnétique, auxiliaire indispensable de la phrénologie, nous l'avons plus d'une fois observé, vérifié avec scrupule, et ce spectacle nous a mis sur la voie de tout un ordre de faits qui, dans l'histoire de la politique et de l'art, n'ont pas encore été ramenés aux lois naturelles* (6) ! ! !

Il faut nous en tenir à cette explication, nous n'en trouverions aucune à lui comparer, et passer à une autre histoire, qui sera cette fois la dernière, mais aussi la meilleure de toutes.

(1) *Loc. cit.*, p. 83, 84, 86.
(2) *Ibid.*, p. 84.
(3) *Ibid.*
(4) *Ibid.*
(5) *Ibid.*
(6) *Ibid.*

VII

HISTOIRE DE L'ADMISSION DU CRANE DE RAPHAEL DANS L'ARSENAL PHRÉNOLOGIQUE.

« Le docteur Schoël, de Copenhague (c'est Gall
« qui raconte), avait suivi l'un de mes cours à Vienne ;
« de là il alla à Rome. Un jour il entra tout d'un coup
« chez moi dans un moment où j'étais entouré
« d'un assez bon nombre d'auditeurs, et me pré-
« senta un crâne en plâtre, sur lequel il me pria de
« lui dire mon avis. Jamais, m'écriai-je, je n'ai vu
« l'organe des arts développé au point où il l'est dans
« ce crâne. Schoël continua de m'interroger. Je fis
« remarquer aux assistants un développement assez
« considérable de l'organe de l'amour physique et
« de celui de la mimique (imitation). — Comment,
« continua-t-il, trouvez-vous l'organe des couleurs ?
« — Je n'y aurais pas fait attention, répondis-je, car
« il n'était que médiocrement développé. M. Schoël
« déclara alors, avec toutes les marques de la joie
« la plus vive, que c'était le plâtre du crâne de Ra-
« phaël qu'il venait de me remettre, et que, pendant
« son séjour en Italie, il avait trouvé mes idées con-
« firmées par l'étude des antiques (1). »

C'est là, certes, une histoire aussi démonstrative
qu'elle est joliment contée. Signaler du premier

_____

(1) *Sur les fonctions du cerveau*, t. V, p. 178.

coup, sur un plâtre dont on ne connaît pas l'original, les organes de l'amour physique, du sens de l'imitation et de celui des arts, y constater en même temps l'absence de l'organe du coloris ; et que ce crâne se trouve précisément être celui de Raphaël Sanzio, ce roi de la peinture moderne, qui mourut pour avoir trop aimé, peintre sans égal parce qu'il n'était pas trop grand coloriste, et qui porta à la fois, à un si haut degré, l'art du portrait et le génie de la composition ! C'était quelque chose de prodigieux qu'une telle réussite, et ce devait être un curieux spectacle que l'ébahissement de ces bons auditeurs de Gall.

Voilà donc le crâne du divin Sanzio proclamé une des pierres de touche de la phrénologie, soumis à ses victorieuses analyses, numéroté parmi ses articles de vente, et opposé aux détracteurs de la doctrine comme un de ces faits providentiels qui eussent seuls suffi à la fonder. Gall le cite, ainsi que le portrait de Raphaël, à propos de toutes les facultés que supposent le caractère et le génie du bon et incomparable élève du Pérugin. Ses déterminations à cet égard sont reproduites, complétées, amplifiées, dans tous les livres de phrénologie française, anglaise, danoise, américaine ; et voici une sorte de table organologique du crâne du grand peintre d'Urbin, dont j'extrais textuellement les matériaux du manuel de phrénologie du grand cranioscope d'Édimbourg, Georges Combe.

Organe de l'amativité (*amour des dames*),	grand.
Organe de l'approbativité (*amour de la gloire*),	grand.
Organe de la bienveillance,	grand.
Organe de l'idéalité (*imagination, sentiment poétique*),	grand.
Organe de la vénération (*sentiment religieux*),	grand.
Organe de l'espérance,	grand.
Organe de l'imitation,	grand.
Organe de la constructivité (*sens du dessin, sens des arts*),	très-développé et arrondi (1).

L'analyse, comme on le voit, ne laissait rien à désirer. Raphaël, qui aimait tant sa belle maîtresse, qui vivait autant pour elle que pour les arts, qui ne s'en sépara qu'à sa mort, dont elle fut la cause charmante et involontaire, Raphaël possédait sous le crâne un volumineux organe de cette première sorte d'amour. Cet autre amour, celui de la gloire, sans lequel il n'est pas même d'artiste médiocre, et qui devait dans Raphaël être porté à un degré égal à celui même de son génie, n'était pas, en effet, dans son cerveau moins bien partagé que sa passion pour la Fornarina. On connaît cette bonté, cette douceur de mœurs, qui valurent au rival du sombre et solitaire Michel-Ange toute une cour d'élèves, l'entourant comme des amis, et dont les plus célèbres con-

____

(1) Un autre phrénologue anglais, qui n'a pas signé son travail, a aussi soumis à l'analyse crânioscopique cette tête de Raphaël, et a obtenu, cela va sans dire, les mêmes résultats que M. Combe. Son appréciation est consignée dans le *Journal phrénologique d'Édimbourg*, t. II, 1825, p. 327 et suiv.

fondirent leur gloire avec la sienne : aussi en lui l'organe de la bienveillance était-il grand. Il en était de même encore de celui de l'imagination, du sentiment poétique, sentiment à coup sûr aussi nécessaire que celui des arts lui-même, à un peintre dont les ouvrages justifieraient seuls le mot d'un autre grand poëte, *pictura poesis*. Le sentiment religieux et celui de l'espérance, qui, dans les idées phrénologiques, se joignent à l'imagination pour élever la pensée vers Dieu et vers un éternel avenir, éclatent l'un et l'autre avec trop de force dans les principales peintures de Raphaël, et surtout dans ces deux toiles sans rivales, la Sainte Famille et la Transfiguration, pour que le crâne de leur auteur n'en présentât pas les organes : aussi les offrait-il à un haut degré. Est-il nécessaire d'ajouter qu'il présentait, à un degré plus élevé encore, l'organe du sens de l'imitation, sans lequel il n'y a pas de dessin possible, et celui enfin du sens des arts, condition indispensable des grandes compositions en peinture, de compositions telles, par exemple, que ces immenses pages du salon de Constantin, que Raphaël n'eut pas le temps d'achever ?

En fait d'organes, on ne pouvait évidemment, dans Raphaël, rien trouver, rien imaginer, rien désirer de plus ; mais aussi, il n'y avait que Raphaël qui pût être aussi magnifiquement partagé.

Cependant ce crâne de Raphaël, que Gall avait pour ainsi dire reconnu d'inspiration, ou qu'au moins

il avait affirmé devoir être celui du plus grand de
tous les peintres, d'un peintre dont les instincts pas-
sionnés eussent pu donner aussi la vie aux Amours
de la Farnésine ; ce crâne que le docteur Schoël
rapportait de Rome en triomphe comme étant celui
de Raphaël ; dont G. Combe, le Spurzheim de l'Angleterre, avait donné l'analyse, si concluante, que
j'ai fait connaître ; que la phrénologie présentait
avec un égal orgueil à ses amis et à ses ennemis : ce
crâne n'était pas celui de Raphaël !... c'était celui
d'un chanoine romain, nommé *Adjutori* (1), mort
bien longtemps après Raphaël, et *institutore della
fraternità dei virtuosi di san Giuseppe di terra santa !*

Un tel mécompte était sans exemple, et la phrénologie, il faut lui rendre cette justice, ne pouvait
nullement le prévoir. Depuis un temps qu'on ne saurait au juste assigner, l'académie de Saint-Luc à
Rome, l'école des beaux-arts de la ville sacrée, montrait comme une relique presque sainte un crâne
universellement regardé comme étant celui de Raphaël. Ce crâne, dont parlent tous les ouvrages où il
est question de cette école, qu'ont vu tous les voyageurs qui ont voulu s'en donner la peine, était
exposé dans une des salles de l'Académie, en face
d'un tableau de Raphaël qui représente l'évangéli-
que patron des peintres, transmettant à la postérité
les traits de la Vierge et de son divin fils. Tous les

(1) Ou *Don Desiderio d'Adjutorio.*

ans, le jour de la fête de saint Luc, les élèves de l'A-
cadémie, persuadés que cette tête avait appartenu à
Raphaël, venaient religieusement la toucher de leur
crayon, comme pour s'inspirer du génie qui avait
dû l'animer. Douter qu'elle fût celle du peintre d'Urbin n'était chose à peu près possible pour personne,
et il était tout naturel que le docteur Schoël, partageant la conviction générale, en rapportât le plâtre
à Gall comme un morceau de phrénologie de la plus
grande importance et de la plus incontestable authenticité.

Comment se fait-il donc que cette tête fût celle
d'un dignitaire de l'Église ? Quelle avait été l'origine
d'une substitution à laquelle on devait aussi peu
s'attendre ? Quelle main, à l'avance ennemie de la
phrénologie, avait pu, il y a un ou deux siècles,
faire accepter aux académiciens de Saint-Luc le
crâne d'un chanoine du Panthéon pour celui du
grand peintre dont les restes reposaient dans cette
église ? Sur ces questions on en est véritablement ré-
duit encore aux conjectures (1). Mais ce que personne ne peut mettre en doute, c'est que le crâne
que possédait l'Académie de Saint-Luc n'est pas
celui de Raphaël ; et voici pourquoi la phrénologie
elle-même n'a pas pu dire le contraire, et a été

(1) *Lettre de M. Nibby sur la découverte des restes de Raphaël
dans l'église du Panthéon;* appendice à l'*Histoire de la vie et
des ouvrages de Raphaël*, par M. Quatremère de Quincy, 2ᵉ édition, 1833.

obligée de rayer de ses catalogues jusqu'au nom du peintre d'Urbin.

Sa Sainteté Grégoire XVI, qui peut-être avait entendu mal parler d'elle, et qui devait regarder comme une profanation son analyse imaginaire d'un crâne qui avait failli porter la barrette (1), voulut un jour prouver à tous que celui qui avait été le sujet de cette analyse n'avait point appartenu à Raphaël (2). Elle fit donc ouvrir en grande pompe, dans l'église de Sainte-Marie de la Rotonde (le Panthéon), la tombe du peintre du Vatican, et son squelette, y compris sa tête, y fut trouvé tout entier. Avant que,

(1) On sait qu'il est probable que Raphaël, s'il eût vécu, n'eût pas tardé à être fait cardinal par Léon X. Il avait, du reste, été fiancé à la nièce du cardinal Bibiena, laquelle mourut un ou deux ans avant lui.

(2) Avec un peu de complaisance, on pourrait croire que tel était, en effet, le motif qui avait porté le Saint-Père à faire ouvrir la tombe de Raphaël et à faire exposer à tous les yeux ces précieuses dépouilles. La recherche en avait été commencée par les soins de cette même association *dei virtuosi di san Giuseppe*, fondée par Adjutori. Cette Société, en prouvant ainsi que le crâne conservé à l'Académie de Saint-Luc et analysé par Gall n'était pas celui de Raphaël, aurait, par cela même, soustrait aussi à l'analyse crânioscopique celui de son propre fondateur. C'eût été deux motifs, au lieu d'un, à faire valoir auprès du pape.

(Voir, pour les détails relatifs à l'exhumation des restes de Raphaël, aux honneurs funèbres dont ils furent l'objet, aux précautions qui furent prises pour les mettre désormais à l'abri des débordements du Tibre : *Diario di Roma*, 26 octobre 1833; *Moniteur universel*, 8 novembre 1833; Lesur, *Annuaire historique et universel*, année 1833, appendice, 2ᵉ partie, p. 254; Nibby, *lettre* citée ci-dessus.)

18

pour les rendre au sépulcre, on ne plaçât ces restes authentiques dans l'urne de marbre qui devait désormais les protéger, une empreinte fut prise de la tête, non point par la phrénologie, qui n'avait point été conviée à la cérémonie, mais par des délégués du pape. Quelques exemplaires du plâtre qui y fut coulé consacrèrent immédiatement le déboire de l'Académie de Saint-Luc et celui des admirateurs de Gall, et les gazettes romaines furent chargées d'apprendre *urbi et orbi* les détails de cette triste histoire.

Cette aventure du plâtre de Raphaël était d'une autre espèce que celle du crâne de Mangiamèle, et elle valait infiniment mieux. Dans Mangiamèle, il n'y avait que l'organe qui manquât ; dans Raphaël, c'était la tête tout entière. Aussi la phrénologie s'est-elle beaucoup moins bien tirée de ce mauvais pas que de l'autre (1). Elle n'a pas tenté de soutenir que le crâne sur lequel elle avait découvert d'aussi pittoresques organes était celui du divin Sanzio, attendu qu'il n'y avait que lui qui pût en avoir un pareil. Ce crâne, nous venons de le voir, n'était pas celui de Raphaël, et la phrénologie sur ce point fut obligée de s'exécuter. Mais puisqu'elle avait trouvé sur une tête à peu près vulgaire tous les organes qu'eût dû présenter celle du peintre de la Transfigu-

(1) *Note de la traduction* de l'Esquisse de la phrénologie de G. Combe, dans *Journal de la Société phrénologique de Paris*, t. III, p. 141 et suiv.

ration, elle pensa, non sans raison, qu'elle les signalerait bien plus légitimement sur le crâne même du sublime artiste. Des exemplaires du plâtre de ce crâne avaient été envoyés aux principaux souverains de la Chrétienté. La phrénologie, qui, comme on l'a vu plus haut, s'est mise sur la même ligne que Napoléon, crut avoir droit à une pareille courtoisie. Elle fit demander à Sa Sainteté, comme de puissance à puissance, un de ces plâtres authentiques, qui lui fut incivilement refusé. N'ayant donc pas pu se procurer le plâtre du vrai crâne de Raphaël, elle revint à celui du crâne d'Adjutori. Elle avait constaté sur la tête du malencontreux chanoine l'existence de tous les organes constituants du génie du peintre d'Urbin. Il lui fallut bien l'y expliquer, et ce n'était pas chose très-facile. Pourtant, à force de se battre les flancs, elle trouva que cet Adjutori avait dû être aussi un grand peintre, mais un peintre qui n'avait jamais peint, un peintre à qui les organes n'avaient pas manqué, non plus sans doute que la bonne volonté, mais que des circonstances malheureuses avaient peut-être empêché de se produire, aussi bien, je le suppose, que les soins de son canonicat. Avec tout le respect que j'ai pour la phrénologie, je prendrai la liberté de lui faire observer que la bonne vie d'un chanoine romain n'est pas chose si empêchante, et que dans le cas où, avant d'y arriver, Adjutori eût eu une jeunesse et une existence difficiles, il aurait eu cela de commun avec la plupart des grands artistes de tous les siècles.

Quand un homme, pour employer le langage de la phrénologie, a des organes de peinture tellement développés et combinés, que son crâne puisse être pris pour celui de Raphaël, cet homme, malgré tous les obstacles et tous les canonicats possibles, est tenu de devenir un Raphaël. Ou il n'y a plus de raisonnement au monde, ou la phrénologie, qui, contre ses propres principes, essaie de nier celui-là, est ce que je n'ai plus besoin de dire, et ce que son histoire du crâne de Raphaël se charge bien de dire pour moi.

CHAPITRE SIXIEME.

Dernier jugement sur l'organologie phrénologique et sur la philosophie de Gall.

J'en ai fini avec l'organologie phrénologique, et dans ce que je lui en ai dit et montré, le lecteur a pu voir que ce n'est pas sans quelque répugnance qu'entraîné par l'enchaînement d'un autre travail, je me suis laissé aller à une appréciation que je n'avais pas eu la pensée de rendre aussi longue.

Il suit, ce me semble, incontestablement de ce que j'ai dit dans un précédent ouvrage, qu'envisagée au point de vue psychologique, et par un seul côté de ce point de vue, l'indétermination naturelle des facultés, l'organologie est, *à priori*, une science impossible et fausse, comme il résulte de ce que j'ai démontré dans celui-ci qu'au point de vue purement organologique, elle offre, *à posteriori*, la même impossibilité et la même fausseté. J'ajoute que par la forme de ses preuves elle est, en outre, frappée du plus grand ridicule, non-seulement du fait de Gall, mais encore du fait de la plupart des hommes qui, avec la volonté de l'affermir, l'ont accablée du poids

18.

de leurs divergences et de leurs contradictions.

Comment se fait-il donc qu'une doctrine de physiologie de l'intelligence, offrant de tels caractères, et condamnée par ses antécédents à se perdre de plus en plus dans les exagérations les plus grossières. ait occupé, pendant cinquante ans, les yeux et les oreilles de l'Europe et presque du monde, et ait, pendant tout ce temps-là, fait plus de bruit à elle seule que toutes les philosophies constituées et officielles; appelant sur ses déterminations non-seulement l'attention des curieux et des oisifs, qui trouvaient piquant le jeu des bosses, et ne demandaient pas mieux que de substituer la cranioscopie à des passe-temps encore plus frivoles, mais celle même d'une foule d'hommes éclairés et graves, de magistrats, de légistes, de médecins, de savants de toute espèce, qui ne se rendaient pas toujours bien compte, il est vrai, de ce qu'ils cherchaient dans son étude, et de ce qu'ils pouvaient y trouver?

Sans doute, et je ne veux pas le nier, l'organologie et la cranioscopie, considérées en elles-mêmes et dans la croyance à la possibilité de leurs applications, ont été pour quelque chose dans le succès du système de Gall, et sont pour quelque chose encore dans ces restes d'une attention qui ne s'est pas tout à fait retirée de lui. Avant toute vue approfondie du sujet, et pour des hommes à peu près étrangers aux études psychologiques, il ne semblait pas contradictoire d'admettre que les dispositions, les facultés morales et intellectuelles, admises par Gall, et liées, dans toutes les hypothèses, à l'action du système nerveux encéphalique, se traduisent à l'extérieur par des prédominances particulières de cette masse nerveuse. Cette circonstance même semblait faite pour donner plus d'intérêt à sa philosophie, mieux en prouver la vérité, en légitimer à la fois et en faciliter les applications. Pour nier qu'il ait pu en être ainsi, je sais trop jusqu'à quel point tout ce qui parle aux sens peut égarer la raison, et quel entraînement exerce la nouveauté chez les hommes même les plus retenus. Mais, à ne nier rien de tout cela, à le proclamer, au contraire, ni jadis ni maintenant l'organologie et la crânioscopie n'ont expliqué et n'expliquent à elles seules la faveur qui s'est attachée à Gall, et, depuis sa mort, à ses ouvrages, et ce qui pourra leur en rester dans l'avenir. C'est que, dans Gall et dans ses ouvrages, il y a autre chose que de l'organologie, c'est-à-dire une mauvaise physiologie de la pensée, autre chose même que son système de psychologie, c'est-à-dire une classification à la rigueur acceptable des phénomènes de l'intelligence. Il y a, outre cela et par-dessus tout cela, dans Gall, une philosophie, une philosophie de l'homme; et je n'aurais pas complétement rempli la tâche que je me suis imposée, si je ne cherchais à apprécier, en terminant, le caractère et la valeur de cette philosophie.

La philosophie, dit Bacon, a un triple objet, Dieu. la nature et l'homme; et sans accepter comme une définition cette parole, qui n'est qu'un écho de toutes les philosophies, on doit reconnaître que telle est la trinité inévitable qui se rencontre au fond de chacune d'elles. Mais toutes, pour en considérer les divers membres, ne se placent pas au même point de vue. Toutes surtout, en les discutant, n'ont pas exclusivement pour but de les admettre.

Il y a, en effet, des philosophies qui ont nié Dieu, et il faut joindre ici à celles qui ont formulé à cet égard une dénégation positive, celles qui ont tellement bien confondu Dieu avec le monde, qu'elles l'ont par suite anéanti. Il faut y joindre aussi celles qui, niant, soit au point de vue panthéistique, soit au point de vue matérialiste, la personnalité de la pensée et la vie à venir, et repoussant ainsi tout espoir de mieux connaître Dieu un jour, ont par cela même ébranlé la foi à son existence.

De philosophes qui aient nié la nature, il n'y en a pas, il ne saurait y en avoir, et Pyrrhon lui-même n'est pas allé jusque-là. Mais de philosophies qui concluent, en définitive, à cette étrange négation, il y en a eu au contraire, et de grandes, et ce n'est pas un petit exemple d'un divorce, malheureusement trop fréquent, entre le sens commun des philosophes et leur raison systématique. N'est-ce pas au fond nier la nature que de dire, avec Gueulinx et Malebranche, que les corps qui la constituent ne nous révèlent leur existence que par l'intermédiaire incessant de la volonté de Dieu? N'est-ce pas bien plus la nier encore que de la faire créer, comme Fichte, par le moi de chacun de nous? Mais n'est-ce pas surtout en exprimer la négation formelle, que de prétendre avec Berkeley qu'il n'existe pas de matière, et qu'il n'y a que des esprits, à qui l'esprit souverain donne au moins toutes leurs sensations ?

Mais si des philosophies extravagantes ou aveugles ont ainsi nié la nature ou son créateur, aucune, sous peine de se nier elle-même, n'aurait pu nier l'homme, et aucune non plus ne l'a fait. Dans toutes, au contraire, dans celles même qui lui ont fait la plus petite place, c'est lui qui occupe la plus grande, lui par qui et pour qui se font les systèmes de philosophie, lui qui se représente Dieu à son image, et risque de le méconnaître quand il s'éloigne trop du modèle, lui enfin qui, dans le sentiment exagéré de sa personnalité, s'identifie quelquefois tellement bien avec la nature, qu'il a peine à la distinguer de lui-même. C'est donc l'homme, en définitive, qui, dans sa pensée et sa volonté, est le fond de toute philosophie. Que ce soit, ou non, par lui qu'on y commence, c'est toujours à lui qu'on y revient, c'est toujours lui qu'on y retrouve ; mais ni on ne l'y considère, il faut le dire, ni on ne l'y explique de la même façon.

Il est des philosophies qui, prenant leur type de l'homme, non point dans l'humanité tout entière, et envisagée dans toutes ses diversités et toutes ses misères, mais bien dans les plus purs et les plus éclairés de ses philosophes, et même dans un type idéal qu'aucun d'eux assurément n'eût été capable de réaliser, ont vu dans l'homme une intelligence, aussi maîtresse de ses idées que de ses actes, créant les unes, réglant les autres, sans presque rien demander aux sens, et sans rien céder aux passions. Les auteurs de ces philosophies, portés par l'âge et par l'étude, autant que par la force de leur génie, à toute la supériorité d'une raison pure, finirent par ne plus sentir qu'elle, et par y reconnaître en puissance des formes, des catégories, des principes, indépendants de l'expérience et destinés à l'éclairer. Suivant ces philosophies, les idées, préexistantes dans l'homme à toute action du monde extérieur, et même, suivant quelques-unes, antérieures à sa propre existence, ne font que recevoir de cette action l'occasion de se manifester, et s'imposent aux sensations, pour donner à chacune d'elles sa forme et son individualité. Dans la raison pratique, dans la volonté, se retrouve encore, d'après elles, le même mode absolu de relation et de puissance de l'intérieur de l'homme à son extérieur. Ce sont d'autres idées modèles, les idées morales du bon, du juste, de l'honnête, qui règlent les sentiments et les actes de cet autre côté de sa nature, et donnent lieu, dans leurs déterminations rigoureuses, à des lois qui ne tiennent à peu près aucun compte de l'impulsion contraire des instincts et des affections. Une raison aussi épurée, une volonté aussi puissante accroissent le sentiment du moi et l'idée de force qui en découle. C'est ce sentiment et cette idée que personnifièrent, sous le nom d'âme, les auteurs de ces philosophies, et cette personnification vint répondre à ce désir universel d'une vie à venir, dont la vivacité et la détermination sont d'autant plus grandes que le sont elles-mêmes davantage celles du sentiment de la vie présente.

Ces philosophies de l'esprit, de la pensée pure, de la raison supérieure et indépendante, ont été appelées, par cela même, philosophies pures, spiritualistes, philosophies dogmatiques, rationalistes, transcendantes, et je n'ai pas besoin de joindre à ces noms tirés de leurs caractères ceux des hommes qui ont fait leur gloire, Platon, Descartes, Malebranche, Leibnitz, Kant.

Il est d'autres philosophies qui, au lieu de restreindre leur étude de l'homme aux individualités les plus élevées, les plus cultivées, les plus idéales de son espèce, ont envisagé leur modèle à toutes les phases et à tous les degrés de son développement, dans toutes les variations qu'impriment au caractère et aux actes de sa pensée, d'une part les différentes conditions organiques du corps auquel elle est unie, d'autre part l'action si forte, si constante et si diverse des autres corps de la nature, et n'ont pas cru pouvoir, en présence de ces variations, attribuer à son intelligence ce caractère d'élévation et de fixité, ce degré d'indépendance presque absolue de l'influence de l'organisme et de celle du monde ex-

térieur, que lui attribuent les philosophies précédentes. Il leur a paru que les idées suivent et
supposent toujours les sensations ; que ces dernières
sont le véritable élément générateur de la nature
intellectuelle de l'homme ; que, par conséquent, il
n'existe en lui d'autres principes que ceux qu'il s'est
faits à lui-même, en vertu des inductions de l'expérience et des déductions du raisonnement. Ces
philosophies, en voyant combien, dans l'immense
majorité des cas et chez l'immense majorité des
hommes, est complexe, forte et souvent presque
irrésistible, l'action de leurs motifs, surtout extérieurs, de détermination, n'ont pas pensé que
chez eux le libre arbitre fût, à beaucoup près,
aussi libre que n'ont pas craint de l'établir les
philosophies rationalistes. Enfin, en remarquant
jusqu'à quel point est faible dans la masse des
classes inférieures, c'est-à-dire des classes incom-
mensurablement les plus nombreuses, et à plus
forte raison chez les races également inférieures, ce
sentiment de la personnalité et ce désir de sa persis-
tance, sur lesquels avaient tant insisté les philosophies
spiritualistes, elles se sont abstenues de conclure,
aussi rigoureusement que l'avaient fait ces dernières,
de ce sentiment de personnalité, de force propre,
de cause immanente, à l'existence et à la perpétuité
de cette substance appelée du nom d'âme, nécessaire pour lever toute espèce de doute sur le dogme
de la vie à venir.

Ces philosophies, plus attachées que les précédentes à la matière, aux sens, à l'empirisme, aux inductions de l'expérience, ont dû être appelées, par cela même, philosophies sensualistes, empiriques, inductives, et souvent enfin matérialistes, et elles opposent aux noms de Platon, de Descartes, de Malebranche, de Leibnitz, de Kant, ceux d'Aristote, d'Épicure, de Bacon, de Gassendi, de Locke.

Il y a dans les premières de ces philosophies, et cela n'a jamais été méconnu, un caractère de pureté et d'élévation, sensible même à l'élévation de leur langage, et qui semble, en grandissant l'homme à ses propres yeux, lui montrer le but où il peut atteindre, pour l'engager à y diriger ses efforts. En lui disant qu'il y a en lui des principes éternels de vérité et de droiture, indépendants de ses relations avec le monde qui l'environne et des conditions périssables de sa propre organisation, elles lui apprennent à se créer ces principes, et à se tenir en garde contre les illusions des sens et les entraînements des passions. En lui parlant de son libre arbitre comme d'un juge inflexible, qui pèse avec une infaillible sévérité les motifs de ses déterminations, elles parviennent quelquefois à faire de lui-même ce juge sévère, et à imprimer à un grand nombre de ses actes un profond cachet de liberté. En lui signalant enfin, en exaltant dans son for intérieur, ce sentiment de personnalité et de propre puissance, qui acquiert d'autant plus, par cela

19

même, un caractère de détermination et de substance, elles ont à peine besoin de faire intervenir
la notion d'âme pour le persuader de la réalité
d'une vie à venir, croyance à laquelle elles ratta-
chent avec raison la moralité et le bonheur de
celle-ci.

Au-dessous de ces philosophies qui approfondis-
sent et déterminent la nature de l'homme d'après
des principes si élevés et dans de si pures tendances, il y a l'humanité qui cherche à se reconnaître
dans les résultats de ce travail, et la société qui en
interroge les applications. Or, parmi ces mérites des
philosophies spiritualistes, il y en a un dont la société leur a toujours tenu compte, c'est celui qu'indique leur titre même, et qui se lie, dans son affirmation, à cette croyance universelle d'une vie à venir,
qui a de tout temps mené le monde, et dont le
monde trouvait le garant dans l'âme admise par ces
philosophies, comme dans celle que proclame la
religion. Mais, en leur tenant compte de ce mérite,
la société ne trouvait pas que ces philosophies supérieures, envisagées d'un autre de leurs points de
vue, celui du rationalisme, eussent été aussi heu-
reuses. Elle n'avait pas tardé à reconnaître toute la
stérilité de leurs principes appliqués aux découvertes dans les sciences, et elle avait parfaitement bien
vu que toutes les fois qu'un des maîtres de ces philosophies avait marqué le champ de ces découvertes
d'empreintes sérieuses et durables, c'est qu'il avait

abandonné ses propres principes, pour en revenir à la seule méthode qui puisse conduire à ce résultat, celle de l'expérience et de l'induction. Mais ce que la société avait surtout bien vu dans ces philosophies transcendantes, c'est l'exagération et le défaut de vérité de leurs idées sur le libre arbitre de l'homme, l'impossibilité de faire de ces idées des applications justes, et par conséquent morales, à ses déterminations et à ses actes, à leur mérite ou à leur démérite, enfin à toutes les autres questions pratiques de ce genre, dont l'ensemble constitue la vie de l'humanité et a trait à ses intérêts de tous les jours.

Or, ce que la société demandait là, et demandait en vain, aux principes des philosophies rationalistes, les philosophies sensualistes et inductives le lui offraient au delà même de ses désirs, quelquefois au delà de la vérité. Leurs principes mêmes, les principes de l'observation et de l'induction étaient ceux qui en réalité avaient toujours été suivis pour l'avancement des sciences, ceux qui, avant d'être pressentis ou énoncés par Occam, Telesio, Campanella, et enfin si magnifiquement formulés par Bacon, avaient conduit Pythagore à conclure du bruit d'une enclume à sa théorie musicale des nombres, Platon à placer dans le cerveau le principe de l'intelligence, Aristote à voir dans la cavité du polype la forme essentielle de l'organisme animal, et les plus anciennes psychologies à fonder sur les faits

de l'observation intérieure l'établissement des facultés qu'elles admettent.

Mais il y avait surtout une chose que les philosophies sensualistes donnaient à la société, c'était l'expression scientifique d'un fait sur lequel le mouvement journalier du monde ne lui permettait pas de
partager les idées des philosophies transcendantes,
le fait du degré de puissance de l'homme sur lui-
même et sur les impressions qui lui viennent du dehors. Des philosophies qui, à mesure qu'elles devenaient plus modernes, se liaient de plus en plus aussi
à la physiologie, et qui par cela même avaient fini
par étudier dans tous ses détails et dans toutes les
conditions relatives à l'âge, au sexe, à la race, au
tempérament, à la santé ou à la maladie, l'influence
des organes sur les actes du sentiment, de la pensée
et de la volonté; des philosophies surtout qui, en
morale comme en psychologie, avaient toujours pris
leur point de départ dans l'action du monde extérieur sur les surfaces sensitives, ne pouvaient rien
négliger des résultats de cette action sur les manifestations de la pensée et sur les actes de la volonté.
Il est évident, au contraire, qu'elles devaient se les
exagérer. Elles avaient vu les sens fournir à la pensée tous les matériaux de ses manifestations, et cette
pensée elle-même n'être que la sensation transformée. Elles devaient voir ces mêmes sens puiser dans
la nature environnante, pour les transmettre à la
volonté, les motifs de ses déterminations. Elles de-

vaient voir les besoins, nés de l'impression des agents naturels sur les surfaces sensitives, donner eux-mêmes successivement naissance aux instincts, aux penchants, aux aptitudes. De tout cela enfin elles devaient conclure que les affections et les passions ne sont encore, sous un autre point de vue, que la sensation transformée. De là découlait tout naturellement, sans presque avoir besoin d'être formulée, une théorie du libre arbitre, tout opposée à celle des philosophies spiritualistes, et que par cela même la société devait nécessairement lui préférer. La société n'eût pu faire le contraire, sans mentir à son propre sentiment et sans entrer en contradiction avec sa propre conduite. Dans ses pratiques d'éducation, d'intimidation ou de répression des délits et des crimes, dans les moindres actes de sa vie quotidienne, que faisait-elle autre chose que de proclamer la grande puissance de l'extérieur sur l'intérieur, de la matière sur l'esprit, du corps sur l'âme, et par conséquent, dans un grand nombre de cas, la faiblesse de la liberté morale? N'était-elle pas d'ailleurs fortifiée dans cette conviction et dans ces pratiques par les dogmes mêmes de sa religion? Dans cette dernière, une doctrine dont l'exagération a eu sa nécessité, l'Augustianisme, n'avait-elle pas restreint bien davantage le libre arbitre, en établissant l'absolue nécessité de la grâce, pour empêcher l'absolue puissance du péché, c'est-à-dire, en définitive, pour venir en aide à une liberté morale la plus mi-

sérable? La société ne devait-elle donc pas accueillir
avec empressement une théorie philosophique, tout
à la fois si bien d'accord avec ses croyances reli-
gieuses, et avec son expérience journalière et ses
actes de tous les instants?

C'est cette disposition de la société à se tenir, sous
presque tous les rapports, plus près des doctrines
sensualistes que des doctrines opposées, à accueillir
surtout leur théorie du libre arbitre, théorie qui
dans son exagération même lui explique mieux et
sa conduite et ses fautes, et le besoin qu'elle ressent,
dans la personne de chacun de ses membres, d'indulgence ou de pardon, c'est ce besoin et cette disposition qui ont fait et qui ont dû faire auprès de la
société la fortune de la philosophie de Gall. Gall, né
dans la patrie de Leibnitz et de Kant, au pays de
la philosophie rationaliste, loin de faire à cette
philosophie ces emprunts si habituels aux physiologistes et aux naturalistes de l'Allemagne, est venu
en définitive continuer et combiner en France la
philosophie de Condillac et celle de Cabanis, et, sous
des formes à la vérité bien vulgaires, mettre à la
place de la théorie du libre arbitre des doctrines
sensualistes une théorie moins étroite, plus complexe, et par cela même mieux en rapport avec les
progrès de l'observation psychologique et les nécessités de leurs applications.

La philosophie sensualiste, portée à ses extrêmes
conséquences, et telle, du reste, que l'ont positive-

ment présentée sous ce rapport Hobbes, Condillac
et Helvétius, fait dériver exclusivement de l'action
du monde extérieur sur les sens l'origine de nos
besoins, de nos penchants, de nos aptitudes, et les
mobiles instantanés de nos déterminations. Ceux-ci,
dans cette philosophie, ont donc pour formule dernière le sentiment d'un intérêt tout personnel et tout
extrinsèque ; et c'est à ce sentiment que peuvent
être ramenés tous les motifs en apparence plus intimes et plus élevés des prononcés du libre arbitre
et des actes de la volonté.

Cabanis, donnant toute l'importance qu'ils méritent à des faits qui n'avaient jamais été complète-
ment perdus de vue par les physiologistes, et qu'a-
vait notés Descartes lui-même, Cabanis, à cette
source première, toute sensitive, toute extérieure,
et par conséquent trop exclusive de nos déterminations, en adjoignit une autre tirée des émotions
spontanées des centres nerveux en général et du
cerveau en particulier, émotions remontant presque
jusqu'à l'instant de la conception et rattachées à des
dispositions primordiales, à de premiers linéa-
ments, tracés dans ces différents appareils. C'était
dire qu'indépendamment de l'homme extérieur et
sensitif, si souvent entraîné par les impressions venues du dehors, il y en a un autre, un homme intérieur, chez lequel les différences si frappantes qui le
distinguent de ses semblables et les causes internes
de détermination peuvent être aussi multipliées et

aussi profondes que peuvent l'être elles-mêmes les différences de formation, de développement, de puissance, soit originelle, soit acquise, des divers centres nerveux. Il n'y avait qu'à conclure de là, d'abord à une plus grande variété originelle des aptitudes et des qualités de l'homme, de ses dispositions au vice et à la vertu, ensuite et plus particulièrement à une source organique nouvelle des mobiles de ses déterminations.

Cette double conclusion est celle que Gall a tirée du nouveau sensualisme de ses doctrines. Seulement, au lieu de disséminer, avec Cabanis, dans les divers centres nerveux, et en particulier dans ceux de la poitrine et du ventre, toutes ces émotions déterminantes intérieures, et de les faire consister dans des impressions, des actions inaperçues de ces centres nerveux les uns sur les autres, et même sur le centre nerveux encéphalique, il a réuni dans ce dernier organe toutes les conditions de ces impulsions, et n'a conservé de ces dernières, en y en ajoutant beaucoup d'autres puisées dans le côté passionné de notre intelligence, que celles qui peuvent, en définitive, fournir à la volonté des motifs perçus de détermination. C'est ainsi que, conformément aux doctrines les plus orthodoxes de la prédestination et de la grâce, Gall a cherché à démontrer que l'homme est bien plus esclave de lui-même qu'il ne l'est du monde au milieu duquel il vit, et qu'il puise bien plus souvent ses motifs de détermination et d'action dans des penchants et des sentiments qui lui sont innés à lui-même, que dans les résultats d'une éducation trop souvent impuissante, pour le bien comme pour le mal, et dans les suggestions instantanées des mobiles extérieurs d'action.

Ce sont ces principes que Gall, appuyé sur les résultats d'une observation ici légitime et sagace, a développés avec vérité dans les parties appliquées de sa philosophie. Lorsqu'on compare ses travaux à cet égard avec ceux qui avaient pour objet la fondation de l'organologie, on ne les croirait pas du même homme. On serait tenté de se demander si, après quelques pas faits peut-être de bonne foi dans une voie bientôt reconnue pour impraticable, Gall a jamais vu autre chose dans son système de physiologie cérébrale qu'une représentation plastique de ses idées en philosophie, et un moyen, quel qu'il fût, d'appeler l'attention sur elles. Que si, dans ce calcul blâmable, Gall avait ainsi volontairement fermé les yeux sur toutes les impossibilités de son système, ce serait le sujet d'un nouveau reproche à lui adresser, mais ce ne serait pas une raison de méconnaître ce qu'il peut y avoir de vrai dans les doctrines qui auraient été l'occasion de son obstination à le défendre.

Ces doctrines ont été plus d'une fois attaquées par des adversaires qui, n'ayant à peu près aucune connaissance des faits sur lesquels elles se fondent, étaient par conséquent hors d'état de les comprendre et de les juger. Méconnaître ce qu'elles avaient

19.

de racines dans les doctrines du passé, et de précédents dans les pratiques constantes du monde, et
s'exagérer par cela même leur nouveauté ou leur
importance, serait une erreur d'un autre genre, peu
pardonnable en philosophie. Mais, à s'en tenir à cet
égard à l'appréciation la plus mesurée, Gall me paraît devoir être compté parmi les philosophes qui ont
envisagé sous leur véritable jour ces grandes et per-
pétuelles questions pratiques du degré de liberté
attribuable aux cas si nombreux et si effrayants de
vice, de crime et de folie, questions que la philosophie supérieure néglige, et elle en est bien la maîtresse, mais que la société ne saurait négliger. C'est
là ce qui dans la philosophie de Gall a dû frapper
tous les esprits sérieux qu'un orgueil inconsidéré ne
porte pas à s'attribuer à eux-mêmes une grandeur
et une liberté morale que démentiraient la plupart
des actions de leur vie. C'est là ce qu'ont dû apprécier tous les hommes qui, continuellement aux prises
avec les tristes résultats des passions humaines, pré-
occupés de la tâche si difficile de les prévenir ou de
les réprimer, cherchent à remonter à leurs causes,
et se demandent avec douleur comment l'homme,
l'homme même d'une intelligence supérieure et
éclairée, se laisse si souvent, suivant l'expression du
poëte, aller au mal en voyant le bien, et semble re-
tomber fatalement dans des égarements et des fautes
qui n'ont pas même toujours pour excuse l'attrait du
plaisir ou l'enivrement du succès.

Ainsi Gall a rappelé par des faits qui, loin d'être le résultat exclusif de son observation personnelle, sont, au contraire, celui de l'expérience de tous les siècles, qu'il y a dans l'intelligence humaine des espèces et des degrés innombrables de puissance et de liberté. Il a fait voir que dans les degrés inférieurs il est des esprits d'une débilité tellement grande et tellement égale, sans que cela aille pourtant jusqu'à l'imbécillité déclarée, que la loi et la justice ne sauraient en aucune façon, pour la responsabilité de leurs actes, assimiler ces faibles esprits à ceux qui sont placés à l'autre extrémité de l'échelle. Il a montré, ce qui était encore bien plus important, parce que cela était bien moins connu, qu'il y a d'autres intelligences qui, dans le bien comme dans le mal, ont des prédispositions tellement particulières, tellement fortes et quelquefois tellement fatales, que, sur les points de ces propensions, elles sont peut-être plus loin encore d'être douées d'un degré de liberté morale qui permette de leur appliquer la règle de rémunération ou de punition applicable au commun des intelligences. Et dans ces dernières intelligences mêmes, dans celles d'un ordre moyen, Gall a établi, en s'appuyant également de tout ce que lui offraient à cet égard les travaux des moralistes, que le libre arbitre est très-souvent encore assez restreint et assez variable, pour que, dans les rapports des hommes entre eux, il soit fait un principe de la nécessité de *l'indulgence mutuelle*, et pour que, dans leurs rela-

tions avec les représentants de la justice criminelle,
une faute extérieurement la même ne les place pas
tous sous le même niveau, ni ne leur attire le même
châtiment. C'est en vertu de ces principes que Gall
put dans ses ouvrages condamner les peines à jamais
infamantes, la flétrissure, la marque, bien avant que
nos codes en fussent débarrassés, bien avant que
l'admission de circonstances atténuantes, dans le
prononcé de la peine la plus terrible, vînt déclarer,
de par la loi, que, dans le crime qui donne la mort,
il y a aussi des degrés, des espèces, résultant non-
seulement des motifs extérieurs et intéressés qui
l'ont fait commettre, mais encore de mobiles plus
intimes et souvent tout psychologiques, qu'il faut
aussi prendre en considération.

Tel est en somme et essentiellement ce qui caractérise la philosophie de Gall, ce qui lui valut son
succès, et ce qui pourra rester d'elle. Mais cette
philosophie, dont le mérite est, en définitive, d'assigner de plus vraies limites à la liberté et à la moralité humaines, en montrant tous les liens dont les
embarrassent les lois de la matière organisée, cette
philosophie, dont le sensualisme semble s'accroître
et se répéter dans chacun des nouveaux sens qui
sont son ouvrage, n'a-t-elle pas encouru, par cela
même, autant et plus que les autres philosophies
sensualistes, le reproche de matérialisme, d'a-
théisme, de négation enfin de la vie à venir, reproche qui, en effet, ne lui a pas été épargné? C'est là

une question à laquelle Gall, pour son compte, a répondu par la négative. Mais cette réponse n'est pas suffisante; c'est celle de son système qu'il nous faut, et c'est par elle que je terminerai ce que je voulais dire de ce système, envisagé dans sa philosophie.

Que parmi les systèmes sensualistes il y en ait qui, loin de dissimuler la possibilité de leurs conséquences sur la négation adéquate de l'âme et de la vie à venir, mettent, au contraire, une sorte d'orgueil à les proclamer, ne voyant dans toutes les successions et les transformations des manifestations sensitives et intellectuelles qu'une succession de mouvements presque fatale, mouvements du monde extérieur sur les sens, de ceux-ci sur le cerveau, et du cerveau sur lui-même, sans qu'il y ait rien au delà; c'est là ce qui n'est pas contestable, et sous les titres de ces systèmes se placent les noms bien caractéristiques de Hobbes, de Priestley, de Hartley, de Cabanis, noms auxquels j'ai quelque honte d'en joindre un bien misérable, celui d'Offray de La Mettrie.

Que quelques autres de ces systèmes, ou plus exactement, que leurs auteurs, tout en reconnaissant bien sincèrement la réalité d'une autre vie, déclarent néanmoins qu'il ne leur semble pas contradictoire d'accorder que la matière ou le cerveau peuvent penser; il est évident que, par cette déclaration même, ils rejettent cette autre vie qu'ils viennent d'admettre, car la permanence de la pensée, qui la constitue, n'est possible que dans l'hypothèse d'une substance simple et indissoluble, ce qui n'est pas le cas du cerveau.

Mais que tout système sensualiste, soit, par le fait de sa nature, plus près que les systèmes opposés de la négation équivalente de l'âme et de la vie à venir; qu'on y puisse, de conséquence en conséquence, arriver plus inévitablement à cette triste négation, c'est ce qui est loin d'être aussi vrai, bien que cela ait été dit fort souvent; et si ces conséquences étaient nécessaires, elles ne tarderaient pas à atteindre les systèmes mêmes qui en paraissaient le plus éloignés. Contre elles, si l'on ne trouvait pas assez forte la position que s'est faite Kant, il n'y aurait d'autre parti à prendre que celui qu'avait pris Berkeley. Mais ne nie pas qui veut la matière, et le plus sûr est de l'admettre, sans même beaucoup la discuter.

On peut heureusement se dispenser d'en venir à cette grande extrémité pour empêcher le sensualisme de se confondre forcément avec le matérialisme. Le sensualisme, en effet, c'est la sensation et la sensibilité données pour base et pour formule à tous les faits et à toutes les facultés de l'intelligence ; c'est la sensation mise à la place de la conscience, ou, si l'on veut, confondue avec elle. Que cette confusion soit le résultat d'une analyse incomplète et superficielle, et par suite d'une synthèse vicieuse, des faits sensitifs et intellectuels, personne maintenant ne le contesterait. Mais ce qui ne peut pas être contesté non plus, c'est que la sensation, prise en elle seule, dans tout ce qu'elle a de plus grossier, de plus extérieur, en un mot, de plus distinct de la perception, est, de l'aveu de Descartes, un fait tout aussi intellectuel que l'est le fait de conscience lui-même, différent de ce dernier sans doute, et de tous les autres faits de la pensée, mais en même temps aussi différent qu'eux d'un fait purement organique. Entre les faits de cette dernière espèce et la sensation, il y a un hiatus tout aussi infranchissable que l'est celui qui les sépare des manifestations intellectuelles supérieures. Il résulte évidemment de là que la philosophie de la sensation, tout incomplète et erronée qu'elle est, ne peut pas plus que celle du fait de conscience, être donnée pour point de départ au matérialisme, et que le sensualisme ne doit être confondu avec ce dernier que lorsqu'il a fait à cet égard sa profession de foi. Le sensualisme peut bien conduire à l'idéalisme, et c'est là un des plus graves reproches que Reid ait faits à la philosophie de Locke ; mais par cela même, il ne saurait en même temps conduire au matérialisme. Le prétendre serait manifestement émettre une assertion contradictoire.

On ne rendrait pas le sensualisme plus inévitablement matérialiste, en insistant sur ses connexions avec la physiologie des sens et avec celle du système nerveux central. Ces connexions sont une nécessité qui lui est commune avec tous les systèmes, et qui les perdrait comme lui. Dire que dans la sensation

et la pensée les organes nerveux ont, pour leur part,
mission de recevoir du monde extérieur ou de renouveler en eux-mêmes des impressions essentielles
à ces deux ordres de manifestations ; mais ajouter
que ces conditions matérielles des actes de notre
entendement supposent, tout aussi essentiellement,
une substance simple, indispensable à la conception
même de notre nature intellectuelle, et à la réduction à l'unité de tous les faits qui la constituent : ce
sont là deux assertions qui ne sauraient, en mettant
en contradiction avec eux-mêmes les systèmes sensualistes, les jeter dans le matérialisme. En droit
comme en fait, dans ces limites, les auteurs de ces
systèmes ne méritent point cette inculpation.

Qu'est-ce que Gall a donc fait de plus qu'eux, pour
qu'on puisse porter contre lui une accusation qu'une
philosophie de meilleur goût devrait enfin leur épargner ? Comme les auteurs de ces systèmes, ou plutôt
de tous les systèmes, il a admis des facultés intellectuelles, et un cerveau qui est leur condition physique
nécessaire, leur organe. Mais il a dit que ces facultés,
qui pour eux sont essentiellement approximatives,
pour lui sont essentiellement déterminées, et qu'il
y a dans le cerveau, leur organe général, autant
d'organes particuliers qu'il y a dans l'esprit de facultés, aussi essentiels, aussi déterminés qu'elles, et
affectés chacun à chacune. On pourrait bien conclure de ces assertions à une restriction exagérée et
funeste de l'étendue du libre arbitre ; mais on n'en

conclurait pas avec la même vérité au matérialisme,
c'est-à-dire à la négation de l'âme. S'il y a, au contraire, une doctrine sensualiste qui réclame la constante suprématie de l'âme, c'est bien assurément
celle de Gall. Je suppose deux impossibilités, la
vérité de son système de psychologie consistant à
admettre des facultés essentiellement déterminées,
et la vérité de son organologie, qui proclame une
égale détermination des organes. Dans cette double
et fausse supposition, rien de plus nécessaire assurément que l'existence d'une substance simple, des-
tinée à mettre en rapport toutes ces facultés et leurs
organes, et à faire cesser ainsi la plus monstrueuse
anarchie psychologique qui jamais se soit produite.
Lorsque, suivant l'hypothèse de Gall, deux, trois,
quatre organes et plus, participent à la création d'un
sentiment, d'une idée, d'un jugement, qu'est-ce qui
pourrait faire qu'ils concourussent, s'entendissent,
qu'on me passe cet étrange langage, si ce n'est une
substance inétendue, prenant à la fois connaissance
du sentiment, de l'idée, du jugement de chacun
d'eux, et voulant pour chacun et pour tous ? Gall, il
est vrai, a admis, dans le haut de l'échelle phrénologique, certains organes plus particulièrement intellectuels, raisonnables et volontaires, destinés à opérer, jusqu'à un certain point, la communion des actes
de tous les autres. Mais ces organes, pour donner
lieu, suivant lui, aux prononcés de la raison et aux
déterminations de la volonté, agissent encore à deux

ou à trois, ce qui fait reparaître la nécessité précédente ; et si dans ce cas il n'y en avait qu'un seul qui agît, comme il serait obligé, à lui seul aussi, de réunir les attributions de tous les autres, il rendrait par cela même tous les autres inutiles.

C'est peut-être cette dernière considération qui a fait que Gall ne s'est pas trop appliqué à montrer, bien qu'il en ait dit quelque chose (1), que son sensualisme organologique est de tous les sensualismes celui qui nécessite le plus impérieusement la suprême présence d'une âme. Peut-être a-t-il eu peur de détruire ainsi d'une main ce qu'il avait si laborieusement édifié de l'autre. Aussi, tout en cherchant à prouver que son système n'est ni plus fataliste ni plus matérialiste que ceux qui regardent le cerveau comme étant dans sa totalité l'organe de l'âme, tout en reconnaissant positivement l'existence de cette dernière et son immortalité (2), il se hâte d'ajouter, comme s'il craignait d'en avoir trop dit, qu'il ne fera pas de recherches sur sa nature (3), et qu'il ne s'occupera que de ses organes. C'est là ce qui a donné lieu de penser qu'il avait pu quelquefois douter de l'existence d'une substance simple, distincte des organes cérébraux, d'organes qui, si l'on s'en tenait à la lettre de ses expressions, sembleraient sentir seuls, et seuls aussi se souvenir, imaginer, juger, vouloir

(1) *Sur les fonctions du cerveau*, t. I, p. 242.
(2) *Ibid.*, t. I, p. 226, 230, 232, 242, 244.
(3) *Ibid.*, t. I, p. 231.

enfin et se déterminer. Ce qui pourrait plus particulièrement donner lieu à cette supposition, c'est
cette phrase où, après s'être *prosterné devant le créateur, qui a su transformer si peu d'étoffe* (le cerveau) *en
instruments de puissances* (Gall ne dit pas d'une puissance) *si nombreuses et si sublimes,* il ajoute : *faudra-
t-il alors jeter la pierre au physiologiste qui dans son
étonnement s'écrie : Dieu et cerveau, rien que Dieu et
cerveau* (1) !

Il ne faut, sur ce point, jeter la pierre à personne,
et c'est très-sincèrement que je le dis. Dans des affirmations de cette nature, plaindre des opinions
affligeantes, en en conservant d'opposées, est sans
doute ce qu'il y a de meilleur à faire. Quant à l'exclamation de Gall, on doit croire, d'après tout ce
qu'il a déclaré dans d'autres endroits de son ouvrage,
qu'elle ne rend qu'incomplétement sa pensée, et
que sa préoccupation de l'importance du cerveau
lui a fait oublier un instant le principe immatériel
dont ce viscère n'est que l'instrument. Ce principe,
son système, loin de l'exclure, en a plus besoin
qu'aucun autre, et l'on devrait lui tenir compte de
ce mérite, s'il n'était incompatible avec sa fausseté.

Ici se termine tout ce que j'avais à dire sur Gall
et sur la Phrénologie, et tout ce que j'en dirai jamais.
J'en aurais dit beaucoup trop, si j'adressais cet ou-

(1) *Sur les fonctions du cerveau*, t. VI, p. 471.

vrage aux hommes qui, livrés à des études analogues
aux miennes, ont depuis longtemps jugé la phrénologie comme je viens de la traiter. Je n'ai pas davantage rempli cette tâche pour ceux, je prie bien qu'on
le croie, qui, par la nature de leur esprit et par des
habitudes depuis longtemps prises, ont cru voir une
science dans de grossiers tâtonnements céphaliques,
et ne sauraient être amenés à reconnaître qu'ils ont
été, durant des années, dupes, au moins, des plus
étranges préoccupations. J'ai donc surtout composé
ce livre, bien plus que celui qui l'a précédé, pour
les hommes, et le nombre en est grand encore, qui,
dans les lettres, les sciences et la partie la plus éclairée du monde, ont cru longtemps et n'ont pas cessé
de croire à la vérité de la phrénologie, sans être
néanmoins en mesure de faire, à cet égard, les vérifications et les réflexions suffisantes. Ces vérifications
et ces réflexions, je les ai faites pour eux, et c'est le
résultat que je leur en ai offert. Ils se résument en
quelques lignes.

Au point de vue organologique, c'est-à-dire au
point de vue de la division du cerveau en organes
intellectuels distincts, le système de Gall est impossible et faux, et par-dessus tout cela ridicule. Au
point de vue psychologique, c'est-à-dire au point de
vue de la détermination et de la classification des
facultés soit morales, soit intellectuelles, il est vrai
dans ce qu'il reproduit du système de psychologie
de l'école écossaise, et il est de nouveau impossible

et faux dans ce qu'il offre de personnel, c'est-à-dire dans ce qu'il affirme d'une détermination absolue de ces mêmes facultés. Enfin, au point de vue de la philosophie appliquée, et abstraction faite d'affirmations et de tendances matérialistes qui ne lui sont pourtant pas inhérentes, il est vrai en ce sens qu'il formule avec exactitude les restrictions nombreuses et puissantes apportées par l'organisation au libre arbitre de l'homme.

FIN

LISTE ANALYTIQUE

DE

CEUX DE MES TRAVAUX ANTÉRIEURS

QUI MOTIVENT PLUS PARTICULIÈREMENT

LES OPINIONS EXPRIMÉES DANS CET OUVRAGE,

ET

LES CONCLUSIONS QUI LE TERMINENT (1).

L'œuvre la plus humble ne s'improvise pas, et le lecteur ne me saura pas mauvais gré, je l'espère, de le mettre à même de se convaincre que ce livre même n'est point une improvisation. Des différents écrits que j'ai publiés, depuis une quinzaine d'années, sur l'homme et son intelligence, ses organes et ses facultés, il n'y en a peut-être pas un qui n'ait à réclamer sa part des opinions con-

(1) La liste ci-dessus accompagnait, bien entendu, la première édition de cet ouvrage. Je pourrais aujourd'hui y faire plus d'une addition. Mais à quoi bon? La condamnation prononcée dans le cours de ce volume n'a été que trop longuement motivée. Je me bornerai à l'indication de deux *Mémoires sur la physiologie de la pensée*, lus à l'Académie des sciences morales et politiques, dans ses séances du 7 juillet 1855, du 11, du 25 juillet et du 1er août 1857, mémoires qui forment les premiers chapitres du livre dont les études m'ont conduit à celui-ci.

(Note de la deuxième édition.)

tenues dans cet ouvrage. Mais j'ai dû me borner à analyser ici ceux qui se rapportent de la manière la plus directe au but que je m'y suis proposé, l'appréciation et le rejet de l'organologie phrénologique.

OBSERVATION DE MANIE

Chez un auteur de mélodrames.

(*Journal hebdomadaire de médecine*, mars 1830.)

Ce travail, le premier, si je ne me trompe, auquel je me sois livré sur le sujet de cet ouvrage, pourrait témoigner de la bonne foi que j'apportais aux études qui y étaient nécessaires. J'y notais, d'une manière déjà à la vérité un peu sceptique, mais néanmoins sans rien dissimuler, ce qu'il y avait de favorable aux assertions de la phrénologie dans l'esprit et dans le cerveau d'un pauvre auteur mort à l'hôpital. C'est, je crois, à ce petit mémoire que je dus d'être inscrit d'office au nombre des membres fondateurs de la Société phrénologique de Paris, et de recevoir plus tard, de la même façon, le diplôme de membre correspondant de cette savante compagnie. Je suis bien obligé de convenir ici que je n'étais guère digne de ce double bonheur.

OBSERVATION DE RAMOLLISSEMENT CÉRÉBRAL

Avec perte de la parole.

(*Lancette française*, 29 mars 1831.)

Le vieillard, sujet de cette observation, avait perdu la parole à la suite d'une attaque brusque de paralysie; mais la lésion de son cerveau était fort éloignée du lieu où, d'après Gall et quelques physiologistes qui ont adopté ses idées à cet égard, se trouve placé l'organe de la faculté de

la parole. Chez ce vieillard, en effet, les deux lobes antérieurs du cerveau étaient sains : c'est là ce que cette observation a de contraire à l'organologie, et j'en ai vu plus
d'une autre de ce genre.

EXAMEN ANATOMIQUE DE L'ENCÉPHALE DES SUPPLICIÉS.

(Journal des progrès des sciences et institutions médicales,
juin 1830. — *Journal universel et hebdomadaire de médecine,* janvier 183 .)

J'avais surtout pour but, dans ce mémoire, de constater
l'état du cerveau chez des malheureux morts de la manière la plus instantanée, et toujours, il faut le dire, dans
un état parfait de santé. Mais déjà la phrénologie avait
quelque part à ces études. Je ne me croyais pas encore le
droit de me prononcer sur son compte, et loin de la rejeter sans examen, j'allais jusqu'à noter, parmi les formes
générales ou particulières du cerveau des assassins soumis
à mon scalpel, celles qui pouvaient se prêter à quelques-
unes des assertions organologiques de Gall.

EXAMEN COMPARATIF

De la longueur et de la largeur du crâne chez les voleurs
homicides.

(Journal universel et hebdomadaire de médecine, janvier 1831.)

Pour la première fois, dans ce travail, et contrairement
aux assertions de Gall et de la phrénologie, il était démontré au mètre et au compas, que sur le crâne et le cerveau
des voleurs et des assassins il n'y a pas de développement
temporal plus considérable que sur le cerveau et le crâne
des hommes qui n'ont ni volé, ni tué, et qui n'ont point
à cela de propension. J'ai eu depuis de fréquentes occasions de continuer ce triste parallèle, et il m'a toujours
donné le même résultat.

PROCÈS-VERBAL D'AUTOPSIE DE LA TÊTE DE FIESCHI.

(Gazette médicale de Paris, 12 mars 1836.)

Dans cette dissection de la tête d'un meurtrier si misérablement célèbre, je continuais les recherches précédentes, mais à quelques années d'intervalle, et j'avais acquis le droit de me prononcer. J'avais prouvé, dans un ouvrage exprès et étendu, la fausseté de l'organologie phrénologique prise au point de vue des facultés. Les faits purement organologiques venaient chaque jour appuyer *a posteriori* cette preuve faite *à priori*, et le procès-verbal d'autopsie de la tête de Fieschi se trouva être un de ces faits-là. Il me fut demandé de le publier. Un mois auparavant j'avais dû publier de même le résultat de l'examen du cerveau d'une autre célébrité bien plus hideuse, Lacenaire, et de celui de son complice Avril. Ces trois faits n'allaient pas mieux l'un que l'autre aux assertions de la phrénologie. Ils furent le thème de discussions assez vives engagées dans les journaux du temps, et en particulier dans la *Gazette des Tribunaux, le Droit*, etc., discussions auxquelles je fus forcé de prendre part. (Pour Lacenaire, voir la *Gazette des Tribunaux* du 13 janvier 1836 ; pour Fieschi, voir les numéros du même journal, du 23 et du 29 février de la même année.)

DE L'ORGANE PHRÉNOLOGIQUE DE LA DESTRUCTION

CHEZ LES ANIMAUX,

Ou Examen de cette question : Les animaux carnassiers ou féroces ont-ils, à l'endroit des tempes, le cerveau, et par suite le crâne, plus large, proportionnellement à sa longueur, que ne l'ont les animaux d'une nature opposée ?

(In-8°, Paris, 1838.)

A sept ou huit ans de distance de l'époque à laquelle a été composé le mémoire sur le développement du crâne chez les voleurs homicides, j'ai fait celui-ci dont les conclusions étaient de même nature que celles de ce premier travail, et non moins rigoureusement établies. J'y démontrais que, de même que le cerveau des assassins n'offre pas l'organe de la destruction homicide, de même celui des animaux féroces manque de celui de la destruction carnassière, et qu'au contraire ce sont les animaux frugivores et doux qui, d'après le grand développement transversal de leur cerveau, sembleraient bien plutôt en être doués. Jamais la phrénologie n'avait apporté à établir un de ses prétendus organes tout le soin que, pour donner un exemple de ce qui pourrait être fait en ce genre, j'ai voulu mettre à renverser celui-ci.

DU POIDS DU CERVEAU,

Considéré dans ses rapports avec le développement de l'intelligence.

(*Gazette médicale de Paris*, 11 mars 1837.)

La question des rapports à établir entre la masse générale de l'encéphale ou de ses deux principales parties, et le développement général de l'intelligence, sera une des questions abordées dans l'ouvrage dont la composition a donné lieu à celui-ci, et le présent mémoire est un des éléments de sa solution. J'avais pour but, dans ce travail, de rechercher quel est le rapport du développement du cerveau chez les idiots au développement de leur intelligence, et je trouvais que chez eux le poids moyen de l'encéphale est un peu moindre que chez les hommes d'une intelligence ordinaire, d'un onzième environ; ce qui est, en somme, une bien petite différence, et ce qui est loin d'être en rapport avec quelques assertions de la phrénologie. Mais il s'était glissé dans mon travail une cause d'erreur que rien, du reste, dans la science ne pouvait alors me faire soupçonner, et que je n'ai découverte que plus tard. Les idiots, pris en masse, sont très-sensiblement moins grands, moins forts que les hommes d'une intelligence commune ; et en tenant compte de leur taille, j'aurais certainement trouvé que, proportionnellement à cette dernière, leur encéphale est aussi lourd, s'il ne l'est plus, que celui de la généralité des hommes. C'est, en effet, ce qui ressort avec évidence du mémoire suivant.

DU DÉVELOPPEMENT DU CRANE,

Considéré dans ses rapports avec le développement de l'intelligence.

(*Gazette médicale de Paris*, 29 juillet 1837.)

Dans ce travail, je recherchais le développement du cerveau par l'intermédiaire de celui de la cavité qui le contient, et je constatais que chez les idiots ou les imbéciles pris en masse, le crâne, proportionnellement à la taille, qui est bien plus petite chez eux que chez les hommes d'une intelligence ordinaire, est, soit dans sa totalité, soit dans sa moitié antérieure, au moins aussi développé que chez ces derniers. C'est là un fait qui, pour le dire à l'avance, montre que le volume du cerveau n'est pas, dans cet organe, la seule condition du développement de l'intelligence, et que sa moitié antérieure ou frontale est loin aussi d'avoir avec les facultés-intellectuelles supérieures la relation que lui attribue la phrénologie. Mais dans ce travail encore il s'était glissé une cause, je ne dirai pas d'erreur dans les résultats ; c'est ce dont je me suis assuré par de nouveaux calculs, mais d'un manque de rigueur dans leur expression numérique. En effet, les idiots soumis à mon observation étaient des Français, et j'avais comparé à leur taille celle des hommes

d'une intelligence ordinaire, déterminée par M. Quetelet.
d'après des faits recueillis en Belgique, pays où les
hommes sont un peu plus grands qu'en France. Lorsqu'un savant statisticien, qui lui-même s'est beaucoup
occupé de ces questions de stature, M. Villermé, m'eut
fait remarquer qu'il y avait là une cause au moins probable de quelque inexactitude, je voulus constater rigoureusement la taille moyenne de l'homme des classes inférieures en France, pour que cette détermination me
permît, le cas échéant, d'opérer des rectifications à mon
travail, ou me fournît une base plus sûre pour des travaux ultérieurs. Cette résolution donna lieu au mémoire
suivant.

RECHERCHES

Pour servir à la détermination de la taille moyenne de l'homme
en France.

(Lues à la Société ethnologique de Paris, dans sa séance du
28 mai 1841, et imprimées dans la *Gazette médicale de
Paris*, le 7 août de cette même année.)

Je démontrais dans ces recherches, et d'une manière
tout à fait rigoureuse, que la taille moyenne de l'homme
adulte des classes inférieures en France est de 1657 millimètres, ou 5 pieds 1 pouce 3 lignes, que cette taille n'est,
en moyenne, tout à fait acquise qu'à trente ans, et qu'à
cinquante elle commence à décroître. Je pus y constater,
en outre, que dans les départements du nord et de l'est
de la France, au voisinage par conséquent de la Belgique et
de l'Allemagne, la taille est très-sensiblement plus élevée
que dans le reste de la France. C'est à la connaissance de
ce dernier fait que je dus l'idée d'un autre travail, lu encore quelques mois plus tard à la Société ethnologique,
sous le titre de : *Essai d'une détermination ethnologique de
l'* *taille moyenne de l'homme en France.*

NOTE SUR LES FACULTÉS INSTINCTIVES

Communes aux animaux et à l'homme, et nécessaires à la
conservation de l'espèce et de l'individu.

(*Gazette médicale de Paris*, 12 juin 1834.)

Cette note, fondue plus tard dans mon ouvrage intitulé :
*Qu'est-ce que la phrénologie? ou Essai sur la signification
et la valeur des systèmes de psychologie en général et de
celui de Gall en particulier*, était une première appréciation de la partie du système de Gall relative aux facultés
instinctives des animaux et de l'homme. J'y démontrais
que la détermination de ces instincts, vraie en ce sens
que les facultés qui en sont l'objet représentent assez
exactement, au point de vue dynamique, les faits affec-
tifs qui ont trait à la conservation de l'espèce et à celle de
l'individu, est, comme toutes les déterminations psychologiques, essentiellement approximative. C'était une première atteinte portée à la possibilité même de l'organologie phrénologique.

DE LA SPÉCIALITÉ ORGANIQUE,

Considérée dans les fonctions intellectuelles du corps humain.

(*Gazette médicale de Paris*, 15 et 22 novembre 1834.)

Ce travail, dont l'idée fondamentale a été reproduite
dans le mémoire que j'ai lu à l'Académie des sciences
morales et politiques, sous le titre de *Formule des rapports
du cerveau à la pensée*, avait pour objet de prouver qu'on
ne doit pas conclure de la spécialité organique des fonctions corporelles de notre économie à la même spécialité
dans ses fonctions intellectuelles, la formule des unes et
celle des autres étant essentiellement différentes. J'y démontrais, en d'autres termes, qu'on ne doit pas admettre

dans le cerveau, pour les diverses facultés morales et intellectuelles, des organes distincts, comme le sont les uns des autres les organes des fonctions corporelles, le foie pour la sécrétion de la bile, le rein pour celle de l'urine, etc.; ce qui était encore conclure *à priori* à l'impossibilité de l'organologie.

QU'EST-CE QUE LA PHRÉNOLOGIE?

Ou Essai sur la signification et la valeur des systèmes de psychologie en général, et de celui de Gall en particulier.

(Un volume in-8°, Paris, 1836.)

J'avais pour objet dans cet ouvrage, ainsi que quelques lecteurs le savent peut-être, de montrer que c'est dans le côté moral et actif de la pensée qu'une classification psychologique, complète, vraie et applicable, doit aller chercher une partie au moins des facultés fondamentales qu'elle reconnaît. Je faisais voir que tel avait été, entre autres mérites, le mérite de la classification de l'école écossaise, et que Spurzheim, sous ce rapport, n'avait guère fait que la copier. Mais les Écossais, tout en prenant principalement leurs facultés fondamentales et surtout actives dans le côté moral de l'intelligence, les avaient déclarées essentiellement approximatives et indéterminées, ce qui était en harmonie avec leur spiritualisme bien décidé. Gall et Spurzheim, au contraire, en déclarant ces facultés absolument déterminées et en leur attribuant des organes aussi déterminés qu'elles, ont paru, à tort ou à raison, pouvoir être accusés de matérialisme. J'avais montré, contre Gall et Spurzheim, et conformément à l'opinion des Écossais, l'indétermination naturelle et nécessaire des facultés, et par suite, conclu *à priori*, et d'une manière générale et absolue, au rejet de l'organologie phrénologique. Ce rejet, le présent ouvrage le prononce *à posteriori*.

UN MOT

Sur la valeur intellectuelle de la femme, et sur sa destination
dans la famille et dans la société.

(Gazette médicale de Paris, 22 février 1840.)

Diderot, Thomas, Millar, Rousseau, Roussel, Cabanis,
et vingt autres, ont dit presque tout ce qu'il y a à dire sur
la différence incontestable qui existe d'un sexe à l'autre
dans la nature de leurs facultés. La femme, si manifestement inférieure à l'homme dans tout ce qui touche aux
grands travaux de l'entendement, de la volonté, et même
de l'imagination, l'emporte tout aussi évidemment sur
lui par les affections bienveillantes, et les vertus dont
elles sont la source. Mon court travail avait pour but de
montrer les raisons physiologiques de ce double fait, et
d'en rappeler quelques preuves frappantes, afin de rechercher ensuite à quoi il pourrait se lier dans l'organisation
de la femme, et en particulier dans celle de son système
nerveux.

DU SIÉGE DE L'AME SUIVANT LES ANCIENS,

Ou Exposé historique des opinions de la philosophie ancienne
sur les rapports à établir entre l'organisation de l'homme et
les actes de sa pensée.

Tel est le titre d'un mémoire lu à l'Académie des sciences morales et politiques, dans ses séances du 27 août et
du 3 septembre 1842, et qui formera, sauf quelques modifications, un des chapitres de l'ouvrage dont la composition a donné lieu à celui-ci. J'avais en partie pour but,
dans ce mémoire, de montrer, contrairement aux assertions de Gall, que le cerveau a toujours été considéré, en
définitive, soit par les anciens, soit par les modernes, soit

par les philosophes, soit par les physiologistes, comme l'organe de la pensée. Si Aristote, Zénon, Épicure, mais surtout le premier de ces philosophes, ont bien réellement placé dans le cœur, soit le *sensorium commune,* soit même le siége de *l'âme raisonnable,* ils n'ont pu tellement méconnaître le rôle du cerveau dans les manifestations intellectuelles, qu'ils ne l'aient rattaché à ces manifestations d'une manière au moins indirecte.

FORMULE DES RAPPORTS DU CERVEAU A LA PENSÉE.

(Mémoire lu à l'Académie des sciences morales et politiques, dans sa séance du 26 novembre 1842, et publié, comme le précédent, dans les *Annales médico-psycho'o-giques,* numéros de janvier et de mars 1843.)

Ce travail formule à l'avance, sinon la pensée du livre dont celui-ci est un préliminaire, au moins un de ses résultats, la différence essentielle qui existe entre les rapports du cerveau aux actes de l'intelligence, et ceux des autres organes à leurs fonctions respectives. Il rappelle, par cela même, l'indétermination nécessaire des facultés morales et intellectuelles, et par conséquent l'impossibilité de rapporter chacune d'elles, comme l'a fait Gall, à un organe déterminé.

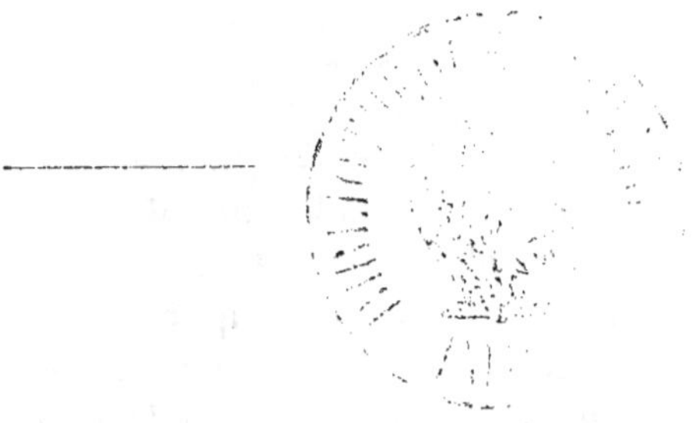

Pl. 1

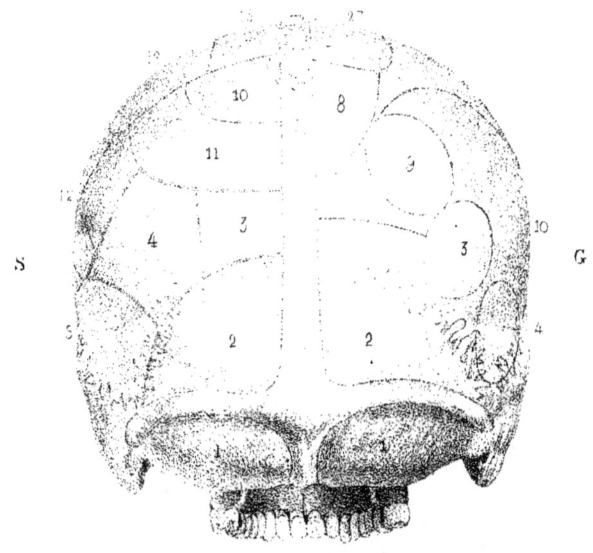
27
10
8
11
9
12
3
4
3
10
S
G
5
2
2
4

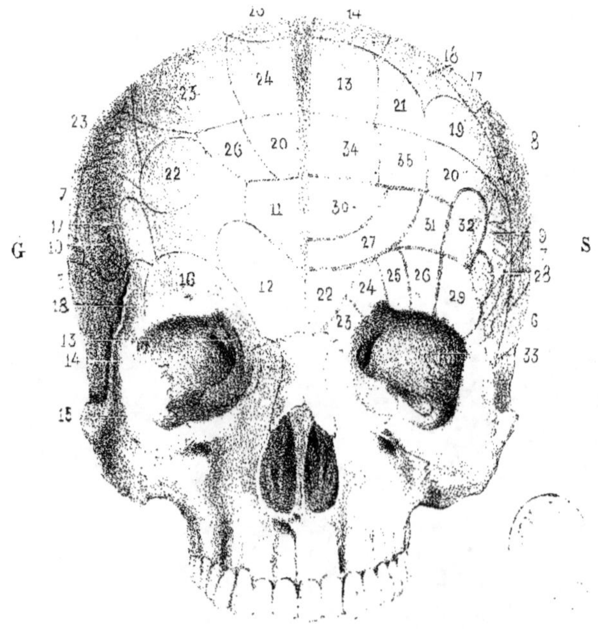
15
14
16
24
13
17
23
21
23
19
8
26
20
34
20
22
35
7
11
30
17
31
32
10
G
27
6
S
16
12
25
26
28
13
22
24
29
G
13
23
14
33
15

EXPLICATION DES PLANCHES

Nota. J'ai hésité, je l'ai déjà dit, à placer ici ces deux planches. Je ne m'y suis déterminé qu'en pensant qu'elles seraient tout à la fois un moyen de rendre la démonstration plus intelligible, et d'achever la réfutation.

PLANCHE PREMIÈRE.

FIGURE I. — ORGANES DE LA PARTIE POSTÉRIEURE DU CRANE.

G. — Organes de cette partie, d'après Gall.

1. Amour de la propagation.
2. Amour de la progéniture.
3. Attachement.
4. Courage.
8. Orgueil.
9. Vanité.
10. Circonspection.
27. Fermeté.

S. — Organes de cette partie, d'après Spurzheim.

1. Amativité.
2. Philogéniture.
3. Habitativité.
4. Affectionivite.
5. Combativité.
10. Estime de soi.
11. Approbativité.
12. Circonspection.
15. Fermeté.
16. Conscienciosité.

FIGURE II. — ORGANES DE LA PARTIE ANTÉRIEURE DU CRANE.

G. — Organes de cette partie, d'après Gall.

7. Amour de la propriété.
11. Mémoire des faits.
12. Mémoire des lieux.
13. Mémoire des formes.
14. Mémoire des mots.
15. Mémoire des langues.
16. Coloris.
17. Mélodie.
18. Mémoire des nombres.
20. Esprit comparatif.
21. Esprit métaphysique.
22. Esprit de saillie.
23. Talent poétique.
24. Bonté.
25. Imitation.
26. Théosophie.

S. — Organes de cette partie, d'après Spurzheim.

6. Destructivité.
7. Sécrétivité.
8. Acquisivite.
13. Bienveillance
14. Vénération.
17. Espérance.
18. Merveillosité.
19. Idéalité.
20. Gaîté.
21. Imitation.
22. Individualite.
23. Configuration
24. Étendue.
25. Pesanteur et résistance.
26. Coloris.
27. Localités.
28. Calcul.
29. Ordre.
30. Éventualité.
31. Temps.
32. Tons.
33. Langage.
34. Comparaison
35. Causalité.

PLANCHE DEUXIÈME.

FIGURE I. — ORGANES DE LA PARTIE LATÉRALE DU CRANE, D'APRÈS GALL.

1. Amour des enfants.
2. Amour de la progéniture.
3. Attachement.
4. Courage.
5. Destruction.
6. Ruse.
7. Amour de la propriété.
8. Orgueil.
9. Vanité.
10. Circonspection.
11. Mémoire des faits.
12. Mémoire des lieux.
13. Mémoire des formes.
16. Coloris.
17. Mélodie.
18. Mémoire des nombres.
19. Sens de la mécanique.
20. Sagacité comparative.
21. Esprit métaphysique.
22. Esprit de saillie.
23. Talent poétique.
24. Bonté.
25. Imitation.
26. Théosophie.
27. Fermeté.

FIGURE II. — ORGANES DE LA PARTIE LATÉRALE DU CRANE, D'APRÈS SPURZHEIM.

X. Amour de la vie.
AV. Alimentivité.
1. Amativité.
2. Philogéniture.
4. Affectionivité.
5. Combativité.
6. Destructivité.
7. Sécrétivité.
8. Acquisivité.
9. Constructivité.
10. Estime de soi.
11. Approbativité.
12. Circonspection.
13. Bienveillance.
14. Vénération.
15. Fermeté.
16. Conscienciosité.
17. Espérance.
18. Merveillosité.
19. Idéalité.
20. Gaîté.
21. Imitation.
22. Individualité.
23. Configuration.
24. Étendue.
25. Pesanteur et résistance.
26. Coloris.
27. Localités.
28. Calcul.
29. Ordre.
30. Éventualité.
31. Temps.
32. Tons.
34. Comparaison.
35. Causalité.

Fig.1.

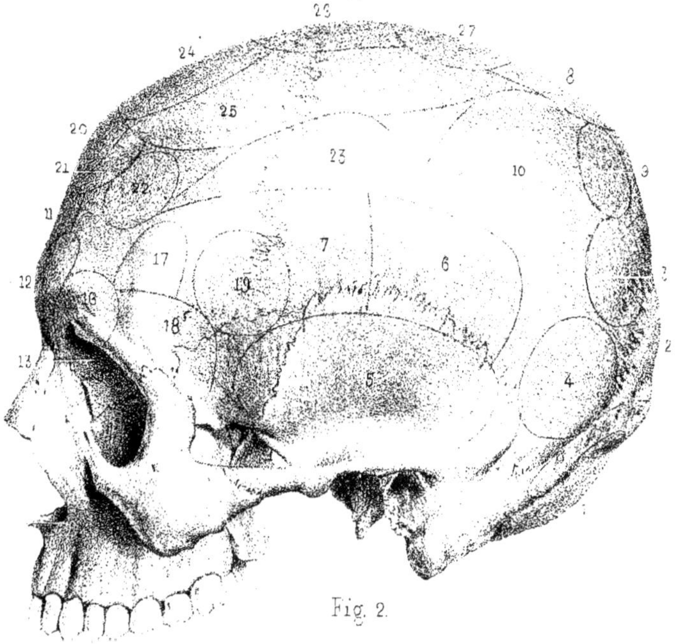

Fig. 2.

AV

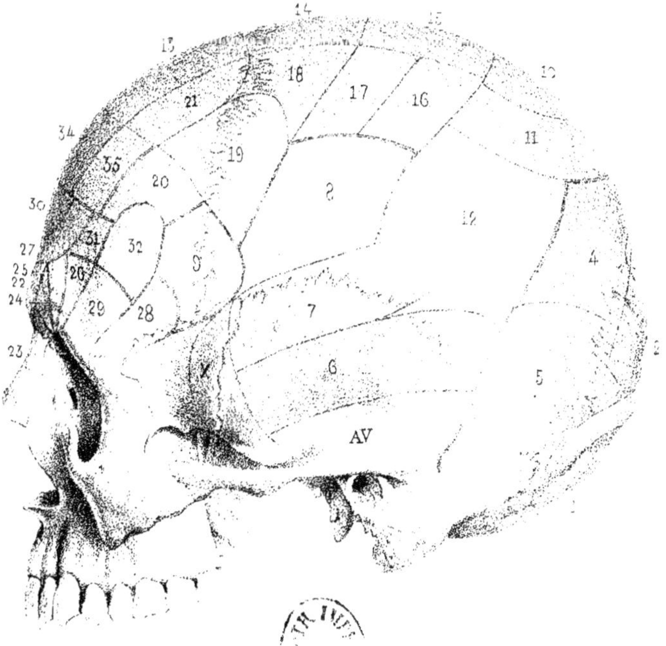

TABLE DES MATIÈRES

FIN DE LA TABLE.

Corbeil, typographie et stéréotypie de Crété.